Prevenção e Controle de Infecção Relacionada à Assistência à Saúde:
156 Perguntas e Respostas

PREVENÇÃO E CONTROLE DE INFECÇÃO RELACIONADA À ASSISTÊNCIA À SAÚDE:

156 Perguntas e Respostas

Fernanda Crosera Parreira

Luciana Baria Perdiz

Sarvier, 1ª edição, 2012

Projeto Gráfico/Produção
CLR Balieiro Editores Ltda.

Revisão
Maria Ofélia da Costa

Capa
Memo Editorial

Impressão/Acabamento
Brasilform Indústria Gráfica

Direitos Reservados
Nenhuma parte pode ser duplicada ou
reproduzida sem expressa autorização do Editor

sarvier

Sarvier Editora de Livros Médicos Ltda.
Rua dos Chanés 320 – Indianópolis
CEP 04087-031   Telefax (11) 5093-6966
E-mail: sarvier@sarvier.com.br
São Paulo – Brasil

www.sarvier.com.br

Dados Internacionais de Catalogação na Publicação (CIP)
(Câmara Brasileira do Livro, SP, Brasil)

Perdiz, Luciana Baria
    Prevenção e controle de infecções relacionada
à assistência à saúde / Luciana Baria Perdiz,
Fernanda Crosera Parreira. – São Paulo : SARVIER,
2012. – (Coleção 156 perguntas e respostas)

    Bibliografia.
    ISBN 978-85-7378-238-7

    1. Cuidados médicos 2. Epidemiologia 3. Infecção
hospitalar – Controle 4. Infecção hospitalar –
Prevenção 5. Pessoal médico e pacientes I. Parreira,
Fernanda Crosera. II. Título. III. Série.

12-13450	CDD-362.11

Índices para catálogo sistemático:
1. Controle de infecções : Pessoal da área da saúde :
    Bem-estar social   362.11
2. Infecções : Controle : Pessoal da área da saúde :
    Bem-estar social   362.11
3. Pessoal da área da saúde : Controle de infecções :
    Bem-estar social   362.11

Prevenção e Controle de Infecção Relacionada à Assistência à Saúde

Fernanda Crosera Parreira
Luciana Baria Perdiz

COLEÇÃO

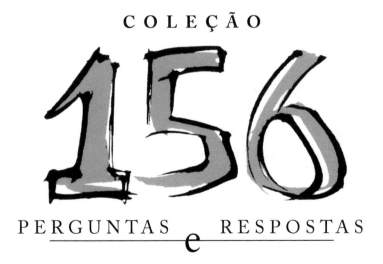

156

PERGUNTAS e RESPOSTAS

Org. Carmen Paz Oplustil

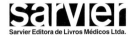

Sarvier Editora de Livros Médicos Ltda.

Colaboradores

ADRIANA MARIA DA SILVA FELIX

Doutora em Ciências pela Escola de Enfermagem de Ribeirão Preto – USP. Enfermeira Epidemiologista do Serviço de Controle de Infecção no Hospital do Coração da Associação do Sanatório Sírio (HCor) em São Paulo. Membro da Diretoria da APECIH (triênio 2008-2011/ 2011-2014).

ALESSANDRA DESTRA

Mestre em Ciências pela Disciplina de Infectologia da UNIFESP. Enfermeira Epidemiologista do Serviço de Controle de Infecção Hospitalar no Hospital Nove de Julho.

ALEXANDRE RODRIGUES MARRA

Médico formado pela Faculdade de Ciências Médicas de Santos. Mestrado e Doutorado em Doenças Infecciosas e Parasitárias pela Universidade Federal de São Paulo. Pós-Doutorado em Epidemiologia Hospitalar pela Virginia Commonwealth University, Richmond, VA, USA. Médico do Hospital Israelita Albert Einstein. Coordenador do Grupo de Suporte em Infecção do CTI-A do Hospital Israelita Albert Einstein.

ANA AMÉLIA BENEDITO SILVA

Engenheira Elétrica. Mestre e Doutora em Engenharia Elétrica. Professora da Disciplina de Tratamento e Análise de Dados/Informação do Curso de Sistemas de Informação da Universidade de São Paulo – USP.

ANA CRISTINA GALES

Professora Adjunta e Pesquisadora da Disciplina de Infectologia da Universidade Federal de São Paulo – Escola Paulista de Medicina. Pesquisadora do CNPq desde 2004, Nível 1A, a partir de março de

2010. Coordenadora do Laboratório Alerta e Codiretora do Laboratório Especial de Microbiologia Clínica, ambos pertencentes à Disciplina de Infectologia da Universidade Federal de São Paulo.

ANDRE KOUTSODONTIS MACHADO ALVIM

Médico Infectologista pela Universidade Federal de São Paulo – UNIFESP. Mestrando pela Disciplina de Infectologia da UNIFESP. Médico da CCIH da Beneficiência Portuguesa de São Paulo.

ANGELA FIGUEIREDO SOLA

Mestre em Ciências pela Disciplina de Infectologia da UNIFESP. Enfermeira Epidemiologista do Serviço de Controle de Infecção Hospitalar no Hospital Nove de Julho.

ANNA SARA SHAFFERMAN LEVIN

Doutora em Doenças Infecciosas e Parasitárias pela Faculdade de Medicina da Universidade de São Paulo. Professora Associada da Faculdade de Medicina da Universidade de São Paulo.

ANTONIA MARIA DE OLIVEIRA MACHADO

Doutora em Medicina pela Disciplina de Doenças Infecciosas e Parasitárias da UNIFESP/EPM. Diretora Técnica do Laboratório Central do Hospital São Paulo – UNIFESP/EPM.

ANTONIO EDUARDO BENEDITO SILVA

Mestre e Doutor em Gastroenterologia pela Escola Paulista de Medicina – UNIFESP. Pós-Doutorado na Liver Unit do King´s College Hospital – Londres. Posteriormente, na Liver Diseases Section do National Institutes of Health (NIH) – Bethesda, EUA. Professor Associado de Gastroenterologia da Escola Paulista de Medicina – UNIFESP. Especialista em Gastroenterologia na Área de Hepatologia.

ARNALDO COLOMBO

Professor Titular da Disciplina de Doenças Infecciosas e Parasitárias da UNIFESP. Diretor do Laboratório Especial de Micologia. Pesquisador Nível 1 do CNPQ.

AUDREY DE CASTRO

Nutricionista pela Universidade São Camilo. Especializada em Administração Hospitalar pelo Instituto de Pesquisas Hospitalares – IPH – Gestão em Hotelaria pela FAAP. Professora do Curso de Hotelaria Hospitalar do HIAE. Vencedora do prêmio Nestlé Hospital Gourmet de 2002.

CARLA MORALES GUERRA

Mestre e Doutora pela Disciplina de Infectologia UNIFESP. Coordenadora do curso ATM, direcionando a Graduação do Curso de Medicina da UNIFESP.

CARLOS ROBERTO VEIGA KIFFER

Médico Graduado pela Universidade Federal Fluminense, com Residência pelo Instituto de Infectologia Emílio Ribas e Doutorado em Doenças Infecciosas e Parasitárias pela Universidade de São Paulo. Orientador do Instituto de Infectologia Emílio Ribas e Pesquisador Colaborador no LEMC – UNIFESP.

CARMEN PAZ OPLUSTIL

Biomédica. Mestre em Microbiologia pelo ICB – USP/São Paulo. Sócia Diretora da Formato Clínico – Projetos em Medicina Diagnóstica e GC2 – Gestão do Conhecimento Científico.

CELY SAAD ABBOUD

Mestre em Ciências pela Coordenadoria dos Institutos de Pesquisa. Presidente da CCIH do Instituto Dante Pazzanese de Cardiologia. Médica Infectologista e Presidente da CCIH, da AACD.

CELSO GRANATO

Doutor em Infectologia pela Universidade Federal de São Paulo. Professor Adjunto da Universidade Federal de São Paulo. Especialização em Microbiologia e Imunologia Médica pela Universität Hamburg (1983). Especialização em Laboratório O Papel dos Vírus Hepatotrópicos na Ca pela Université Claude Bernarde Lyon 1. Especialização em Hepatites e Aids pela Université Claude Bernard Lyon 1. Especialização em Medicina Internacional Retrovirus e Banco de Sangue pela Cornell University. Especialização em Virologia pelo Hospital Necker Enfants Malades.

CLAUDIA VALLONE SILVA
Mestre em Ciências pela Disciplina de Infectologia da UNIFESP. Membro da Comissão de Controle de Infecção Hospitalar Albert Einstein – São Paulo.

CRISTIANE PAVANELLO RODRIGUEZ SILVA
Mestrado e Doutorado em Ciências da Saúde pela Escola de Enfermagem da Universidade de São Paulo. Docente do Curso da Graduação da UNIP. Docente da Pós-Graduação da FAMESP – MBA CCIH e CME – da Faculdade São Camilo.

DANIELA VIEIRA DA SILVA ESCUDERO
Mestranda em Ciências pela Disciplina de Infectologia da UNIFESP. Membro da Comissão de Controle de Infecção Hospitalar do Hospital São Paulo – UNIFESP.

DENISE MARI CARDO
Médica Infectologista. Formada pela UNIFESP. Diretora da Divisão de Saúde e Promoção da Qualidade (DHQP), Centro Nacional de Zoonoses Emergentes e Doenças Infecciosas (NCEZID) dos Centros de Controle e Prevenção de Doenças (CDC).

DENISE SILVA RODRIGUES
Médica Infectologista pela UNIFESP. Mestrado e Doutorado pela UNIFESP. Professora afiliada da Disciplina de Infectologia do Departamento de Medicina da UNIFESP. Médica Infectologista do Instituto Clemente Ferreira.

EDIVETE REGINA ANDRIOLI
Enfermeira Especialista em Epidemiologia e Controle de Infecção Hospitalar com Licenciatura em Enfermagem. Mestranda do Programa de Pós-Graduação em Infectologia da UNIFESP.

EDUARDO ALEXANDRINO SERVOLO DE MEDEIROS
Professor Adjunto – Livre-Docente. Chefe da Disciplina de Infectologia e Coordenador da Graduação do Curso de Medicina, Universi-

dade Federal de São Paulo – UNIFESP. Coordenador da Disciplina de Epidemiologia Hospitalar do Curso de Pós-Graduação da Disciplina de Infectologia, Departamento de Medicina da UNIFESP. Coordenador da Comissão de Epidemiologia Hospitalar do Hospital São Paulo – UNIFESP.

EVELYNE SANTANA GIRÃO

Médica Infectologista. Mestrado em Doenças Infecciosas e Parasitárias pela Faculdade de Medicina da Universidade de São Paulo – FMUSP. Professora da Universidade Federal do Ceará.

FERNANDA CROSERA PARREIRA

Mestrado e Doutorado pela Disciplina de Gastroenterologia Clínica da UNIFESP. Membro da Comissão de Controle de Infecção Hospitalar do Hospital São Paulo – UNIFESP. Coordenadora do Curso de Especialização em Prevenção e Controle de Infecção da UNIFESP. Diretora Executiva da Qualipós.

GUILHERME HENRIQUE CAMPOS FURTADO

Pós-Doutorado pelo Center for Anti-Infective Research and Development, Hartford Hospital, Hartford – CT, USA. Mestre e Doutor pela Disciplina de Infectologia e Médico Assistente da Disciplina de Infectologia – UNIFESP. Coordenador do Grupo de Racionalização de Antimicrobianos em Terapia Intensiva. Membro da Comissão de Epidemiologia Hospitalar do Hospital São Paulo – UNIFESP.

IVANI LUCIA LEME

Farmacêutica Bioquímica pela USP. Mestre em Ciências pela USP e Doutora em Ciências pela Disciplina de Infectologia – UNIFESP. Coordenadora do Núcleo de Controle Ambiental da Comissão de Epidemiologia Hospitalar – HSP /UNIFESP.

JORGE MANOEL BUCHDID AMARANTE

Médico Infectologista. Mestre em Doenças Infecciosas e Parasitárias pela Universidade de São Paulo nas Áreas de Clínica Médica, Doenças Infecciosas e Parasitárias e Prevenção e Controle de IRAS.

JULIA YAEKO KAWAGOE

Doutora em Enfermagem na Saúde do Adulto pela Escola de Enfermagem da USP – SP. Professor Titular da Universidade Paulista e Enfermeira Epidemiologista Sênior do Hospital Israelita Albert Einstein.

JULIANA OLIVEIRA SILVA

Médica Infectologista. Mestranda pela Disciplina de Infectologia da Universidade Federal de São Paulo – UNIFESP. Médica Infectologista do Instituto Dante Pazzanese de Cardiologia de São Paulo.

JULIO HENRIQUE ONITA

Médico Infectologista. Mestrando da Disciplina de Infectologia – UNIFESP. Médico Infectologista do Hospital Alemão Oswaldo Cruz e IGESP.

KASUKO UCHIKAWA GRAZIANO

Mestre e Doutora em Enfermagem pela Universidade de São Paulo. Pós-Doutorado pela Leicester, Inglaterra. Membro de Corpo Editorial da RECENF – Revista Técnico-Científica de Enfermagem. Membro de Corpo Editorial da Estima (Sociedade Brasileira de Estomaterapia). Atuando principalmente nos seguintes temas: Paraformaldeído, Esterilização, Infecção Hospitalar.

LUCI CORREA

Mestrado e Doutorado em Doenças Infecciosas e Parasitárias pela Universidade Federal de São Paulo. Especialização em Training Course In Hospital Epidemiology pela Society for Healthcare Epidemiology of America Centers for Disease Control. Médica da Universidade Federal de São Paulo e da Sociedade Beneficente Israelita Brasileira (Hospital Albert Einstein).

LUCIANA BARIA PERDIZ

Doutorado Sandwish na Harvard Medical School em Boston – EUA. MBA em Economia e Gestão em Saúde pelo Centro Paulista de Economia da Saúde – UNIFESP. Mestre em Ciências pela Disciplina de Infectologia – UNIFESP. Membro da Comissão de Epidemiologia

Hospitalar do Hospital São Paulo – UNIFESP. Coordenadora do Curso de Especialização em Prevenção e Controle de Infecção da UNIFESP. Diretora Executiva da Qualipós.

MARA MARCIA MACHADO

Diretora Executiva do Instituto Qualisa de Gestão (IQG). Graduada em Enfermagem, com Especialização em Saúde Pública, MBA Pleno em Administração de Empresas. Pós-Graduada em Administração Hospitalar e em Auditoria em Saúde. Coautora dos Manuais Brasileiros de Acreditação de Instituições de Saúde da Organização Nacional da Acreditação (ONA). Membro do Comitê Internacional da Accreditation, Canadá. Responsável Técnica pela Implementação do Sistema Canadense de Acreditação em Saúde no Brasil.

MARCELO LUIZ ABRAMCZYK

Médico Infectologista Pediátrico. Mestrado e Doutorado em Ciências da Saúde pela Universidade Federal de São Paulo.

MARIA BEATRIZ DE SOUZA DIAS

Médica Infectologista. Mestrado e Doutorado pela Universidade de São Paulo. Coordenadora da Comissão Controle de Infecção Hospitalar do Hospital Sírio Libanês.

MARIA CLAUDIA STOCKLER DE ALMEIDA

Médica Assistente do Hospital das Clínicas da Faculdade de Medicina da USP. Mestre em Infectologia pela Universidade Federal de São Paulo.

MARIA GORETH MATOS DE ANDRADE BARBERINO

Farmacêutica Bioquímica. Especialista em Microbiologia. Mestre em Ciências – FIOCRUZ – Bahia. Chefe do Serviço de Microbiologia – HUPES-UFBa.

MARIA ISABEL DE MORAES PINTO

Mestrado e Doutorado em Pediatria pela Universidade Federal de São Paulo. Livre-Docente em Infectologia Pediátrica pela Universidade Federal de São Paulo. Professora Adjunta do Departamento de Pediatria da Universidade Federal de São Paulo e Chefe do Laboratório de Pesquisas da Disciplina de Infectologia Pediátrica.

MARIA JESUS HARADA

Graduação em Enfermagem pela Universidade de Fortaleza. Mestrado e Doutorado pela Universidade Federal de São Paulo. Linha de pesquisa: Segurança do Paciente. Representante da WHO no Brasil para trabalhos relacionados à Área de Segurança do Paciente.

MILTON SOIBELMANN LAPCHICK

Médico Infectologista. Doutor em Medicina pela Universidade Federal de São Paulo. Médico da CCIH e Gerência de Riscos e Qualidade do Hospital Infantil Sabará. Médico do Núcleo Municipal de Controle de Infecção Hospitalar da SMS – SP.

NÉDIA MARIA HALLAGE

Médica Infectologista. Mestre em Ciências pela UNIFESP. Professora da Disciplina de Infectologia da Faculdade de Medicina do ABC. Coordenadora Técnica das CCIHs dos Hospitais Municipal Universitário de São Bernardo do Campo e Hospital Estadual de Santo André "Mário Covas". Coordenadora do GTCIH – FMFABC e Sócia/ Diretora da META Controle de Infecção. Empresa de Consultoria na Área de Epidemiologia e Controle de Infecção.

NANCY CRISTINA JUNQUEIRA BELLEI

Mestrado, Doutorado e Pós-Doutorado em Doenças Infecciosas e Parasitárias pela Universidade Federal de São Paulo. Professora Afiliada e Pesquisadora da Universidade Federal de São Paulo. Médica da Universidade Federal de São Paulo. Experiência na Área de Medicina, com ênfase em Infetologia e Virologia Clínica, atuando principalmente nos seguintes temas: Viroses Respiratórias, Gripe, Influenza e Pandemia, Rinovírus e Metapneumovírus.

PAULA ZANELLATTO NEVES

Mestranda em Ciências pela Disciplina de Infectologia da UNIFESP. Membro da Comissão de Controle de Infecção Hospitalar Hospital São Paulo – UNIFESP.

RAQUEL QUEIROZ DE ARAÚJO

Farmacêutica Bioquímica pela Universidade Estadual da Paraíba – UEPB. Especialista em Farmácia Hospitalar pelo Hospital do Servidor Público Estadual – HSPE. Mestre em Farmacoepidemiologia pela Universidade Estadual de Campinas – UNICAMP.

RODRIGO SPINELI MACEDO
Farmacêutico. Mestrando da Disciplina de Infectologia da Universidade Federal de São Paulo.

SILVANA TORRES
Enfermeira Graduada e Licenciada pela Universidade de São Paulo – USP. Especialista em Controle de Infecção Hospitalar e Administração Hospitalar pela Universidade São Camilo. Pós-Graduanda em Doenças Infecciosas e Parasitárias do Departamento de Medicina da UNIFESP. Coautora do livro Gestão dos Serviços de Limpeza, Higiene e Lavanderia em Estabelecimentos de Saúde.

THAIS GUIMARÃES
Médica pela Faculdade de Ciências de Santos. Mestrado em Infectologia pela UNIFESP. Médica Infectologista da CCIH do Hospital do Servidor Público Estadual de São Paulo. Presidente da SCCIH do Instituto Central do Hospital das Clínicas. Médica Responsável pelo SCIH do Hospital Santa Cruz.

VÂNIA REGINA GOUVEIA
Mestre em Ciências Básicas em Doenças Infecciosas e Parasitárias pela Universidade Federal de São Paulo. Doutora em Enfermagem na Saúde do Adulto pela Escola de Enfermagem da Universidade de São Paulo. Professora Adjunta do Departamento de Enfermagem Básica da Escola de Enfermagem da Universidade Federal de Minas Gerais.

VINICIUS PONZIO DA SILVA
Médico Infectologista. Mestrado em Ciências pela UNIFESP. Médico do Hospital São Paulo. Médico Infectologista do Hospital 9 de Julho. Médico do Controle de Infecção do Hospital Rim e Hipertensão. Experiência na Área de Medicina, com ênfase em Micologia Médica e Infecção e Transplante.

Agradecimentos

À Carmen Paz Oplustil por confiar em nosso trabalho e permitir que fizéssemos parte da coleção 156 perguntas e respostas.

Aos colaboradores que dedicaram seu precioso tempo respondendo às perguntas e abrilhantaram nosso livro com sua importante participação.

Aos alunos da especialização em prevenção e controle de infecção relacionada à assistência à saúde da Universidade Federal de São Paulo – UNIFESP que coordenamos, por terem enviado sugestões de perguntas.

Prefácio

Fiquei muito honrado com o convite da Luciana, da Carmen e da Fernanda, tanto para ser colaborador do livro "156 Perguntas e Respostas em Controle de Infecção Hospitalar", quanto para prefaciá-lo. Meu envolvimento com este livro, em particular, e com a série "156 Perguntas e Respostas" vem de longa data e mistura-se à minha própria amizade com as autoras. E, muito embora haja este laço afetivo que nos une, não poderia deixar de realçar o empenho, a dedicação, a seriedade e a competência destas profissionais. Trata-se de trabalho de suma importância para a área de Infecções Hospitalares, que merece ser enfatizado e que permitirá, estou certo, ampliar a formação de todos dedicados ao assunto. Trata-se de obra de fácil leitura e de consulta imediata para todos nós, que, no andamento corrido de nossas vidas em hospitais, temos dúvidas e precisamos saná-las de forma segura e embasada. Logo, o alto padrão e o elegante desenrolar do assunto contribuem para avançarmos, todos, no território das Infecções Relacionadas à Assistência à Saúde, de forma a permitir que nossas decisões sejam cada vez mais precisas, robustas e rápidas, com o benefício só podendo ser medido por aqueles a quem sempre nos dedicamos: os pacientes.

Carlos Kiffer
Doutor em Doenças Infecciosas e Parasitárias
Universidade de São Paulo

Apresentação

As infecções hospitalares são uma das maiores causas de morbimortalidade nas Instituições de Saúde. Esforços de prevenção e controle têm sido dirigidos para monitoração e prevenção de IRAS, mas, recentemente, a prevenção e o controle de infecção tornaram-se a mais urgente questão de segurança do paciente nas Instituições de Saúde.

A produção científica brasileira na área de prevenção e controle de IRAS e no conhecimento sobre a aplicação de indicadores tem crescido. Infelizmente, a aplicação desse conhecimento no dia a dia das Instituições de Saúde com impacto direto na qualidade assistencial tem sido lenta e de maneira heterogênea no País.

Estudiosos, muitas vezes, realizam pesquisas buscando formas mais eficazes na prevenção e controle de IRAS, no entanto, é na prática do dia a dia que surgem as evidências que nos obrigam a tomada de decisões rápidas e objetivas.

Este livro é fruto da colaboração de *experts* em Prevenção e Controle de Infecção, com inquestionável conhecimento científico e experiência na assistência clínica. Com perguntas diretas e respostas objetivas, o livro foi pensado para ser um guia prático, onde o profissional de saúde encontrará respostas para as dúvidas mais comuns dos diferentes temas relacionados à prevenção e ao controle de IRAS, podendo auxiliá-lo na tomada de decisões e resoluções de problemas.

As autoras

Conteúdo

I – Conceitos Básicos

1. O que significa fator de risco em Epidemiologia? 3
Fernanda Crosera Parreira

2. O que é limpeza, desinfecção e esterilização de artigos? 5
Vânia Regina Gouveia

3. O que é colonização, infecção e contaminação? 9
Adriana Maria da Silva Felix

4. O que é assepsia e antissepsia? 10
Daniela Vieira da Silva Escudero

5. O que é metodologia NNISS? 11
Claudia Vallone Silva

6. O que é vigilância global, vigilância por objetivos e vigilância dirigida? 15
Claudia Vallone Silva

7. O que é prevalência e incidência? 18
Eduardo Alexandrino Servolo de Medeiros

8. O que é eficiência, eficácia e efetividade? 20
Eduardo Alexandrino Servolo de Medeiros

II – Epidemiologia Hospitalar

9. Qualquer instituição pode montar seu próprio Programa de Prevenção e
Controle de Infecção Hospitalar? 23
Nédia Maria Hallage

10. Como implantar um serviço de controle de infecção hospitalar em uma
instituição de saúde? 27
Nédia Maria Hallage

11. Qualquer profissional de saúde pode fazer parte do Serviço de Controle
de Infecção Hospitalar? 30
Nédia Maria Hallage

12. Como conduzir o trabalho do Serviço de Controle de Infecção Hospitalar
quando não há um médico infectologista no hospital? 31
Nédia Maria Hallage

13. O uso da metodologia NNISS como critério diagnóstico de infecção hospitalar é considerado eficiente? Existem estratégias que complementem essa metodologia? 33
Claudia Vallone Silva

14. Como as instituições de saúde trabalham as não conformidades encontradas nas visitas técnicas realizadas? Com que periodicidade devem ser programadas (áreas críticas, semicríticas e não críticas)? 38
Claudia Vallone Silva

15. Quais estratégias devem ser utilizadas pelo Serviço de Controle de Infecção no treinamento de funcionários de diferentes níveis de conhecimento? 41
Eduardo Alexandrino Servolo de Medeiros

16. É possível conseguir taxa zero de infecção hospitalar? 43
Eduardo Alexandrino Servolo de Medeiros

17. O que fazer para garantir que o Serviço de Controle de Infecção Hospitalar seja visto como parceiro pelos diversos setores do hospital e não como um agente fiscalizador? 45
Eduardo Alexandrino Servolo de Medeiros

18. O que são doenças de notificação compulsória e qual o critério usado para estabelecer a lista dessas doenças? O Serviço de Controle de Infecção Hospitalar também é responsável por essa vigilância? 46
Angela Figueiredo Sola

19. Como fazer a vigilância das doenças de notificação compulsória em instituições de saúde? 48
Angela Figueiredo Sola

20. Como fazer o controle de infecção em assistência domiciliar (AD)? 49
Carla Morales Guerra

21. Como fazer controle de infecção em clínicas onde são realizados procedimentos cirúrgicos como clínicas odontológicas, dermatológicas e estéticas? 52
Carla Morales Guerra

III – Gestão da Qualidade e Segurança do Paciente

22. O que o processo de acreditação pode trazer de benefícios para uma instituição de saúde? 57
Mara Marcia Machado

23. O que são indicadores de processo e como incorporá-los na Prevenção e Controle de Infecção Hospitalar? 59
Mara Marcia Machado

24. Como elaborar indicadores de resultados para prevenção e controle de infecção relacionada à assistência à saúde? 61
Mara Marcia Machado

25. Quais os ganhos reais ao se investir em gestão da qualidade da assistência em uma instituição de saúde?.. 63
Mara Marcia Machado

26. Como realizar a gestão estratégica da estrutura dos processos institucionais, levando em consideração os custos?...................................... 65
Mara Marcia Machado

27. Qual a vantagem de terceirizar serviços e como instituir a terceirização em instituições de saúde?.. 67
Mara Marcia Machado

28. Quais as estratégias usadas para garantir um programa de controle de infecção mais efetivo?... 70
Denise Mari Cardo

29. O que é *positive deviance*? E quais os benefícios para o controle de infecção?.. 73
Alexandre Rodrigues Marra

30. Quais as estratégias utilizadas para garantir a segurança do paciente em instituições de saúde?... 76
Maria Jesus Harada

31. De que maneira mudanças na cultura organizacional das instituições de saúde podem contribuir para minimizar erros que comprometem a segurança do paciente?.. 78
Maria Jesus Harada

IV – Higienização das Mãos e Antissépticos

32. Como produzir evidências científicas sobre o impacto da adesão à higienização das mãos na redução das taxas de infecção?........................ 81
Julia Yaeko Kawagoe

33. A higienização das mãos com água e sabão pode ser substituída pelo uso do álcool gel?... 84
Julia Yaeko Kawagoe

34. Qual sabão bactericida é mais indicado para uso em unidades críticas e nos pacientes em isolamento? 86
Julia Yaeko Kawagoe

35. Qual o antisséptico mais indicado para degermação e antissepsia cirúrgica: PVPI ou clorexidina? Quais as vantagens de um sobre o outro?................. 88
Julia Yaeko Kawagoe

36. É correto afirmar que o uso de antissépticos com princípios ativos diferentes em um mesmo procedimento, como, por exemplo, clorexidina e PVPI, tem ação antagônica? Ou seja, um produto inativa a ação do outro? ... 90
Julia Yaeko Kawagoe

V – Risco Ocupacional

37. Quais vacinas são recomendadas para profissional de saúde? 95
Maria Isabel de Moraes Pinto

38. Quais os riscos de adquirir alguma doença infecciosa no caso de exposição do profissional de saúde a material biológico? 97
Alessandra Destra

39. Qual conduta deve ser adotada para reduzir o risco de transmissão de infecção após acidente com material perfurocortante contaminado? 100
Alessandra Destra

40. Em relação à profilaxia para acidente ocupacional, caso o paciente-fonte apresente resistência ao esquema antirretroviral recomendado pelo Ministério da Saúde, qual medida a ser adotada pelo profissional de saúde? .. 104
Cely Saad Abboud

41. Quais os pontos críticos a serem observados na NR32 em relação ao papel das instituições hospitalares e dos profissionais de saúde? 107
Alessandra Destra

42. Qual a indicação da administração de imunoglobulina hiperimune para profissionais de saúde que se acidentam com paciente portador do vírus da hepatite B? 110
Antonio Eduardo Benedito Silva

43. Qual conduta adotada para profissionais de saúde portadores dos vírus das hepatites B e C que prestam assistência à pacientes não contaminados por esses vírus? 112
Antonio Eduardo Benedito Silva

44. Qual o benefício da administração do interferon como profilaxia em caso de acidente com material biológico de pacientes positivos para o vírus da hepatite C? 114
Antonio Eduardo Benedito Silva

45. Que medidas devem ser adotadas pela instituição de saúde quando há um profissional colonizado por *Klebsiella* produtora de betalactamese de espectro estendido? Existe alguma estratégia para descolonizar o profissional? 116
Luci Correa

46. Como deve ser o acompanhamento dos funcionários que tiveram contato com pacientes portadores de tuberculose na fase bacilífera? 118
Denise Silva Rodrigues

VI – Prevenção e Controle de Infecção de Sítio Cirúrgico

47. Qual o impacto da infecção de sítio cirúrgico com relação a sua prevalência, custo e mortalidade? 123
Paula Zanellatto Neves

48. Quais os fatores de risco para infecção de sítio cirúrgico (ISC)?.................. 126
Paula Zanellatto Neves

49. Quais os microrganismos mais comumente encontrados nas infecções de
sítio cirúrgico (ISC)?.. 128
Paula Zanellatto Neves

50. Qual a taxa de infecção aceitável para cirurgias limpas?...................... 132
Paula Zanellatto Neves

51. Quais as estratégias (*bundles*) para prevenção de infecção de sítio
cirúrgico? 135
Cristiane Pavanello Rodriguez Silva

52. Uma cirurgia realizada na presença de infecção preexistente, em outro
sítio, aumenta o risco de infecção cirúrgica? Qual conduta deve ser
adotada?... 138
Jorge Manoel Buchdid Amarante
Maria Claudia Stockler de Almeida

53. O que investigar diante de um aumento na taxa de infecção de sítio
cirúrgico em cirurgias limpas?... 140
Jorge Manoel Buchdid Amarante
Maria Claudia Stockler de Almeida

54. Quando administrar o antibiótico profilático no período pré-operatório
e quando descontinuá-lo?... 143
Jorge Manoel Buchdid Amarante
Maria Claudia Stockler de Almeida

55. A indicação da profilaxia antimicrobiana é baseada no tipo de cirurgia?
Deve ser considerado o potencial de contaminação: limpa, potencialmente
contaminada, contaminada ou infectada?..................................... 146
Jorge Manoel Buchdid Amarante
Maria Claudia Stockler de Almeida

56. Que critérios são utilizados na escolha de um antibiótico para o
tratamento de infecção de sítio cirúrgico?................................... 147
Jorge Manoel Buchdid Amarante
Maria Claudia Stockler de Almeida

57. Existe um método eficaz para vigilância de infecção cirúrgica pós-alta?...... 149
Claudia Vallone Silva

VII – Prevenção e Controle de Infecção da Corrente Sanguínea

58. Qual o impacto da infecção primária da corrente sanguínea com relação
a sua prevalência, custo e mortalidade? 155
Daniela Vieira da Silva Escudero

59. Quais são os fatores de risco para infecção da corrente sanguínea?............. 157
Daniela Vieira da Silva Escudero

60. Quais os microrganismos mais comumente encontrados nas infecções da corrente sanguínea? 159
Daniela Vieira da Silva Escudero

61. Quais as medidas utilizadas (*bundles*) para prevenção de infecção da corrente sanguínea? 161
Cristiane Pavanello Rodriguez Silva

62. Quando é recomendada a coleta de hemoculturas para investigação de infecção da corrente sanguínea? Qual o percentual aceitável de contaminação de coleta? Quais as medidas de controle para manter percentuais de contaminação dentro do aceitável? 164
Antonia Maria de Oliveira Machado

63. O que investigar diante de um aumento na taxa de infecção da corrente sanguínea pelo mesmo agente? 167
Maria Beatriz de Souza Dias

64. Qual a importância do uso de cateter impregnado com antibióticos/antissépticos na prevenção de infecção da corrente sanguínea? 170
Maria Beatriz de Souza Dias

65. Qual a importância de um grupo de discussão para uso e manutenção de cateter venoso central e cateter urinário em um hospital? 172
Maria Beatriz de Souza Dias

66. Quando é indicada a cultura de ponta de cateter? Quais os tipos de cateter devem ser enviados para o laboratório de microbiologia para realizar cultura e qual a importância clínica da cultura quantitativa? 174
Antonia Maria de Oliveira Machado

67. Que critérios são utilizados na escolha de um antibiótico para o tratamento de infecção da corrente sanguínea? 176
Maria Beatriz de Souza Dias

VIII – Prevenção e Controle de Infecção do Trato Urinário

68. Qual o impacto da infecção do trato urinário com relação a sua prevalência, custo e mortalidade? 181
Edivete Regina Andrioli

69. Quais são os fatores de risco para infecção do trato urinário? 183
Edivete Regina Andrioli

70. Quais os microrganismos mais comumente encontrados nas infecções do trato urinário associadas ao uso de sonda vesical de demora? 185
Edivete Regina Andrioli

71. Quais as medidas utilizadas (*bundles*) para prevenção de infecção do trato urinário? 187
Cristiane Pavanello Rodriguez Silva

72. O que investigar diante de um aumento na taxa de infecção do trato urinário pelo mesmo agente? 189
Thais Guimarães

73. Existe recomendação de profilaxia antimicrobiana para infecção urinária em pacientes com sondagem vesical de demora?........ 191
Thais Guimarães

74. Qual o índice aceitável de amostras de urina contaminadas e quais ações devem ser tomadas quando há aumento desse índice? 193
Antonia Maria de Oliveira Machado

75. Que critérios são utilizados na escolha de um antibiótico para o tratamento de infecção do trato urinário? 196
Thais Guimarães

IX – Prevenção e Controle de Pneumonia Hospitalar

76. Qual o impacto da pneumonia hospitalar com relação a sua prevalência, custo e mortalidade?........ 199
Adriana Maria da Silva Felix

77. Quais são os fatores de risco para pneumonia hospitalar associada à ventilação mecânica?........ 201
Adriana Maria da Silva Felix

78. Quais os microrganismos mais comumente encontrados nas pneumonias hospitalares?........ 202
Adriana Maria da Silva Felix

79. Quais as medidas utilizadas (bundles) para prevenção de pneumonia hospitalar?........ 204
Cristiane Pavanello Rodriguez Silva

80. Qual a eficácia da descontaminação oral com antissépticos na prevenção de pneumonia relacionada à ventilação mecânica? 206
Jorge Manoel Buchdid Amarante
Maria Claudia
Stockler de Almeida

81. O que investigar diante de um aumento na taxa de pneumonia hospitalar por um mesmo agente? 208
Jorge Manoel Buchdid Amarante
Maria Claudia Stockler de Almeida

82. Qual a importância do uso do sistema de aspiração subglótica na prevenção de pneumonia associada à ventilação mecânica?........ 210
Milton Soibelmann Lapchick

83. Qual a importância da monitoração da cabeceira elevada na prevenção de pneumonia hospitalar? 212
Milton Soibelmann Lapchick

84. Quais amostras do trato respiratório podem ser encaminhadas para o diagnóstico microbiológico de infecções respiratórias baixas? Qual amostra clínica é considerada mais eficaz? 214
Maria Goreth Matos de Andrade Barberino

85. O microrganismo isolado em hemocultura de paciente com pneumonia hospitalar deve ser considerado o agente etiológico dessa infecção?............ 216
Milton Soibelmann Lapchick

86. Que critérios são utilizados na escolha de um antibiótico para o tratamento de pneumonia hospitalar?.. 218
Milton Saibelmann Lapchick

X – Precauções e Isolamento

87. Quais microrganismos multirresistentes devem ser isolados em instituições de saúde?.. 223
Andre Koutsodontis Machado Alvim

88. Qual critério deve ser utilizado para retirar um paciente do isolamento de contato?.. 225
Cely Saad Abboud

89. Pacientes colonizados e/ou infectados por enterobactérias produtoras de betalactamases de espectro estendido ainda devem ser colocados em isolamento de contato?.. 227
Ana Cristina Gales

90. Como proceder com o paciente colonizado e/ou infectado por enterococo resistente à vancomicina, para evitar a disseminação no ambiente hospitalar? 230
Carmen Paz Oplustil

91. Como isolar pacientes com tuberculose em hospitais que não possuem salas de pressão negativa? E nos hospitais que possuem, como deve ser o monitoramento?... 232
Denise Silva Rodrigues

92. Quais as condutas a serem adotadas para um paciente com diagnóstico de varicela em unidades pediátricas?... 234
Maria Isabel de Moraes Pinto

XI – Microbiologia, Antimicrobianos e Multirresistência

93. Qual o papel do laboratório de microbiologia e do microbiologista no controle de infecção hospitalar? 239
Carmen Paz Oplustil

94. O que significa diferencial de tempo para positividade e qual o impacto clínico do resultado positivo? 241
Maria Goreth Matos de Andrade Barberino

95. Quais cuidados devem ser tomados na coleta e transporte de amostras de ponta de cateter para a realização de cultura quantitativa? 243
Antonia Maria de Oliveira Machado

96. Quais os principais sítios para coleta de culturas de vigilância? 244
Maria Goreth Matos de Andrade Barberino

97. Em laboratórios de hospitais que realizam concentração inibitória mínima como analisar por meio do perfil de sensibilidade mecanismos de resistência? 246
Carmen Paz Oplustil

98. Qual a importância de métodos automatizados para o diagnóstico de infecções e/ou perfil de sensibilidade dos microrganismos? 248
Carmen Paz Oplustil

99. O que significa programa de uso racional de antimicrobianos? Qual seu objetivo e quais as barreiras encontradas na implementação? 250
Luci Correa

100. Quais antimicrobianos devem ser controlados pelo grupo de racionalização? 253
Luci Correa

101. Como é na prática o uso de antimicrobianos em infusão contínua ou prolongada? 254
Rodrigo Spineli Macedo
Guilherme Henrique Campos Furtado

102. Quais os principais mecanismos de resistência de bactérias nosocomiais? 256
Ana Cristina Gales

103. Como elaborar protocolos de vigilância para bactérias multirresistentes? 259
Andre Koutsodontis Machado Alvim

104. Pacientes em instituições de longa permanência apresentam maior probabilidade de serem portadores de bactérias multirresistentes? 262
Julio Henrique Onita
Guilherme Henrique Campos Furtado

105. Que medidas a CCIH deve tomar para os pacientes que apresentam pesquisa positiva para *Clostridium difficile*? 264
Anna Sara Shafferman Levin

106. Quando e com que frequência deve ser realizada a cultura de vigilância em pacientes colonizados por bactérias multirresistentes, visando à retirada do isolamento? 267
Maria Goreth Matos de Andrade Barberino

107. A cultura de vigilância é realmente importante para evitar a disseminação de bactérias multirresistentes? 269
Anna Sara Shafferman Levin

108. Quando recomendar a coleta de cultura de material de superfícies hospitalares? 272
Carlos Roberto Veiga Kiffer

109. Qual o impacto do uso de clorexidina por via oral na prevenção de infecções nosocomiais? 274
Carlos Roberto Veiga Kiffer

110. Há indicação de banho com antisséptico degermante para descolonização de pacientes colonizados por bactérias multirresistentes? 275
Carlos Roberto Veiga Kiffer

111. Devido à gravidade das infecções por cepas produtoras de KPC, qual a melhor escolha de antibioticoterapia? 277
Juliana Oliveira Silva
Guilherme Henrique Campos Furtado

XII – Controle de Infecção em Áreas Especiais

112. O que deve ser considerado na construção de uma unidade para pacientes imunodeprimidos? 283
Evelyne Santana Girão

113. Quais as principais infecções hospitalares em pacientes imunodeprimidos na visão da CCIH? E quais as principais medidas de prevenção de infecção? 286
Evelyne Santana Girão

114. Nos casos de isolamento em cultura de urina de jato médio, de levedura que não seja *Candida albicans*, qual a importância em se identificar a espécie e em que situações deve-se realizar teste de avaliação da resistência aos antifúngicos? 290
Arnaldo Colombo

115. Qual é o significado do isolamento de leveduras em culturas de ponta de cateter venoso? 293
Arnaldo Colombo

116. Quais medidas básicas de segurança o controle de infecção deve adotar diante de uma construção, reforma ou demolição em uma instituição de saúde? 294
Luciana Baria Perdiz

117. Qual a associação entre construções, reformas e demolições em instituições de saúde e desenvolvimento de aspergiloses em pacientes imunodeprimidos? 297
Luciana Baria Perdiz

118. Quais os principais fatores de risco para candidemia em recém-nascidos? .. 299
Marcelo Luiz Abramczyk

119. Como iniciar uma investigação de surto por *Legionella pneumophila* e quais medidas são importantes para o controle em uma unidade de pacientes imunodeprimidos? 301
Evelyne Santana Girão

120. Qual o impacto de um surto de influenza em profissionais de saúde para uma instituição hospitalar? 304
Nancy Cristina Junqueira Bellei

121. Em uma situação de surto de gripe A/H1N1, quais os fatores a serem considerados na elaboração de um plano de contingência? 307
Nancy Cristina Junqueira Bellei

122. Quais são os avanços no diagnóstico laboratorial das viroses respiratórias? 309
Celso Granato

123. Há vantagens no uso de PCR em relação à antigenemia para citomegalovírus no diagnóstico de infecções por esse vírus em pacientes imunodeprimidos? 311
Celso Granato

124. Quais condutas a serem adotadas para o profissional de saúde de unidades pediátricas durante surtos de vírus respiratórios na comunidade? 312
Marcelo Luiz Abramczyk

125. Vacina contra o rotavírus tem segurança e eficácia comprovada? É indicada na vigência de surtos de rotavírus? Pode ser feita em qualquer idade? 315
Maria Isabel de Moraes Pinto

126. Quais são as duas novas drogas que têm sido utilizadas no tratamento da hepatite C? Quais as indicações, eficácia e eventos adversos mais comuns? 317
Antonio Eduardo Benedito Silva

XIII – Controle de Infecção e Serviços de Apoio

127. Quais são os requisitos mínimos para funcionamento de uma sala de desinfecção de endoscópios? Existe alguma contraindicação para a realização de endoscopia na mesma sala onde se prepara o material para esse procedimento? 320
Kazuko Ushikawa Graziano

128. Podemos fazer a desinfecção de endoscópios com ácido peracético mesmo que este aparelho já tenha sido reprocessado com glutaraldeído? 324
Kazuko Ushikawa Graziano

129. É de conhecimento que, para todos os produtos médicos de classificação "risco 1", registrados pela ANVISA, não são exigidos documentos de testes ou conformidades com normas nacionais para registro.
Como fazer para saber se o produto "risco 1" tem ou não qualidade? Onde buscar normatização para isso?... 326
Kazuko Ushikawa Graziano

130. Quais indicadores de processo são considerados mais importantes em uma central de processamento de materiais?.. 328
Kazuko Ushikawa Graziano

131. Como resolver o problema da reutilização da pinça *ultracision*, considerada material de uso único, mas reutilizada diversas vezes em algumas instituições de saúde devido ao alto custo? 332
Kazuko Ushikawa Graziano

132. Que tipo de indicadores físicos, químicos e biológicos são utilizados pela central de processamento de materiais para garantir a segurança no processo de esterilização dos materiais?.. 334
Vânia Regina Gouveia

133. Qual a diferença entre esterilização por calor seco, calor úmido e esterilização química?.. 338
Vânia Regina Gouveia

134. Por que o processo de limpeza de artigos deve preceder os procedimentos de desinfecção e esterilização?.. 340
Vânia Regina Gouveia

135. Como proceder na desinfecção de alto nível nos circuitos respiratórios?... 342
Vânia Regina Gouveia

136. Quando se deve fazer a opção pela esterilização de artigos usando plasma de peróxido de hidrogênio? 344
Vânia Regina Gouveia

137. Qual a importância da interação entre a CCIH e o serviço de nutrição hospitalar? 346
Audrey de Castro

138. Qual deve ser a estrutura mínima para funcionar um serviço de nutrição e dietética? 348
Audrey de Castro

139. Quais os indicadores de qualidade prioritários para a CCIH em serviço de nutrição e dietética?.. 352
Audrey de Castro

140. Como deve ser realizado o controle microbiológico das refeições servidas para os pacientes internados em instituições de saúde?............... 354
Audrey de Castro

141. Quais os exames laboratoriais recomendados para os manipuladores de alimentos em um serviço de nutrição e dietética?....................................... 356
Fernanda Crosera Parreira

142. Qual a importância da interação entre a CCIH e o serviço de lavanderia hospitalar? 357
Nédia Maria Hallage

143. É recomendado um processamento de roupas diferenciado para portadores de doenças infectocontagiosas? 359
Nédia Maria Hallage

144. Quais os equipamentos de proteção individual indicados para os profissionais que trabalham na lavanderia hospitalar? 361
Nédia Maria Hallage

145. Qual a importância da interação entre a CCIH e o serviço de farmácia hospitalar? 365
Raquel Queiroz de Araújo

146. Qual a importância da farmácia de fracionamento de medicamentos dentro de uma instituição hospitalar? 366
Raquel Queiroz de Araújo

147. Quais as principais medidas de controle de infecção em unidades de hemodiálise? 368
Vinicius Ponzio da Silva

148. Quais as infecções mais importantes relacionadas à água de unidades de hemodiálise? 370
Vinicius Ponzio da Silva

149. Quais fatores estão diretamente relacionados com a contaminação dos sistemas de hemodiálise? 371
Vinicius Ponzio da Silva

XIV – Controle de Infecção e Ambiente Hospitalar

150. Quais produtos são utilizados para limpeza e desinfecção de superfícies dos serviços de saúde? 375
Silvana Torres

151. Considerando que temos vários desinfetantes aprovados pela ANVISA, quantos devem ser padronizados em cada instituição? E o que deve ser considerado para padronização? 378
Silvana Torres

152. Como realizar o controle da água utilizada no hospital, principalmente em unidades de hemodiálise, central de esterilização e centro cirúrgico? .. 380
Ivani Lucia Leme

153. O que deve ser levado em consideração na elaboração de um programa de gerenciamento de resíduos em serviços de saúde? 383
Ivani Lucia Leme

XV – Bioestatística no Controle de Infecção

154. Qual o papel da estatística em programas de controle de infecção relacionada à assistência à saúde? 389
Ana Amélia Benedito Silva

155. Como desenhar um estudo de caso controle em uma investigação de surto hospitalar? 392
Ana Amélia Benedito Silva

156. O que significa, como e quando realizar uma coorte de pacientes? 395
Ana Amélia Benedito Silva

I

Conceitos Básicos

1 O que significa fator de risco em Epidemiologia?

Fernanda Crosera Parreira

Fator ou fatores de risco são componentes que aumentam a probabilidade de ocorrência de uma determinada doença, infecção ou outro agravo à saúde. Esses componentes podem ser, entre outros, físicos, orgânicos, psicológicos, sociais ou ambientais e intervir ou não em sua causalidade.

Literalmente, a palavra risco é a possibilidade de perigo capaz de ameaçar alguém ou algo, isto é, a probabilidade de um indivíduo apresentar um desfecho.

Estudos realizados a partir de análises e cálculos de risco epidemiológico contribuem para prevenir doenças ou, na epidemiologia hospitalar, infecções.

Temos como exemplos alguns fatores de risco para o aumento de infecções cirúrgicas:

- infecções em outros sítios corporais;
- colonização das narinas por *S. aureus;*
- diabetes, tabagismo;
- uso de corticoides sistêmicos;
- obesidade (índice de massa corporal $\geq$ 30kg/m^2);
- extremos de idade;
- estado nutricional debilitado;
- transfusão sanguínea pré-operatória;
- internação pré-operatória.

A análise dos fatores de risco permite o desenvolvimento de estudos de coorte, ou seja, grupos expostos a um determinado fator comparado a não expostos, e estudo caso controle, no qual podemos observar casos expostos ao fator de risco e controles expostos ao mesmo fator de risco e o desenvolvimento ou não do desfecho desfavorável.

Bibliografia Consultada

CASTELO FA; ALVES FA. Epidemiologia clínica aplicada a doenças infecciosas. In: Veronesi R; Foccacia R. Tratado de Infectologia. São Paulo: Atheneu, 1996, p. 22-9.

OMS. Segundo desafio global para a segurança do paciente: manual – cirurgias seguras salvam vidas (orientações para cirurgia segura da OMS). Rio de Janeiro: OPAS; Ministério da Saúde; ANVS, 2009.

ROUQUAYROL MZ. Epidemiologia & Saúde. 6ª ed. Rio de Janeiro: Medsi Editora Médica e Científica Ltda., 2003.

2 O que é limpeza, desinfecção e esterilização de artigos?

Vânia Regina Gouveia

Limpeza – é a remoção de sujidade visível de um artigo mediante a aplicação de água e detergentes ou produtos enzimáticos. Pode ser realizada por meio de atividade manual com fricção com escovas apropriadas e enxágue com água sob pressão ou automatizada com máquinas lavadoras. A limpeza de artigos médicos hospitalares deve anteceder os processos de desinfecção e esterilização, pois a presença de resíduos orgânicos ou inorgânicos na superfície dos materiais interfere na efetividade dos processos.

Desinfecção – é a destruição ou eliminação de formas de vida microbiana mediante a aplicação de agentes físicos ou químicos, exceto esporos bacterianos. Os níveis de desinfecção propostos por Spaulding em 1968 ainda são empregados nos dias atuais, a saber: alto nível, nível intermediário e baixo nível. Entretanto, as definições para cada nível modificaram-se, pois naquela época desinfecção de alto nível era a eliminação de todos os microrganismos, inclusive esporos; desinfecção de nível intermediário, a eliminação de formas de vida vegetativa, a maioria dos vírus e alguns esporos; desinfecção de baixo nível, a eliminação de células vegetativas e alguns vírus. Atualmente, os profissionais da saúde adotam as definições de termos do órgão americano *Centers for Disease Control and Prevention* (CDC) de 2008 ou da Agência Nacional de Vigilância Sanitária (ANVISA) de 2012 que apresentam semelhanças e estão citadas no quadro 1.

Convém destacar que a legislação que regulamentava os desinfetantes para uso hospitalar no Brasil até 2010 era a Portaria nº 15/1988, a qual classificava os desinfetantes conforme sua finalidade, a saber, para superfícies fixas e para artigos semicríticos, embora as recomendações

Quadro 1 – Definição de termos: níveis de desinfecção segundo o CDC e a ANVISA.

Níveis de desinfecção	CDC 2008	ANVISA 2012
Alto nível	É a eliminação de todos os microrganismos, exceto esporos bacterianos. O órgão americano *Food and Drug Administration* (FDA) define o desinfetante de alto nível como um esterilizante utilizado por menor tempo de contato para atingir a redução de $6log^{10}$ de uma espécie de *Mycobacterium*	É o processo físico ou químico que destrói a maioria dos microrganismos de artigos semicríticos, inclusive micobactérias e fungos, exceto um número elevado de esporos bacterianos
Nível intermediário	É a eliminação de micobactérias, bactérias vegetativas, a maioria dos vírus e dos fungos, mas não necessariamente os esporos bacterianos	É o processo físico ou químico que destrói microrganismos patogênicos na forma vegetativa, micobactérias, a maioria dos vírus e dos fungos, de objetos inanimados e superfícies
Baixo nível	Pode eliminar a maioria das bactérias vegetativas, alguns fungos e alguns vírus em um período de tempo prático (menos de 10 minutos)	A RDC de referência não define a desinfecção de baixo nível

das sociedades de especialistas empregassem a classificação de Spaulding. A Resolução da Diretoria Colegiada (RDC) nº 35 da ANVISA de 2010 revogou a Portaria nº 15/1988 e estabeleceu novas regras para o registro de desinfetantes, além de adotar a classificação dos desinfetantes por níveis, facilitando assim a compreensão e a comparação com dados disponíveis na literatura.

Esterilização – é a destruição ou eliminação completa de todas as formas de vida microbiana e esse processo é influenciado por vários fatores, a saber: quantidade de microrganismos no material e sua resistência ao agente esterilizante; presença de óleos, resíduos de sabão, sangue, proteínas, fluidos corporais, tecidos que podem proteger os microrganismos e impedir a ação do agente esterilizante; taxa de morte exponencial; funcionamento adequado do esterilizador, confiança nos componentes mecânicos e no elemento humano. Apesar de o termo estéril significar ausência absoluta de microrganismos, na prática, a esterilidade é expressa pela probabilidade de ausência de microrganismos. A condição para o material estar esterilizado ou livre de microrganismos viáveis é considerada uma probabilidade de esterilidade para cada material submetido à esterilização. Essa probabilidade é denominada nível de segurança de esterilidade ou *sterility assurance level* (SAL) e definida como a probabilidade de sobrevivência de microrganismos viáveis após a esterilização ou a probabilidade de falha do processo de esterilização. O órgão americano FDA (*Food and Drug Administration*) regulamenta para processos de esterilização SAL de 10^{-6}, portanto, para uma população microbiana inicial de 1.000.000, para obter esterilização, deverá ocorrer redução de 12 ciclos logarítmicos. A esterilização de materiais de uso médico-hospitalar é realizada mediante a aplicação de agentes físicos e químicos, tais como vapor saturado sob pressão, calor seco, óxido de etileno, plasma de peróxido de hidrogênio, vapor de baixa temperatura e formaldeído, entre outros.

Block (2001) provoca uma reflexão sobre a morte e sobre a esterilização e a partir dessa reflexão construímos nossas definições. Uma pessoa está morta quando não mais respira, quando apresenta morte cerebral ou quando todas as células do corpo estão mortas? O material está estéril quando todas as formas de vida foram eliminadas, quando houve aquecimento a uma temperatura X e um tempo de exposição Y ou quando houve uma redução Z da população microbiana inicial?

Bibliografia Consultada

BLOCK SS. Disinfection, Sterilization, and Preservation. 5th ed. Lea & Febiger, 2001.

BRASIL. Ministério da Saúde. Agência Nacional de Vigilância Sanitária (ANVISA). Resolução da Diretoria Colegiada nº 15 de 15 de março de 2012. Dispõe sobre requisitos de boas práticas para o processamento de produtos para saúde e dá outras providências. Diário Oficial da União, Brasília 19 de março de 2012, seção 1, p. 43-46.

CENTERS FOR DISEASE CONTROL AND PREVENTION (CDC). Guideline for Disinfection and Sterilization in Healthcare Facilities, 2008. Rutala WA; Weber DJ and the Healthcare Infection Control and Practices Advisory Committee (HICPAC). Disponível em: http://www.cdc.gov/hicpac/pdf/guidelines/Disinfection_Nov_2008.pdf

PADOVEZE MC; GRAZIANO KU et al. Limpeza, desinfecção e esterilização de artigos em serviços de saúde. São Paulo: APECIH – Associação Paulista de Estudos e Controle de Infecção Hospitalar, 2010.

3 O que é colonização, infecção e contaminação?

Adriana Maria da Silva Felix

Contaminação – é a presença transitória de microrganismos em superfície sem invasão tecidual ou relação de parasitismo. Pode ocorrer em objetos inanimados ou em hospedeiros. Exemplo: flora transitória das mãos.

Colonização – é o crescimento e multiplicação de um microrganismo em superfícies epiteliais do hospedeiro, sem expressão clínica ou imunológica. Exemplo: microbiota humana normal.

Infecção – são os danos decorrentes da invasão, multiplicação e ação de produtos tóxicos de agentes infecciosos no hospedeiro, ocorrendo interação imunológica. As infecções podem ser classificadas em comunitárias ou hospitalares.

As infecções comunitárias são aquelas constatadas ou em incubação no ato da admissão do paciente no hospital, desde que não relacionada com internação anterior no mesmo hospital. São também comunitárias as infecções associadas com complicação ou extensão da infecção já presente à admissão, a menos que haja troca de microrganismos com sinais ou sintomas fortemente sugestivos da aquisição de nova infecção.

As infecções hospitalares, atualmente denominadas infecções associadas à assistência à saúde, são aquelas adquiridas após a admissão do paciente e que se manifestam durante a internação ou após a alta, quando puderem ser relacionadas com a internação ou procedimentos hospitalares.

Bibliografia Consultada

BRASIL. Ministério da Saúde. Agência Nacional de Vigilância Sanitária (ANVISA). Pediatria: prevenção e controle de infecção hospitalar. Brasília, 2005, p. 116.

BRASIL. Ministério da Saúde. Portaria nº 2616, de 12 de maio de 1998. Diário Oficial da União, Brasília, 13 de maio de 1998.

4 O que é assepsia e antissepsia?

Daniela Vieira da Silva Escudero

Antissepsia é o processo de eliminação ou inibição do crescimento de microrganismos em pele e mucosa, limitando ou prevenindo os resultados prejudiciais de infecção. É realizada por meio do uso de antissépticos que são formulações germicidas hipoalergênicas e de baixa causticidade, destinadas ao uso em pele ou mucosa.

Assepsia é o conjunto de medidas adotadas para impedir a introdução de agentes patogênicos no organismo; inclui-se também a prevenção da contaminação de materiais estéreis.

Bibliografia Consultada

Agência Nacional de Vigilância Sanitária (ANVISA). Orientações para Prevenção de Infecção Primária da Corrente Sanguínea – Unidade de Investigação e Prevenção das Infecções e dos Efeitos Adversos, 2010, p. 3.

Agência Nacional de Vigilância Sanitária (ANVISA). Gerência geral de Tecnologia em Serviços de Saúde. Glossário. Disponível em: www.anvisa.gov.br/servicosaude/organiza/inaiss/GLOSSÁRIO.doc. Acessado em 25 jul 2012.

DAMANI N. Manual of Infection and Prevention and Control. 3rd ed. Oxford: United Press, 2012.

5 O que é metodologia NNISS?

Claudia Vallone Silva

O sistema NNISS (*National Nosocomial Infections Surveillance System*) foi estabelecido em 1970 quando alguns hospitais nos Estados Unidos iniciaram o registro e o relato das infecções relacionadas à assistência à saúde (na época denominada de infecção hospitalar ou nosocomial) em um sistema de banco de dados nacional. Foram criados protocolos que orientavam os hospitais quanto ao método de vigilância, informações a serem colhidas, critérios diagnósticos de infecção, compilação de dados e principais indicadores a serem desenvolvidos. Essa participação era voluntária, sigilosa e os hospitais tinham flexibilidade para desenvolver seus programas de acordo com seus próprios objetivos de vigilância.

O principal objetivo do sistema NNISS era dispor de dados de qualidade suficiente nos hospitais americanos, para que estes, usando protocolos e definições padronizadas, pudessem fazer comparações válidas entre si, descrever a epidemiologia das infecções e tomar decisões mais assertivas quanto à prevenção.

Todos os dados do NNISS eram coletados usando protocolos padronizados chamados "componentes da vigilância" que foram divididos em: global, adulto e pediátrica em terapia intensiva, unidade de alto risco neonatal e paciente cirúrgico. Estes componentes poderiam ser utilizados juntos ou separados, mas, uma vez participando do projeto, os hospitais deveriam realizar a vigilância pelo menos durante um mês completo. O quadro 1 descreve de maneira sucinta os indicadores propostos naquela época.

A partir de 2005, o sistema de vigilância epidemiológica nos Estados Unidos foi ampliado e passou a considerar preocupações com aspectos diversos das infecções relacionadas à assistência à saúde: segurança do paciente (NNISS), segurança para o trabalhador da área da

Quadro 1 – Indicadores de processos propostos pelo NNISS.

Componente NNISS	Referência	Indicador proposto
Global	Todos os pacientes do hospital são monitorados em busca de infecção relacionada à assistência à saúde (IRAS) em todas as topografias Denominador: nº de pacientes internados ou nº de saídas de cada serviço, sendo que informações adicionais podem ser coletadas: paciente-dia por serviço, ou altas por grupo de diagnóstico relacionado	Era o único componente utilizado de 1970 a 1986 Foi "eliminado" em janeiro/1999: • Consumo de tempo e recurso • Produz resultados não comparáveis
UTI adulto ou pediátrica	Todos os pacientes internados na UTI são monitorados em busca de IRAS em todas as topografias e também são avaliados quanto às intervenções que podem aumentar o risco de aquisição de IRAS: cateter urinário, acesso vascular central e ventilação mecânica	Densidade de ITU/SVD; Pneum/VM; ICS/CVC $$\frac{\text{Nº de IRAS associado ao procedimento}}{\text{Nº de dias sob procedimento}} \times 1.000$$ Taxa de utilização de dispositivos invasivos (SV, CVC, VM) $$\frac{\text{Nº de dias sob procedimento}}{\text{Pacientes-dia}}$$
UTI neonatal	Todos os RNs são monitorados em busca de IRAS em todas as topografias e também avaliados quanto às intervenções que podem aumentar o risco de aquisição de IRAS: cateter umbilical/ cateter vascular central e ventilação mecânica São divididos em quatro categorias, de acordo com o peso de nascimento: < 1.000g; 1.001-1.500g; 1.501-2.500g e > 2.500g	Densidade de Pneum/VM; ICS/CVC $$\frac{\text{Nº de IRAS associado ao procedimento}}{\text{Nº de dias sob procedimento}} \times 1.000$$ Taxa de utilização de dispositivos invasivos (CVC, VM) $$\frac{\text{Nº de dias sob procedimento}}{\text{Pacientes-dia}}$$ Obs.: os mesmos indicadores são calculados, porém subdivididos conforme a categoria de peso ao nascer

Componente NNISS	Referência	Indicador proposto
Paciente cirúrgico	Todos os pacientes submetidos a procedimentos operatórios nas categorias selecionadas pelo hospital são monitorados, em busca de IRAS em todas as topografias ou apenas infecção de sítio cirúrgico (ISC). São coletadas informações sobre o paciente, procedimento cirúrgico (idade, sexo, ASA, tempo cirúrgico, potencial de contaminação, se cirurgia de emergência ou como resultado de trauma) Pacientes são classificados conforme o índice de risco de infecção cirúrgica (IRIC): ASA > 2 refere-se a 1 ponto Ferida cirúrgica contaminada ou infectada refere-se a 1 ponto Tempo cirúrgico > que o *cutt point* refere-se a 1 ponto	Taxa de ISC por especialidade e categoria de IRIC $$\dfrac{\text{N}^{\underline{o}} \text{ de ISC por especialidade e IRIC}}{\text{Total de cirurgias na especialidade por IRIC}} \times 100$$

UTI = unidade de terapia intensiva; IRAS = infecção relacionada à assistência à saúde; ITU = infecção do trato urinário; SVD = sonda vesical de demora; Pneum = pneumonia; VM = ventilação mecânica; ICS = infecção da corrente sanguínea; CVC = cateter venoso central; RN = recém-nascidos; ISC = infecção de sítio cirúrgico; ASA = classificação de risco da *American Society of Anestesiologists*; *cutt point* = lista com o tempo padrão para as principais cirurgias.

saúde (*National Surveillance of Healthcare Workers* – NaSH) e segurança em hemodiálise (*Dialysis Surveillance Network* – DSN). Este novo sistema passa a ser chamado *National Healthcare Safety Network* (NHSN) e novamente propõe métodos e definições padronizadas, além de fornecer um programa *on-line* para o registro das informações e acesso aos relatórios com resultados. Em relação à vigilância intra-hospitalar, o NHSN, inclui na avaliação o acompanhamento de procedimentos de risco em unidades não críticas do hospital, como, por exemplo, as clínicas médicas cirúrgicas, pediatria, unidade de oncologia, unidades de cuidados semi-intensivos etc., desde que o paciente esteja com CVC e SVD. Além disso, altera as categorias de peso para acompanhamento dos recém-nascidos de alto risco para: $\leq$ 750g, de 751 a 1.000g, 1.001 a 1.500g, 1.501 a 2.500g e > 2.500g.

Métodos de vigilância devem ter objetivos definidos que, periodicamente, sejam revistos e atualizados. Essas revisões devem identificar novos riscos para infecção relacionada à assistência à saúde.

Bibliografia Consultada

ALLEN-BRIDSON K; MORRELL GC; HORAN TC. Organization and implementation of infection control programs/surveillance of healthcare-associated infections. In: Mayhall CG. Hospital Epidemiology and Infection Control. 4th ed. Philadelphia: Lippincott Williams & Wilkins, 2012, p. 1329-43.

ARIAS KM. Surveillance. In: APIC Text of Infection Control and Epidemiology. 3rd ed. Washington, DC. Association for Professionals in Infection Control and Epidemiology, 2009, p. 1-17.

DHQP, NCID, CDC and Public Health Service. National nosocomial infections surveillance system (NNISS) report, data summary from January 1992 through June 2004, issued October 2004. Am J Infect Control 2004;32:470-85.

EMORI TG. National nosocomial infections surveillance system (NNISS): description of surveillance methods. Am J Infect Control 1991;19(1):19-35.

TORRES SL; RUMJANEK V; NUNES FA. Vigilância epidemiológica por componentes NNISS. Título original: national nosocomial infection surveillance system (NNISS) – Information packet. Ministério da Saúde, 1994, p. 102.

6 O que é vigilância global, vigilância por objetivos e vigilância dirigida?

Claudia Vallone Silva

A vigilância epidemiológica é um sistema de coleta sistemática e contínua que auxilia na análise e interpretação de dados para planejar e implementar ações de prevenção e controle de infecção. A vigilância epidemiológica é um componente essencial dos Programas de Prevenção e Controle de Infecção Hospitalar nacionais e internacionais. O objetivo é conhecer dados endêmicos de infecção relacionada à assistência à saúde (IRAS), identificar possíveis surtos epidemiológicos e traçar ou propor estratégias de prevenção e controle de infecção.

A vigilância pode ser utilizada para identificar áreas com maior risco de infecção e direcionar recursos efetivos a essas áreas.

Na vigilância global, toda a população do hospital é monitorada para a busca de IRAS; teoricamente, taxas globais podem ser calculadas. Este tipo de vigilância tem sido bastante criticado pelos *experts*, pois não tem sensibilidade para identificar possíveis problemas e em geral não auxilia no direcionamento de estratégias de prevenção e controle de infecção. Como essas taxas não são ajustadas por tipo de infecção ou risco, não possibilitam a comparação entre grupos e, além disso, utilizam muito tempo dos profissionais que realizam a vigilância, dificultando a implementação de outras ações importantes que envolvem os Programas de Prevenção e Controle de Infecção. Esse tipo de vigilância foi "eliminado" do componente NNISS em janeiro/1999. Atualmente apenas 37% dos hospitais nos EUA calculam taxas gerais. Segundo a literatura, são na maioria hospitais com menos de 200 leitos que não se adaptaram às propostas do NNISS para a coleta de indicadores ajustada por risco.

A vigilância por objetivos é aquela que direciona o olhar para populações definidas. Esse tipo de vigilância, em geral, pode focar pacientes de alto risco, procedimentos de alto volume ou eventos infecciosos que são potencialmente preveníveis. Pode focar, por exemplo, unidades de terapia intensiva, infecções relacionadas a dispositivos invasivos (cateter venoso central, cateter vesical etc.), procedimentos invasivos como cirurgias e microrganismos epidemiologicamente importantes, por exemplo, *S. aureus* resistente à oxacilina etc.

A vigilância dirigida é aquela que concentra os esforços da equipe de prevenção e controle de infecção em uma área ou população onde se espera que a incidência de infecção seja alta. Um importante aspecto desse componente é combinar uma população específica e medir o risco de infecção relacionada à assistência à saúde para os principais procedimentos invasivos.

Algumas instituições optam por combinar estratégias de vigilância epidemiológica, criando assim um sistema efetivo. Alguns elementos devem ser considerados para que esse processo possa trazer benefícios à instituição: selecionar a metodologia de vigilância (global, por objetivos ou dirigida); definir a população a ser estudada (população e unidades de maior risco para aquisição de IRAS – exemplos: recém-nascidos, crianças, adultos em reabilitação, unidade de terapia intensiva, pacientes cirúrgicos etc.); escolher os indicadores ou eventos a serem monitorados (é comum escolher indicadores que monitorem eventos de alto volume e alto custo em uma população específica), sendo que estes indicadores podem avaliar resultado, processos ou estrutura; determinar o período de tempo da observação (contínua ou periódica); utilizar critérios definidos; definir método de compilação e análise de dados.

Bibliografia Consultada

ALLEN-BRIDSON K; MORRELL GC; HORAN TC. Organization and implementation of infection control programs/surveillance of healthcare-associated infections. In: Mayhall, CG. Hospital Epidemiology and Infection Control. 4th ed. Philadelphia: Lippincott Williams & Wilkins, 2012, p. 1329-43.

ARIAS KM. Surveillance. In: APIC Text of Infection Control and Epidemiology. 3rd ed. Washington, DC: Association for Professionals in Infection Control and Epidemiology, 2009, p. 1-17.

EMORI TG. National nosocomial infections surveillance system (NNISS): description of surveillance methods. Am J Infect Control 1991;19(1):19-35.

PEREIRA CR. Manual de epidemiologia aplicada ao controle de infecções em hospitais e serviços correlatos. APECIH, 2000.

7 O que é prevalência e incidência?

Eduardo Alexandrino Servolo de Medeiros

A incidência e a prevalência são medidas de frequência de um determinado evento. No caso específico das infecções relacionadas à assistência à saúde, refletem a dinâmica do risco de exposição e aquisição de uma determinada infecção. A incidência é definida como a proporção de indivíduos em um determinado grupo que desenvolve a resposta de interesse (casos de infecção em um determinado sítio) ao longo do tempo de observação. Assim, o número de casos que desenvolveram o evento é colocado no numerador e a população exposta no denominador.

A medida da incidência é a mais utilizada pelos programas de controle de infecção hospitalar, pois ela informa quantos, entre os expostos (pacientes), adquiriram determinada infecção em um dado período de tempo; ou ainda, entre os que desenvolveram a infecção, apresentaram uma dada complicação ou morreram decorrido certo período de tempo.

A prevalência é o número total (novos e antigos) de casos existentes em determinada população e em determinado momento temporal. A prevalência permite compreender o quanto é comum, ou raro, determinada doença em uma população, por esta razão é mais utilizada na medida da frequência de doenças crônicas. O estudo de prevalência é pouco utilizado pelos programas de controle de infecção hospitalar, pois tem menor poder de avaliar o risco temporal de exposição, quando comparado à incidência.

Bibliografia Consultada

BRASIL, Ministério da Saúde. Secretaria de Vigilância em Saúde. Guia de vigilância epidemiológica – Série A. Normas e manuais Técnicos. DF, MS, 2005.

MAYHALL CG. Hospital Epidemiology and Infection Control. 4th ed. Philadelphia: Lippincott Williams & Wilkins, Wolters Kluwer, 2012.

MEDEIROS EA; MENEZES FG; GUERRA CM et al. E-learning practices on healthcare associated infections (HAI): report of Brazilian experience. Am J Infect Dis 2000;4:232-6.

8 O que é eficiência, eficácia e efetividade?

Eduardo Alexandrino Servolo de Medeiros

Eficiência é a relação entre os resultados obtidos e os recursos empregados. O termo eficiência é muito utilizado em administração. Uma organização é eficiente quando utiliza seus recursos da forma mais produtiva e econômica possível. Por exemplo, um programa de orientação para higiene das mãos é eficiente quando os recursos empregados para a realização do treinamento são inferiores ao custo de uma infecção previsível pelo programa.

Eficácia consiste no grau de alcance das metas programadas em um determinado período, independentemente dos custos implicados. Quanto mais alto o grau de realização dos objetivos e metas, mais a organização é eficaz. Por exemplo, um programa de orientação para higiene das mãos é eficaz quando atingiu a meta proposta, por exemplo, 60% dos profissionais realizaram o procedimento após o treinamento em determinado período de observação.

Efetividade é a relação entre os resultados de um programa, em termos de efeitos sobre a população-alvo (impactos observados) e objetivos pretendidos (impactos esperados). Por exemplo, um programa de orientação para higiene das mãos é efetivo quando atingiu a meta proposta, exemplo, 60% dos profissionais realizam o procedimento (resultado do programa), e houve diminuição da incidência de infecção da corrente sanguínea (impacto observado).

Bibliografia Consultada

MAYHALL CG. Hospital Epidemiology and Infection Control. 4th ed. Philadelphia: Lippincott Williams & Wilkins, Wolters Kluwer, 2012.

II

EPIDEMIOLOGIA HOSPITALAR

9 Qualquer instituição pode montar seu próprio Programa de Prevenção e Controle de Infecção Hospitalar?

Nédia Maria Hallage

Em meados do século XIX, Ignaz Semmelweis e Florence Nightingale, ao observarem altas taxas de mortalidade entre os pacientes atendidos em seus locais de trabalho, ele no Hospital Geral de Viena (1849) e ela em hospital de campanha montado para atendimento dos feridos na Guerra da Crimeia (1854), definiram ações para controlar, reduzir ou quem sabe evitar a ocorrência de óbitos. Ele orientou que todos os estudantes de medicina deveriam higienizar as mãos com uma solução clorada antes da realização de partos e ela instituiu medidas sanitárias básicas como higiene ambiental, higiene dos profissionais que cuidavam dos feridos e higiene dos próprios feridos, além de promover alimentação adequada e atendimento humanizado para os pacientes. Com a aplicação sistemática destas orientações, Nightingale diminuiu a mortalidade entre os soldados feridos de 42% para 2,2% e retornou para a Inglaterra como uma heroína; Semmelweis diminuiu a mortalidade por febre puerperal de 12,2% para 2,4%, mas não obteve o mesmo reconhecimento. Para que essas ações fossem praticadas, regular e sistematicamente, foi necessário promover uma mudança de consciência e de atitude da população envolvida com o cuidado praticado. Estes trabalhos pioneiros devem ser considerados os primeiros programas de controle de infecção na história da prestação de serviços à saúde. Foram realizados em ambientes totalmente diferentes, com condições diferentes, em países diferentes, mas foram possíveis.

Para seu desenvolvimento foi imprescindível o empenho de profissionais capacitados que assumiram a responsabilidade com o evento em curso, criando metodologia para coletar e analisar informações sobre sua ocorrência e, a partir das conclusões, estabelecer ações para prevenir ou controlar o evento estudado.

O programa de controle de infecção deve ser específico e único para cada instituição, adaptando-se às condições e aos recursos a serem aplicados. Deve respeitar a legislação local e, principalmente, ter incentivo técnico, administrativo e econômico dos gestores institucionais e do poder público, propiciando a geração das condições necessárias para sua concretização e execução.

A história do controle de infecção no Brasil é recente, desde o início preocupa-se com a formação e capacitação de profissionais para serem responsáveis pela elaboração e desenvolvimento de ações para controlar e prevenir as infecções relacionadas com a hospitalização. Foi oficializado com a publicação da Portaria nº 196, do Ministério da Saúde, em 24 de junho de 1983. Na época, a preocupação governamental era com a determinação de que todos os hospitais, no território nacional, deveriam constituir uma Comissão de Controle de Infecção Hospitalar (CCIH) que seria responsável pela definição da estratégia epidemiológica para minimizar os riscos infecciosos durante a hospitalização.

Em 27 de agosto de 1992, o Ministério da Saúde substituiu a Portaria nº 196 pela Portaria nº 930, esta representou um grande avanço para a maior profissionalização do controle de infecção. Determinava que todas as CCIH dos hospitais brasileiros deveriam criar e manter um Programa de Controle de Infecção Hospitalar (PCIH), independentemente da entidade mantenedora da instituição.

Outra iniciativa importante, mas frustrante, foi a edição da Lei Federal nº 9.431, de 6 de janeiro de 1997, recebida com perplexidade pelos profissionais da área no País, pois determinava sete vetos entre os doze artigos da portaria vigente. Apresentava como ponto positivo a obrigatoriedade da CCIH e do PCIH.

A última portaria do Ministério da Saúde, publicada em 12 de maio de 1998, ainda em vigor, aprimora o conceito do PCIH definindo-o como "um conjunto de ações desenvolvidas deliberada e sistematicamente, com vistas à redução máxima possível da incidência e da gravidade das infecções hospitalares".

O principal instrumento do PCIH é o desenvolvimento da vigilância epidemiológica que pode ser definida como "um sistema contínuo desenvolvido para coletar, interpretar e divulgar dados relacionados a eventos hospitalares para que o gestor da unidade estabeleça ações para diminuir a morbidade e a mortalidade dos pacientes, melhorando a condição de saúde e da assistência prestada" ou "a observação ativa, sistemática e contínua da ocorrência e da distribuição das infecções entre pacientes internados ou não, e dos eventos e condições que afetam o risco para sua ocorrência, com vistas à execução oportuna de ações de prevenção e controle".

Nas últimas três décadas, o desenvolvimento tecnológico e a diversidade demográfica provocaram uma grande transformação na prática de saúde com a prestação de assistência, sendo promovida em diversos ambientes, como ambulatórios, clínicas especializadas (cirurgia plástica, dermatologia estética, entre outras), serviços de diálise, serviços diagnósticos, hospital-dia, atendimento em domicílio, serviços de longa permanência, além dos hospitais. Dentro dessa realidade, os programas de controle de infecção deveriam ocupar todos os setores de prestação de serviço à saúde, não sendo adequado falar em infecção hospitalar, mas sim em infecção relacionada à assistência à saúde (IRAS). Infelizmente, a legislação nacional não acompanhou esta transformação e continuamos praticando o controle de infecção sob a óptica da Portaria nº 2.616/98 do MS.

Alguns aspectos da assistência extra-hospitalar aumentam a dificuldade do controle de infecção e requerem métodos diferentes dos aplicados em hospitais.

A descentralização do atendimento dos pacientes torna difícil a coleta de dados que alimentam o sistema de vigilância epidemiológica, a observação dos numeradores (casos de infecção) e a definição dos denominadores (população exposta ao risco) é bastante complexa, dificultando a consolidação dos indicadores de resultado (taxas ou coeficientes de infecção), que são os mais utilizados em hospitais.

Os indicadores de estrutura e de processo, mais recentemente incorporados à prática do controle de infecção nos hospitais, podem ser mais facilmente obtidos na população atendida fora do hospital. Estes indicadores devem ser priorizados nos programas de controle de infecção das unidades extra-hospitalares, apesar de a legislação nacional não contemplar sua utilização.

Um programa de controle de infecção em pleno funcionamento garante a orientação de ações básicas de assistência à saúde e contribui para diminuição moderada dos custos assistenciais globais associados à melhoria da qualidade dos serviços prestados.

Bibliografia Consultada

MINISTÉRIO DA SAÚDE, Portaria nº 196 publicada em 24 de junho de 1983.

MINISTÉRIO DA SAÚDE, Portaria nº 930 publicada em 27 de agosto de 1992.

LEI FEDERAL nº 9.431 editada em 6 de janeiro de 1997.

MINISTÉRIO DA SAÚDE, Portaria nº 2.616 publicada em 12 de maio de 1998.

OGUISSO T; NIGHTINGALE F. In: Oguisso T (org). Trajetória Histórica e Legal da Enfermagem. São Paulo: Manole, 2005, p. 59-97.

SEMMELWEIS IP. The etiology, concept, and prophylaxis of childbed fever (Extract of Carter KC). Madison: The University of Wisconsin Press, 1983, p. 55-70.

10 Como implantar um serviço de controle de infecção hospitalar em uma instituição de saúde?

Nédia Maria Hallage

A Portaria nº 930/92 do MS definiu a formação de dois grupos para o desenvolvimento do Programa de Controle de Infecção Hospitalar (PCIH). A Comissão de Controle de Infecção Hospitalar (CCIH), composta por representantes de diversos serviços assistenciais do hospital (médicos, enfermeiros, administradores, farmacêuticos e microbiologistas), é responsável por garantir as condições para a execução do PCIH e promover o envolvimento de toda a comunidade hospitalar com sua aplicação. E o Serviço de Controle de Infecção Hospitalar (SCIH) é responsável pela elaboração do PCIH e por sua execução após aprovação da CCIH.

Na Lei Federal nº 9.431 de 6 de janeiro de 1997, o presidente da república vetou esta composição. A Portaria nº 2.616/98 do MS, editada logo após a promulgação da lei, estabeleceu que os hospitais deveriam compor uma CCIH, seus membros seriam divididos em grupo consultor (anteriormente chamado de CCIH) e em grupo executor (anteriormente chamado de SCIH). Na verdade, uma questão semântica, pois até hoje a clareza e a objetividade da Portaria nº 930/92 do MS prevalece, pois, na prática, o grupo executor ainda é reconhecido como SCIH na maioria dos hospitais.

O SCIH deve ser composto por profissionais de nível superior. O número e a carga horária desses profissionais são determinados pelo total de leitos, pela complexidade do atendimento na unidade e, principalmente, pelas necessidades definidas no PCIH. A atribuição desses profissionais inclui a execução da vigilância epidemiológica e a definição das ações, a serem praticadas na instituição, para minimizar o risco de aquisição de infecção. O sistema de informação deve ser capaz de evidenciar a ocorrência de eventos epidemiologicamente importantes, como surtos, ou a identificação de agentes inusitados na população atendida na instituição. Estes dados devem ser amplamente divulgados para a sensibilização dos funcionários de todas as áreas e promover o envolvimento de todos com a solução dos problemas.

O serviço de controle de infecção é responsável por definir, implantar e desenvolver o programa de controle de infecção na unidade de saúde.

As infecções são decorrentes das alterações do mecanismo de defesa do hospedeiro. Estas alterações são promovidas pelos fatores predisponentes ou de risco para infecção, que são divididos em individuais ou relacionados com a hospitalização. Os fatores individuais são aqueles inerentes à condição do hospedeiro (extremos etários, doenças metabólicas descompensadas – *diabetes mellitus* e insuficiência renal, neoplasias e desnutrição). Entre os relacionados com a hospitalização podemos citar os procedimentos invasivos estabelecidos no paciente para diagnóstico ou tratamento das doenças (uso de cateteres, ventilação mecânica, procedimentos cirúrgicos, punções diagnósticas, medicamentos que comprometem a resposta imunológica do paciente). A indicação criteriosa desses procedimentos, principalmente nos pacientes com riscos individuais, e o cuidado técnico na sua realização são fundamentais para minimizar esses riscos. O SCIH deve reconhecer, por meio da vigilância epidemiológica, quais são os principais fatores de risco na população atendida na unidade de saúde e estabelecer as ações para seu controle. Não adianta o SCIH implantar medidas de controle, definidas na literatura, para uma infecção que não ocorre na instituição. Esse reconhecimento deve ser capaz de determinar os eventos com maior risco e maior custo para priorizar sua atuação. A confecção de um manual contendo as medidas para o controle das infecções, incluindo normas para a realização de procedimentos de maneira segura, é um instrumento fundamental para a orientação dos profissionais que executam a atividade assistencial. Todos os profissionais da assistência devem conhecer e praticar sistematicamente essas orientações, portanto uma das principais responsabilidades do SCIH é promover um sistema de educação constante e contínuo. A adesão dos profissionais às orientações contidas no manual deve ser avaliada em campo, pois de nada servem normas escritas e orientadas se não forem praticadas no cuidado com o paciente; nesse sentido, deve ser criado um sistema de vigilância epidemiológica onde o evento monitorado é a adesão dos profissionais às normas de controle de infecção que deve gerar e acompanhar indicadores de processo. Um sistema que mostrar alto índice de adesão às normas implantadas deve apresentar como consequência direta uma diminuição na ocorrência de infecção, portanto indicadores de processo altos devem promover grande impacto nos indicadores de resultado, isto é, baixas taxas de infecção.

Bibliografia Consultada

LEI FEDERAL nº 9.431 editada em 6 de janeiro de 1997.

MINISTÉRIO DA SAÚDE, Portaria nº 196 publicada em 24 de junho de 1983.

MINISTÉRIO DA SAÚDE, Portaria nº 930 publicada em 27 de agosto de 1992.

MINISTÉRIO DA SAÚDE, Portaria nº 2.616 publicada em 12 de maio de 1998.

11 Qualquer profissional de saúde pode fazer parte do Serviço de Controle de Infecção Hospitalar?

Nédia Maria Hallage

A Portaria nº 2.616/98 do MS define em seu artigo: "2.5.1. Os membros executores da CCIH serão, no mínimo, dois técnicos de nível superior da área de saúde para cada 200 (duzentos) leitos ou fração deste número com carga horária diária, mínima de seis horas para o enfermeiro e quatro horas para os demais profissionais. 2.5.1.1. Um dos membros executores deve, preferencialmente, ser um enfermeiro".

Diante dessa orientação, verifica-se que qualquer profissional de saúde, de nível superior, pode fazer parte do serviço de controle de infecção hospitalar (SCIH) compondo com o enfermeiro a equipe, com equivalente numérico correspondente ao número de leitos e a complexidade assistencial da unidade.

Na maior parte dos SCIH, senão na totalidade, o outro profissional do serviço é um médico, e também, na maioria das vezes, especialista na área de infectologia. Apesar de ser a ideal, esta composição não é obrigatória.

Entre as atribuições do SCIH, as ações educativas e as que aumentem a consciência e a sensibilidade da comunidade hospitalar com o controle de infecção são fundamentais para que todos participem diretamente das ações de controle definidas no PCIH. Portanto, educadores, psicólogos, profissionais da área de propaganda e *marketing* podem compor o SCIH definindo a metodologia para aumentar a adesão dos profissionais da assistência às medidas de controle de infecção.

Bibliografia Consultada

MINISTÉRIO DA SAÚDE, Portaria nº 2.616 publicada em 12 de maio de 1998.

12 Como conduzir o trabalho do Serviço de Controle de Infecção Hospitalar quando não há um médico infectologista no hospital?

Nédia Maria Hallage

As principais consequências do uso de antimicrobianos são:

- aumentar o risco de desenvolvimento de infecções, por causar danos ao mecanismo de defesa anti-infeccioso promovido pela microbiota endógena normal do hospedeiro;
- promover o surgimento de cepas bacterianas resistentes a essa classe de medicamentos.

Essas consequências determinam que o uso de antimicrobianos deve ser bastante criterioso.

A Agência Nacional de Vigilância Sanitária (ANVISA), através da publicação da Resolução da Diretoria Colegiada (RDC) nº 20, em 5 de maio de 2011, regulamenta a venda de antimicrobianos, determinando a obrigatoriedade da retenção da receita médica pela farmácia, tentando evitar a automedicação com antimicrobianos e minimizando sua utilização indiscriminada e inadequada na comunidade. No entanto, a prescrição médica também apresenta alto índice de inadequação que pode, como citado em algumas publicações científicas, chegar a 70%. É imperativo que os princípios básicos para a boa utilização de antimicrobianos norteiem o médico para a prescrição desses medicamentos, contribuindo para diminuir sua má utilização e suas consequências desastrosas.

Esses princípios incluem minuciosa avaliação clínica do paciente para determinar a necessidade e a indicação para o uso do antimicrobiano. Após a deliberação desta necessidade, a escolha da droga deve basear-se no seu espectro de ação, tendo em vista as possíveis etiologias da infecção, sua farmacodinâmica ou farmacocinética, isto é, como se comportam nos diferentes territórios orgânicos, seus potenciais efeitos adversos e seu custo. O melhor antibiótico é aquele que apresenta o espectro de ação mais específico para o agente etiológico, que apresente a melhor concentração e distribuição no tecido infectado, que cause menor dano ao paciente, portanto, seja mais seguro, e que apresente menor custo na sua utilização. Todo médico que conheça e comprometa-se a respeitar estes princípios está habilitado para prescrever antibióticos. O infectologista é, entre as especialidades médicas, o profissional mais capacitado para esta prescrição, já que concentra seus esforços no conhecimento das doenças infecciosas, seu tratamento e sua prevenção e, portanto, tem mais facilidade e experiência com o manejo dessas drogas.

O consumo de antibióticos é muito alto nas instituições de assistência à saúde, em especial nos hospitais. O monitoramento da sua utilização deve ser realizado pelo SCIH, como é feito com todos os outros fatores de risco para infecção. Este monitoramento é realizado por meio da criação e execução de um programa de racionalização de antimicrobianos (PRA), onde as prescrições de antibióticos selecionados são analisadas, tomando como referência os princípios para a boa utilização de antimicrobiano e, se necessário, promover ajustes na prescrição, garantindo o melhor resultado proposto na indicação do antimicrobiano. É aconselhável/recomendado que o PRA seja desenhado e executado por um infectologista, mas na sua ausência é possível que um médico, de qualquer outra especialidade, que esteja consciente da importância da boa qualidade na prescrição de antimicrobianos, assuma o compromisso de conduzir o PRA, mantendo-se atualizado no tema com conhecimento amplo do mecanismo de ação dos antimicrobianos.

Outra forma de conduzir um PRA, na ausência do infectologista, é a elaboração e a utilização de protocolos institucionais que estabeleçam o uso de antibióticos em diversas situações terapêuticas ou profiláticas. A aplicação rigorosa de protocolos com o controle da farmácia pode ser segura e eficaz no uso profilático de antimicrobianos, em especial na profilaxia cirúrgica, mas apresenta dificuldades no uso terapêutico, pois os protocolos nem sempre contemplam as variações específicas de cada caso.

Bibliografia Consultada

ANVISA. Resolução da Diretoria Colegiada – RDC nº 20, em 5 de maio de 2011.

13 O uso da metodologia NNISS como critério diagnóstico de infecção hospitalar é considerado eficiente? Existem estratégias que complementem essa metodologia?

Claudia Vallone Silva

Um dos objetivos da vigilância epidemiológica de infecções relacionadas à assistência à saúde (IRAS) é prover informações que possam ser utilizadas pela instituição para promover melhoria contínua criando estratégias de prevenção e controle de infecções direcionadas. Existem vários trabalhos publicados que demonstram que o uso da vigilância epidemiológica para identificação de problemas e riscos de infecção, a implementação de medidas de prevenção e controle dirigidas, a divulgação das informações podem reduzir significativamente as infecções. Um programa de prevenção e controle de infecção deve utilizar a vigilância epidemiológica como base de suas ações.

A metodologia NNISS (*National Nosocomial Infections Surveillance System*), criada em 1970 pelos *Centers for Disease Control and Prevention* (EUA), foi fundamental, pois apresentou uma proposta organizada de vigilância epidemiológica. O programa proposto foi de grande sucesso, pois alguns elementos foram considerados: participação voluntária dos hospitais, confidencialidade dos resultados, definições e protocolos padronizados, direcionamento para populações de risco, criação de indicadores específicos e comparáveis entre instituições, treinamento de número adequado de profissionais da equipe de prevenção e controle de infecção e comprovação de que ações de prevenção poderiam ter impacto na redução das taxas calculadas. A vigilância pela metodologia NNISS tem-se mostrado bastante efetiva na redução das IRAS. Em um estudo publicado pelo CDC (2000) descreve-se que o número de pacientes que desenvolveu infecção relacionada à assistência à saúde nas unidades de terapia intensiva (UTI) que encaminhavam voluntariamente seus dados ao sistema NNISS caiu na última década. Segundo esta publicação, 285 hospitais em 42 estados faziam parte do sistema. A infecção primária da corrente sanguínea em diversos tipos de UTI teve redução de até 44%. A incidência de infecções do sítio cirúrgico em pacientes de alto risco reduziu em 60%, assim como as infecções de trato urinário e pneumonia. Esse estudo reforça em sua discussão que a vigilância epidemiológica por si não reduz as taxas, porém deve estar acompanhada pela interpretação dos resultados e aplicação de medidas preventivas.

O estudo SENIC (*Study of the Efficacy of Nosocomial Infection Control*), realizado nas décadas de 1970 e 1980 nos EUA, identificou estruturas e processos associados a alto risco de infecção. O principal objetivo do estudo era medir as ações de prevenção e controle de infecção que poderiam ter impacto na redução das infecções e identificar a vigilância epidemiológica que acontecia naquela época e se o *feedback* das informações poderia ser utilizado como estratégia de prevenção. O estudo concluiu que mais de 32% das infecções poderiam ser evitadas se quatro componentes estivessem presentes no programa de prevenção e controle de infecção: um sistema contínuo de vigilância epidemiológica, esforços ativos para a prevenção e controle, equipe direcionada e treinada para o trabalho com prevenção e controle de infecções, e para infecções de sítio cirúrgico, especificamente, retorno ou *feedback* das taxas de infecção de sítio cirúrgico por cirurgião. O estudo também concluiu que medidas direcionadas são mais efetivas para diferentes tipos de infecção.

No Brasil, a legislação (Portaria nº 2.616/98 do MS) recomenda como principal atividade a ser desenvolvida pelos programas de prevenção e controle de infecção nacionais a vigilância epidemiológica. Essa portaria descreve alguns critérios diagnósticos de infecção, cita algumas metodologias de vigilância a serem empregadas e os principais indicadores calculados, sugerindo que, periodicamente, o Serviço de Controle de Infecção Hospitalar elabore relatórios com os resultados e atividades implementadas para melhoria. Muitos hospitais brasileiros organizaram a vigilância epidemiológica utilizando os conceitos e as sugestões do NNISS, pois, dessa forma, conseguiriam manter sistemas bem padronizados e até se comparar com hospitais americanos. O fator "comparação" ou *benchmarking* é bastante importante, pois, de alguma forma, as instituições sentem-se desafiadas quando seus indicadores se encontram abaixo da média ou inferiores ao de outros hospitais.

Há praticamente um consenso de que o processo de trabalho atualmente dominante nos programas de prevenção e controle de IRAS, vigilância epidemiológica para buscar indicadores de resultado, é limitado para reconhecer as condições em que as práticas assistenciais são realizadas e qualificá-las em conformidade com as recomendações já existentes. Estes sistemas também precisam considerar novas práticas e abordagens conceituais que deem conta da dinamicidade da evolução da assistência clínica, tanto pela incorporação de tecnologia quanto aos vários locais onde seus procedimentos diagnósticos e terapêuticos são realizados, além do hospital (domicílio, clínicas, ambulatórios, centros de saúde, laboratório etc.). Indicadores de resultado são considerados ponto de partida para a determinação de um possível problema existente e, além disso, quando os indicadores estão dentro de limites endêmicos não significa que os processos da instituição estejam todos bem. É necessário que se façam avaliações sistemáticas e periódicas quanto aos principais processos e estrutura.

Avaliações estruturais referem-se às características dos recursos requeridos, os quais incluem profissionais, sistemas de assistência, suporte financeiro, área física, equipamentos, acessibilidade, entre outros (exemplos: existe produto alcoólico disponível próximo à assistência? O número de profissionais de enfermagem é proporcional ao número de pacientes internados e está em conformidade com as recomendações da legislação? O fluxo para materiais limpos e sujos e os processos de desinfecção de equipamentos endoscópios estão em conformidade com as recomendações? etc.). É uma avaliação da capacidade presumida de provedores e recursos humanos e materiais efetuarem assistência à saúde de qualidade. Avaliações de processos são também designadas de avaliações de desempenho. Incluem ações de comunicação, acessibilidade, educação, investigações, prescrições, intervenções clínicas, entre outras (exemplo: rotinas e procedimentos do laboratório de microbiologia estão de acordo com as normas? A aderência da equipe de saúde à higiene de mãos é adequada? A antibioticoprofilaxia cirúrgica é realizada no máximo 1 hora antes da incisão cirúrgica e o antimicrobiano é suspenso em no máximo 24 horas? etc.). No controle de qualidade das intervenções clínicas, essa avaliação focaliza os procedimentos para diagnóstico e tratamento das doenças, incluindo tempo, eficácia e eficiência de diagnóstico, adequação da terapia, complicações, entre outras. Elas se dirigem, portanto, antes à dinâmica dos processos do que aos resultados, incluindo a estrutura, a forma de sua realização e sua necessidade, permitindo analisar o que, quem, com o que, como e por que. Os três tipos de avaliações complementam-se para a obtenção da melhor qualidade. A vantagem de um tipo de avaliação sobre outro está na adequação do seu uso, conforme o evento a ser medido.

Atualmente existe uma nova tendência entre os epidemiologistas buscando a segurança e a qualidade na assistência à saúde. Segundo a enfermeira Denise Murphy, presidente anterior da Associação de Profissionais de Infecção Hospitalar e Epidemiologia (APIC) e atual vice-presidente de Segurança e Qualidade do Barnes-Jewish Hospital na Universidade de Washington em St. Louis/Missouri, não precisamos esperar ZERO infecção, mas não devemos tolerar que haja não conformidade na realização de procedimentos que fazem parte das medidas de prevenção e controle. Se conhecemos os protocolos que podem evitar que as infecções ocorram e os realizamos de maneira adequada durante todo o tempo, então ZERO infecção é possível e nenhum outro *benchmark* pode fazer sentido. No hospital que Murphy trabalha, qualquer caso de infecção é investigado e processos mal concebidos são revistos junto com as equipes que discutem cada um deles, o que os auxilia a melhorar e ser mais rigoroso, acreditando na filosofia de Tolerância Zero.

Bibliografia Consultada

ALLEN-BRIDSON K; MORRELL GC; HORAN TC. Organization and implementation of infection control programs/surveillance of healthcare-associated infections. In: Mayhall CG. Hospital Epidemiology and Infection Control. 4th ed. Philadelphia: Lippincott Williams & Wilkins, 2012, p. 1329-43.

ARIAS KM. Surveillance. In: APIC Text of Infection Control and Epidemiology. 3rd ed. Washington, DC: Association for Professionals in Infection Control and Epidemiology, 2009, p. 1-17.

CDC. Nosocomial Infections Surveillance Activity, Hospital Program, National Center for Infections Diseases. Monitoring hospital-adquired infections to promote patient safety – United States, 1990-1999. MMWR 2000;49:149-53.

LACERDA RA et al. Manual de avaliação da qualidade de práticas de controle de infecção hospitalar. Projeto de parceria multi-profissional e multi-institucional de política pública de saúde na área de controle de infecção hospitalar. Secretaria do Estado da Saúde São Paulo/Divisão de Infecção Hospitalar/CVE. São Paulo.2006. Disponível em: http://www.cve.saude.sp.gov.br/htm/ih/IH_MANU-ALFAPESP06.pdf. Acessado em julho de 2012.

NADZAM DM; SOULE BM. Performance measures. In: APIC Text of Infection Control and Epidemiology. 3rd ed. Washington, DC: Association for Professionals in Infection Control and Epidemiology, 2009, p. 1-11.

PEREIRA CR. Manual de epidemiologia aplicada ao controle de infecções em hospitais e serviços correlatos. APECIH, 2000.

14 Como as instituições de saúde trabalham as não conformidades encontradas nas visitas técnicas realizadas? Com que periodicidade devem ser programadas (áreas críticas, semicríticas e não críticas)?

Claudia Vallone Silva

As visitas técnicas ou auditorias de processo e estrutura fazem, atualmente, parte do programa de prevenção e controle de infecção a ser estabelecido nas instituições de saúde. Sabe-se que o conhecimento dos indicadores de resultado como infecção do trato urinário, corrente sanguínea, pneumonia e sítio cirúrgico indicam uma parte do problema, ou seja, avaliações específicas do processo e estrutura devem ser realizadas para ter conhecimento a respeito da possível causa dos problemas ou resultado ruim. Um determinado problema identificado ou alterações de área física (reformas), compra de novos equipamentos, mudanças de fluxo são ótimas justificativas para a realização das auditorias.

Outra razão importante para que a realização das visitas às unidades ou acompanhamento de processos importantes ocorra é a prevenção. As equipes que trabalham com prevenção e controle de infecção não devem esperar um resultado ruim ou aumento de taxas de infecção para atuar; as visitas técnicas auxiliam na identificação de possíveis problemas, pontos de desperdício dos processos, auxiliam a implementação de práticas baseadas em evidência orientando as equipes a buscar melhorias.

As visitas devem fazer parte do cronograma de atividades do serviço de controle de infecção hospitalar (SCIH) que, anualmente, programa pelo menos uma visita a cada área do hospital, munido de um *checklist* ou instrumento de auditoria que contém os pontos críticos para aquela área (embasados em legislação, manuais nacionais ou internacionais e referências da literatura). Algumas vezes, um determinado problema pode ser identificado apenas pela visita, enquanto o indicador ainda se mantém estável.

A repetição da avaliação deve ocorrer de acordo com reavaliação programada, regimentos e/ou necessidades específicas das instituições, tais como reformas, mudanças e introdução de normas e de recursos humanos e materiais, priorização de políticas de treinamento, credenciamento, acreditação etc. Sugere-se, no entanto, que, se possível, essa periodicidade não seja superior a um ano, considerando possibilidades de mudanças na formação e operacionalização do programa de controle de infecção hospitalar (PCIH), dos procedimentos e dos setores ou serviços no âmbito da avaliação, tais como rotatividade de profissionais, novas especialidades de assistência etc. As auditorias implicam o envolvimento do avaliador e dos avaliados. A estrutura da unidade é revisada, os documentos são verificados (normas, protocolos, relatórios etc.), alguns processos são acompanhados no momento da visita, registros em prontuário podem ser observados etc.

Cada auditoria gera um relatório claro e conciso que é encaminhado à área visitada contendo as conformidades, não conformidades, pontos de melhoria e sugestões. Prazos para a solução dos problemas são acordados entre o SCIH e a unidade (curto, médio e longo prazo) que muitas vezes têm que auxiliar a área, junto à administração do hospital, para conseguir as mudanças necessárias.

Para facilitar a resolução de alguns problemas levantados pelos indicadores de processo e estrutura, podem-se utilizar ferramentas de qualidade. Uma das ferramentas mais comumente utilizadas é o PDCA (*Plan/Do/Check/Act*), mas podem ser usados o diagrama de causa e efeito (espinha de peixe ou Ishikawa), *Brainstorm* e 5W2H (*What, Why, Where, When, Who, How, How much*). Estas ferramentas ajudam a enxergar os pontos críticos e auxilam também no acompanhamento de ações de melhoria.

Bibliografia Consultada

NADZAM DM; SOULE BM. Performance measures. In: APIC Text of Infection Control and Epidemiology. 3rd ed. Washington, DC: Association for Professionals in Infection Control and Epidemiology, 2009, p. 1-11.

ALLEN-BRIDSON K; MORRELL GC; HORAN TC. Organization and Implementation of Infection Control Programs/Surveillance of Healthcare-Associated Infections. In: Mayhall CG. Hospital Epidemiology and Infection Control. 4th ed. Philadelphia: Lippincott Williams & Wilkins, 2012, p. 1329-43.

LACERDA RA et al. Manual de avaliação da qualidade de práticas de controle de infecção hospitalar. Projeto de parceria multi-profissional e multi-institucional de política pública de saúde na área de controle de infecção hospitalar. Secretaria do Estado da Saúde São Paulo/Divisão de Infecção Hospitalar/CVE. São Paulo, 2006. Disponível em: http://www.cve.saude.sp.gov.br/htm/ih/IH_MANUAL-FAPESP06.pdf. Acessado em julho 2012.

PEREIRA CR. Manual de epidemiologia aplicada ao controle de infecções em hospitais e serviços correlatos. APECIH, 2000.

SEGARRA-NEWNHAM M; BERGLUND RG. Conducting successful improvement projects. In: Mayhall CG. Hospital Epidemiology and Infection Control. 4th ed. Philadelphia: Lippincott Williams & Wilkins, 2012, p. 178-84.

15 Quais estratégias devem ser utilizadas pelo Serviço de Controle de Infecção no treinamento de funcionários de diferentes níveis de conhecimento?

Eduardo Alexandrino Servolo de Medeiros

O treinamento de funcionários com diferentes níveis de conhecimento é um desafio para o Programa de Prevenção e Controle de Infecções Hospitalares de qualquer instituição. O treinamento deve ter o objetivo de igualar as informações de forma prática e simples. Assim, os temas de um treinamento global devem incluir a higiene das mãos, a instituição de precauções e o isolamento quando identificar uma doença com possibilidade de transmissão, prevenção e conduta após um acidente com material biológico e prevenção das principais medidas de controle das infecções no ambiente hospitalar (como da corrente sanguínea, do trato urinário e pulmonar).

Para execução de um treinamento eficiente, as informações devem estar adaptadas ao público alvo e, preferencialmente, ministradas a grupos pequenos, máximo 10 pessoas, e apresentadas no próprio local de trabalho. Ministrar uma aula eficiente é como contar uma história baseada em evidências científicas e procurar exemplos que se encaixem na realidade do colaborador, permitindo e estimulando a participação ativa do aluno. Materiais impressos auxiliam o aprendizado, podendo ser utilizados álbuns seriados com gráficos e figuras relacionados ao tema ou impressos com um resumo da apresentação.

A educação continuada precisa ser considerada parte de uma política global da instituição para a qualificação dos profissionais de saúde, centrada na segurança do paciente e na qualidade de processos assistenciais. O profissional recém-admitido deve passar por um período de treinamento com uma carga horária mínima de 8 horas sobre prevenção de infecção hospitalar.

A comunicação constante e o respeito entre os diversos profissionais são aspectos primordiais para a adesão às práticas de prevenção e protocolos assistenciais, tendo em vista que a maior parte dos erros e quebra de técnicas acontecem por falta de comunicação entre as equipes. A educação continuada, tanto presencial como à distância, é uma das ferramentas para se alcançar e motivar o profissional.

Algumas instituições utilizam simuladores de realidade virtual como uma estratégia que promove a interação dos participantes de forma dinâmica e interativa.

Bibliografia Consultada

ABRAMCZYK ML; CARVALHO WB; MEDEIROS EA. Preventing catheter-associated infections in the pediatric intensive care unit: impact of an educational program surveying policies for insertion and care of central venous catheters in a Brazilian teaching hospital. Braz J Infect Dis 2011;15(6):573-7.

ARIAS KM; SOULE BM. The APIC/JCAHO Infection Control Workbook. Association for Profissionals in Infection Control and Epidemiology, Joint Commission on Accreditation of Healthcare Organizations, 2006, p. 126.

GUERRA CM; RAMOS MP; MEDEIROS EA. First Brazilian experience in web-based course for healthcare professionals. Med Teach 2010;32(2):185.

16 É possível conseguir taxa zero de infecção hospitalar?

Eduardo Alexandrino Servolo de Medeiros

O termo "taxa zero de infecção hospitalar" foi criado como uma expressão de impacto que vem sendo utilizada por muitos planos de saúde para justificar o não pagamento de contas hospitalares nos Estados Unidos.

Considerar que um hospital possa manter taxa zero de infecção hospitalar permanentemente é irreal e sem base científica. A patogênese das infecções hospitalares mostra que em muitos procedimentos é possível reduzir o risco de infecção, porém é impossível eliminá-lo, como a entubação orotraqueal e pneumonia; cirurgia potencialmente contaminada e infecção de sítio cirúrgico; sondagem vesical de demora e infecção do trato urinário, pois, inevitavelmente, será colonizada entre o quinto e décimo dia de permanência naqueles casos que não é possível retirá-la.

Dessa forma, mais do que apenas um termo que promove confusão, exerce um forte impacto nas CCIHs que, pressionadas pelas diretorias dos hospitais, pacientes e seus familiares, podem, direta ou indiretamente, subestimar a vigilância epidemiológica e considerar infecções verdadeiras como colonizações, traqueobronquites em vez de pneumonias, entre outras. Essa afirmação pode ser constatada, pois, apesar da propaganda de taxas zero de infecção, mantém um altíssimo consumo de antimicrobianos nas unidades. Assim, essa conduta leva à divulgação de dados falsos da vigilância, que satisfazem a diretoria da instituição, o corpo clínico e favorece a competitividade do mercado de assistência à saúde.

Mais importante que perseguir taxas de infecção, o caminho correto é a implantação e gerenciamento de pacotes de medidas de prevenção chamados de *bundles*, trabalhando processos assistenciais que conseguem reduzir a incidência de infecção próxima de zero, principalmente as infecções da corrente sanguínea e as pneumonias relacionadas à ventilação mecânica. Dessa forma, devemos investir no gerenciamento de medidas de prevenção em todos os pacientes e em todos os procedimentos, isto é, em 100% das vezes devemos realizar as medidas importantes para prevenir infecções relacionadas à assistência à saúde.

Bibliografia Consultada

ABRAMCZYK ML; CARVALHO WB; MEDEIROS EA. Preventing catheter-associated infections in the pediatric intensive care unit: impact of an educational program surveying policies for insertion and care of central venous catheters in a Brazilian teaching hospital. Braz J Infect Dis 2011;15(6):573-7.

GUERRA CM et al. Perceptions and attitudes of the professional staff concerning infection surveillance and control programs in Brazilian hospitals. Am J Infect Control 2010;38(1):59-62.

MAYHALL CG. Hospital Epidemiology and Infection Control. 4th ed. Philadelphia: Lippincott Williams & Wilkins, Wolters Kluwer, 2012.

17 O que fazer para garantir que o Serviço de Controle de Infecção Hospitalar seja visto como parceiro pelos diversos setores do hospital e não como um agente fiscalizador?

Eduardo Alexandrino Servolo de Medeiros

O Serviço de Controle de Infecção Hospitalar deve trabalhar em consonância aos objetivos institucionais, buscando parcerias com os diversos profissionais. De forma geral, o serviço de controle de infecção hospitalar (SCIH) é respeitado na instituição e, por vezes, por ser um órgão que produz normas e fiscaliza a adesão de boas práticas assistenciais, é visto como um órgão policialesco. Para mudar este conceito e manter o respeito, é fundamental que os componentes do SCIH tenham interação contínua com as unidades assistenciais e de apoio, auxiliando nas orientações, confecção de protocolos e manuais técnicos. A validação dos manuais dos serviços é um bom exemplo. O SCIH deve comportar-se como um parceiro discutindo as normas e orientando a parte técnica com base na legislação sanitária e a realidade da instituição. O comportamento e as atitudes dos profissionais que compõem o SCIH são decisivos para a realização de um bom trabalho em parceria. Esses profissionais devem ser respeitados pelas suas atitudes, comportamento ético e capacidade técnica.

Bibliografia Consultada

ARIAS KM; SOULE BM. The APIC/JCAHO Infection Control Workbook. Association for Professionals in Infection Control and Epidemiology, Joint Commission on Accreditation of Healthcare Organizations, 2006, p. 216.

MAYHALL CG. Hospital Epidemiology and Infection Control. 4th ed. Philadelphia: Lippincott Williams & Wilkins, Wolters Kluwer, 2012.

18 O que são doenças de notificação compulsória e qual o critério usado para estabelecer a lista dessas doenças? O Serviço de Controle de Infecção Hospitalar também é responsável por essa vigilância?

Angela Figueiredo Sola

As doenças de notificação compulsória (DNC) são aquelas que devem ser obrigatoriamente notificadas na simples suspeita da doença. A notificação compulsória é um registro que obriga e universaliza as notificações, deve ser comunicada às secretarias de saúde, para que sejam realizadas as medidas de prevenção e controle da doença e evitar o aumento dos casos. Para construir o sistema de DNC, é necessária a criação de uma lista de DNC, cujas doenças são selecionadas por meio de determinados critérios, como magnitude, potencial de disseminação, transcedência, vulnerabilidade, disponibilidade de medidas de controle, compromisso internacional com programas de erradicação etc. As doenças que vêm compondo a lista de DNC têm sido aquelas que podem colocar em risco a saúde coletiva. Essa lista deve passar por revisões periódicas para mantê-la atualizada, com base no perfil epidemiológico, novas doenças ou a reemergência de outras doenças. A lista de DNC é nacional, podendo ser acrescida por municípios e estados com base em outros problemas de saúde importante em sua região. Notificação é a comunicação da ocorrência de determinada doença ou agravo à saúde, feita à autoridade sanitária por profissionais de saúde ou qualquer cidadão, para fins de adoção das medidas de intervenção pertinentes. Com base na Portaria nº 2.616/98 do MS, o serviço de controle de infecção hospitalar (SCIH) deverá notificar as DNC ao município na ausência de um núcleo de epidemiologia na instituição.

Bibliografia Consultada

BRASIL. Ministério da Saúde. Secretaria de Vigilância em Saúde. Departamento de Vigilância Epidemiológica. Doenças infecciosas e parasitárias: Guia de bolso. 8ª ed. Brasília, 2010, p. 25-40.

BRASIL. Ministério da Saúde. Portaria nº 2.616, de 12 de maio de 1998.

CARVALHO DM. Sistemas de informação e alocação de recursos: um estudo sobre as possibilidades de uso das grandes bases de dados nacionais para uma alocação orientada de recursos. Dissertação de Mestrado. Instituto de Medicina Social, Programa de Pós-Graduação em Saúde Coletiva, Rio de Janeiro, 1998.

TEIXEIRA MG et al. Seleção das doenças de notificação compulsória: critérios e recomendações para as três esferas de governo. Inf Epidemiol Sus Brasília 1998;7(1). Disponível em: http://dx.doi.org/10.5123/S0104-16731998000100002. Acessado em maio 2012.

19 Como fazer a vigilância das doenças de notificação compulsória em instituições de saúde?

Angela Figueiredo Sola

Para realizar a vigilância das doenças é necessária a busca ativa na instituição. Esse procedimento deve ser feito por meio de visitas aos setores de internação, pronto-socorro, buscar em prontuários (SAME), laboratório, farmácia que possam indicar pistas (sinais e/ou sintomas) compatíveis com os agravos transmissíveis.

Bibliografia Consultada

BRASIL. Ministério da Saúde. Secretaria de Vigilância em Saúde. Departamento de Vigilância Epidemiológica. Doenças infecciosas e parasitárias: Guia de bolso. 8ª ed. Brasília, 2010, p. 25-40.

BRASIL. Ministério da Saúde. Portaria nº 2.616, de 12 de maio de 1998.

TEIXEIRA MG et al. Seleção das doenças de notificação compulsória: critérios e recomendações para as três esferas de governo. Inf Epidemiol Sus Brasília 1998;7(1). Disponível em: <http://scielo.iec.pa.gov.br/scielo.php?script=sci_art text&pid=S0104-16731998000100002&lng=pt&nrm=iso>. Acessado em maio 2012.

20 Como fazer controle de infecção em assistência domiciliar (AD)?

Carla Morales Guerra

A assistência domiciliar (AD) tem características que devem ser consideradas no momento da estruturação de um programa de vigilância, prevenção e controle de infecções. Na AD, o paciente pode não ser considerado grave, mas há fatores de risco que o predispõem à aquisição de infecções (idade avançada, doenças crônicas como doença pulmonar obstrutiva crônica, doenças cerebrovasculares, neoplasias em fase terminal, imunossupressão). O cuidado é, muitas vezes, prestado pela família ou por outro membro que não possui treinamento em assistência à saúde. As intervenções para o controle de infecções devem incluir o paciente e todos os indivíduos envolvidos com o cuidado do paciente e os objetivos principais do programa devem ser: 1. promover um sistema de vigilância para obter e gerenciar criticamente os dados e informações, incluindo infecções; 2. desenvolver, recomendar e implantar guias e procedimentos padronizados; 3. intervir diretamente na prevenção de infecções; 4. educar e treinar profissionais da saúde, pacientes e cuidadores não profissionais da saúde. Os pacientes sob maior risco geralmente são aqueles que estão em uso de ventilação mecânica (com traqueostomia) e/ou cateter venoso central (ou periférico) e/ou nutrição parenteral e/ou sonda vesical de demora, ou seja, têm alto grau de dependência da equipe de saúde. Uma proposta para a vigilância de infecções nesses pacientes seria a coleta de dados chamada de dois--braços (do inglês *two-tired*): a coleta dos dados é feita por uma enfermeira da AD, que identifica e notifica sinais e sintomas de infecção e, a seguir, passa esses dados para avaliação de uma enfermeira com formação em controle de infecção para rever a evidência e aplicar as definições de infecção. As pistas a serem coletadas pela enfermagem de AD podem ser: febre, início de um novo antimicrobiano, drenagem purulenta de uma ferida, mudança na cor e odor da urina, mudança na cor e consistência do escarro, alteração de ausculta respiratória e aumento de leucócitos séricos.

O cálculo das taxas de infecção deve ser feito de acordo com o direcionamento da vigilância. O numerador deve conter o evento infeccioso a ser vigiado: todas as infecções observadas que foram associadas à AD, tais como infecções com culturas positivas, de partes moles, do trato digestório, número de infecções da corrente sanguínea associada a cateter venoso, do trato urinário relacionadas ao cateter vesical, pneumonias relacionadas à ventilação mecânica. No caso do denominador podem ser utilizados: número de pacientes em atendimento no mês (censo de pacientes), pacientes-dia, número de visitas mensais da equipe de AD, dispositivos invasivos-dia. Como não há dados nacionais sobre taxas globais e por procedimentos, um serviço de controle de infecção de AD pode comparar suas próprias taxas em um período ou com outras agências de AD que tenham o mesmo perfil de pacientes. É importante também que haja comunicação com os hospitais e as áreas de cuidados extra-hospitalares, para que sejam passadas informações do paciente em cuidado domiciliar.

Quanto às medidas de prevenção de infecções, essas podem ser adaptadas do hospital para o domicílio, sendo que atenção especial deve ser dada ao cumprimento da precaução padrão, cuidados com os dispositivos invasivos, com a terapia infusional e na prevenção da transmissão de infecções associadas a cuidado de pessoa (paciente-profissional, profissional-paciente e de um paciente para outro no caso de aquisição por contaminação das mãos dos profissionais da saúde em visitas subsequentes). Medidas de prevenção que devem estar incluídas no programa: incentivo à higienização das mãos, avaliação do ambiente domiciliar (deve-se levar em conta fatores como limpeza geral, espaço físico, disponibilidade de refrigeração, estado de saúde de outros indivíduos que residem na mesma casa, disponibilidade de água corrente, eletricidade, condições mínimas para o estoque de suprimentos sob temperatura e umidade adequadas, disponibilidade de banheiros e presença de animais de estimação). Referente à prevenção de infecções da corrente sanguínea, do trato respiratório, do trato urinário e de pele, podem ser adaptadas as recomendações dos guias de prevenção publicados pelo *Centers for Disease Control and Prevention*. Os cuidados com os dispositivos de terapia intravenosa devem ser muito criteriosos, pois já foram descritos na literatura vários surtos em AD associados com o uso de cateteres venosos centrais, nutrição parenteral e dispositivos sem agulhas para infusão intravenosa. No caso de preparo de medicação em casa, realizá-lo com técnica asséptica, em uma área limpa de menor fluxo de pessoas, e esta deverá ser utilizada imediatamente. Mesmo com estes problemas, é mais seguro para o paciente receber cuidados médicos em seu domicílio, considerando-se a possibilidade maior de transmissão cruzada de microrganismos e surtos que podem ocorrer em hospitais de agudos e de longa permanência.

Bibliografia Consultada

APECIH. Prevenção e controle de infecções associadas à assistência médica extra-hospitalar: ambulatórios, serviços diagnósticos, assistência domiciliar e serviços de longa permanência, 2004.

FRIEDMAN C; BARNETTE M; BUCK AS et al. Requirements for infrastructure and essential activities of infection control and epidemiology in out-of-hospital settings: a consensus panel report. Association for Professionals in Infection Control and Epidemiology and Society for Healthcare Epidemiology of America. Infect Control Hosp Epidemiol 1999;20(10):695-705.

LORENZEN NA; ITKIN DJ. Surveillance of infection in home care. Am J infect Control 1992;20:236-9.

ROSENHEIMER L; EMBRY FC; SANFORD J et al. Infection surveillance in home care: device-related incidence rates. Am J Infect Control 1998;26:359-63.

WHITE MC. Infection and infections risks in home care settings. Infect Control Hosp Epidemiol 1992;13:535-9.

21 Como fazer controle de infecção em clínicas onde são realizados procedimentos cirúrgicos como clínicas odontológicas, dermatológicas e estéticas?

Carla Morales Guerra

Toda clínica onde são realizados procedimentos cirúrgicos deve seguir rigorosas medidas para a prevenção e controle de infecções. Tais medidas devem levar em conta tanto questões que envolvam a infraestrutura do local, quanto cuidados para evitar a transmissão de doenças ocupacionais aos colaboradores e prevenção de infecções relacionadas à assistência à saúde entre os pacientes. Quanto à infraestrutura, a clínica deve ser planejada prevendo uma área para a realização dos procedimentos e uma área para o processamento de artigos que, preferencialmente, permita seu fluxo unidirecional, constituído de espaços próprios para o recebimento do material contaminado para limpeza e descontaminação, de acondicionamento, de esterilização e de estocagem. Quanto aos cuidados com o ambiente (piso, paredes, teto e outras superfícies) e mobiliário, a limpeza constitui-se na ação central do controle de infecção. Para tanto, todos os materiais e equipamentos devem ser laváveis, resistentes e lisos. Um aspecto comportamental importante do pessoal, nas medidas de controle de contaminação ambiental, é não tocar com as mãos contaminadas ou enquanto estiverem utilizando luvas as superfícies e objetos como receituários, equipamentos, telefone, maçanetas etc. durante o atendimento ao cliente. São importantes treinamento, reciclagem e supervisão do trabalho de todos os colaboradores envolvidos nos procedimentos. Também deve ser considerado um programa de gerenciamento de resíduos que garanta o descarte correto e destino final dos resíduos associados à assistência à saúde.

Referente à prevenção de infecções entre os profissionais da área da saúde (PAS) considera-se que o PAS está sob risco significativo de adquirir os vírus das hepatites B e C e HIV. Além da vacina contra a hepatite B, recomendam-se aos PAS as seguintes vacinas: contra influenza de uso anual, sarampo, caxumba, rubéola, varicela e tétano. Como princípio básico, devemos garantir que o profissional adote medidas básicas para o controle da infecção, independente do procedimento que realizará: higienização das mãos e utilização de equipamentos de proteção individual. Também deve ser alvo de preocupação em todas as clínicas que realizam procedimentos cirúrgicos as medidas para a prevenção de infecção do sítio cirúrgico, incluindo degermação das mãos de todos os profissionais que participarão do procedimento; utilização de luvas e aventais estéreis, gorros e máscaras; limpeza e antissepsia da pele do paciente com antisséptico apropriado e realização da profilaxia antimicrobiana quando indicada.

Bibliografia Consultada

APECIH. Prevenção e controle de infecções associadas à assistência médica extra-hospitalar: ambulatórios, serviços diagnósticos, assistência domiciliar e serviços de longa permanência, 2004.

APECIH. Controle de infecção na prática odontológica, 2000.

III

GESTÃO DA QUALIDADE E SEGURANÇA DO PACIENTE

22 O que o processo de acreditação pode trazer de benefícios para uma instituição de saúde?

Mara Marcia Machado

Acreditação constitui-se no mais antigo e divulgado processo de avaliação externa de serviços, que resulta na atribuição de um certificado de mérito.

Esse método firmou-se na última década como um meio de implantação da gestão da qualidade e de monitorização da melhoria contínua, sendo que sua crescente popularidade tem resultado na conscientização da importância de uma ferramenta para garantia da sustentabilidade do sistema.

A acreditação, portanto, é um instrumento de aferição da gestão da qualidade, de caráter externo (por terceira parte), o qual confere ao comprador de serviços (planos de saúde) e aos clientes/pacientes a confiança de estabelecer negócio com uma instituição de saúde, que apresenta concordância com padrões determinados de segurança e qualidade no atendimento ao paciente.

O método pretende gerar uma consciência no setor da saúde sobre a melhoria contínua da qualidade assistencial, de tal forma que os gestores dessa área se sintam motivados a participar de um processo que ofereça contribuição efetiva para a elevação da qualidade assistencial.

O método é utilizado para orientar as organizações a alcançarem padrões elevados de desempenho e excelência na assistência.

Dessa forma, a reflexão sobre o uso de instrumentos avaliativos e de acompanhamento do desempenho institucional apresenta-se como alternativa para melhorar a qualidade das decisões e ações.

Os sistemas de acompanhamento e avaliação pressupõem a definição de indicadores que medem se objetivos e metas estão sendo alcançados, servindo como subsídio para a atuação de gestores e avaliadores.

Avaliação continuada da gestão organizacional deve ter como objetivos:

a) Avaliar periodicamente o grau de alinhamento das estratégias, planos e resultados.
b) Permitir à organização medir o avanço em termos de qualidade de gestão e de melhoria dos resultados.
c) Sensibilizar a organização para a implantação da gestão por resultados por meio da realização de ciclos contínuos de avaliação e melhoria.
d) Ajudar as organizações a se transformarem em organizações de "classe mundial".

Além disso, a implementação de sistemas de acompanhamento e avaliação não deve perder de vista questões como transparência nas ações, prestação de contas, uso de instrumentos para correção de rumos e oferta de informações confiáveis. O objetivo é potencializar recursos e resultados.

Bibliografia Consultada

ROONEY AL; OSTENBERG PRV. Licenciamento, acreditação e certificação: abordagens à qualidade de serviços de saúde. Série de Aperfeiçoamento Sobre a Metodologia de Garantia de Qualidade – Projeto de Garantia de Qualidade. Bethesda: Center for Human Services (CHS), USAID. Abril, 1999. Disponível em: http://www.qaproject.org. Acessado em junho 2012.

23 O que são indicadores de processo e como incorporá-los na Prevenção e Controle de Infecção Hospitalar?

Mara Marcia Machado

Na avaliação da qualidade de práticas de assistência à saúde, é cada vez mais frequente a utilização de indicadores clínicos, definidos como medidas quantitativas contínuas ou periódicas de variáveis, características ou atributos de um dado processo. Estes indicadores não proporcionam respostas definitivas, mas indicam problemas potenciais ou boas práticas do cuidado.

Os indicadores epidemiológicos tradicionais, além de sua aplicação já estar bem reconhecida e estabelecida, oferecem índices de incidência e prevalência de eventos de IH ou de resultados de intervenções. Já os indicadores de processo medem a conformidade de estrutura e das intervenções.

Indicadores de processo fornecem uma medida capaz de determinar o desempenho das intervenções no decorrer do tempo. Os indicadores que representam determinado processo sinalizam como ele se encontra e mostram como as tarefas estão sendo desenvolvidas. Fundamentalmente, indicam o estado ou o estágio das várias etapas de um dado processo e avaliam atividades de prevenção nos processos.

Incluem ações de comunicação, acessibilidade, educação, investigações, prescrições, intervenções clínicas, entre outras.

No controle de qualidade das intervenções clínicas, essa avaliação focaliza os procedimentos para diagnóstico e tratamento das doenças, incluindo tempo, eficácia e eficiência de diagnóstico, adequação da terapia, complicações, entre outras. Elas se dirigem, portanto, antes à dinâmica dos processos do que aos resultados, incluindo a estrutura, a forma de sua realização e sua necessidade, permitindo analisar o que, quem, com o que, como, por que.

Quadro 1 – Indicadores de processos.

Estrutura	Disponibilidade de: • Sala de emergência com monitoração • Setor de hemodinâmica • UTI
Processo	• Tempo para triagem do paciente com dor torácica no PS • Tempo para realização do ECG • Tempo para avaliação médica • Tempo para coleta de enzimas cardíacas/exames • Tempo porta-agulha • Tempo porta-balão
Resultado	• Mortalidade por IAM • Taxa de complicações

PS = pronto socorro; ECG = eletrocardiograma; IAM = infarto agudo do miocárdio.

Bibliografia Consultada

ROONEY AL; OSTENBERG PRV. Licenciamento, acreditação e certificação: abordagens à qualidade de serviços de saúde. Série de Aperfeiçoamento sobre a Metodologia de Garantia de Qualidade – Projeto de Garantia de Qualidade. Bethesda: Center for Human Services (CHS), USAID. Abril, 1999. Disponível em: http://www.qaproject.org. Acessado em junho 2012.

24 Como elaborar indicadores de resultados para prevenção e controle de infecção relacionada à assistência à saúde?

Mara Marcia Machado

As mais recentes recomendações conclamam a necessidade de os programas de controle de infecção hospitalar (PCIH) começarem a trabalhar com sistemas de avaliação que apresentem os resultados da assistência e não apenas eventos de infecção hospitalar (IH).

Os indicadores de resultados são representados como uma variável numérica, demonstrando a relação entre dois eventos, estabelecendo-se numerador e denominador.

O numerador é o evento que está sendo medido ou reconhecido, devendo apresentar definição objetiva e clara, ser fundamentado por meio de estudos prévios, ser prontamente aplicável e rapidamente identificado.

O denominador corresponde à população sob avaliação de risco para um dado evento definido no numerador. O indicador deve definir um período de tempo, permitir o desenvolvimento de índices e ser o mais específico possível.

O indicador de resultado deve medir a efetividade das barreiras de prevenção.

$$\text{Taxa de efetividade de prevenção} = \frac{\text{Pacientes com risco sem evento}}{\text{Pacientes com risco}} \times 100$$

$$\text{PAV} = \frac{\text{Pacientes em ventilação em que as ações de prevenção foram aplicadas}}{\text{Pacientes em ventilação eleitos para as medidas de prevenção}} \times 100$$

Indicador de resultado "é uma medida de mudança, a diferença de um ponto no tempo (normalmente antes de uma intervenção) para outro ponto (geralmente na sequência de uma intervenção)".

$$\text{Resultado} = \text{Transformação} + \text{Indicador} + \text{Meta} + \text{Prazo}$$

Indicador de resultado é útil para a formulação de julgamento do quanto de melhoria de prevenção precisa ser implementado e possibilita o desenvolvimento de planos de ação para a melhoria da prática. Para constituir sua validade, o resultado precisa estar estreitamente relacionado com processos de assistência que possam ser mudados com ações de prevenção e as intervenções alinhadas a diretrizes clínicas validadas.

Bibliografia Consultada

MCGLYNN EA; STEVEN MA. Developing a clinical performance measure. Am J Prev Med 1998.

PRINGLE M; WILSON T; GROL R. Measuring "goodness" in individuals and healthcare systems. BMJ 2002;28(325):704-7.

25 Quais os ganhos reais ao se investir em gestão da qualidade da assistência em uma instituição de saúde?

Mara Marcia Machado

As instituições de saúde são habitualmente cobradas para acomodar um número crescente de iniciativas de prevenção, obrigações legais e requisitos para a coleta e a emissão de relatórios de medidas de desempenho. Discussões acerca de condutas e procedimentos de gestão têm merecido destaque entre dirigentes de organizações da área da saúde. A avaliação econômica da saúde aborda esse tema e vem assumindo um papel de destaque mundial, exigindo dos gestores novos desafios na busca contínua da eficiência e eficácia das atividades. A gestão da qualidade incentiva o compartilhamento, o entendimento ou consciência, cria conhecimento promovendo a aprendizagem organizacional e provê suporte à colaboração e permite transformar informação em vantagem operacional para instituição em um mercado competitivo. O modelo tem a preocupação em transformar dados em informação e conhecimento de modo a promover um entendimento ou consciência geral da instituição, bem como disponibilizar o resultado desse processo, permitindo a gestão de toda informação organizacional. Uma forma bastante interessante de conciliar os sistemas de indicadores é ponderar os de desempenho dos processos dentro de objetivos estratégicos do tipo "aumentar o desempenho dos processos" ou "buscar a excelência operacional", de modo que os indicadores de eficácia e eficiência da gestão de processos estejam de fato contribuindo para o atingir os objetivos estratégicos e, consequentemente, com a missão e a visão de futuro da instituição.

Bibliografia Consultada

ROONEY AL; OSTENBERG PRV. Licenciamento, acreditação e certificação: abordagens à qualidade de serviços de saúde. Série de Aperfeiçoamento sobre a Metodologia de Garantia de Qualidade – Projeto de Garantia de Qualidade. Bethesda: Center for Human Services (CHS), USAID. Abril, 1999. Disponível em: http://www.qaproject.org. Acessado em junho 2012.

26 Como realizar a gestão estratégica da estrutura dos processos institucionais, levando em consideração os custos?

Mara Marcia Machado

Avaliamos a responsabilidade da instituição em entender os perigos que a estrutura dos processos institucionais podem representar para a garantia dos resultados. Sustentar a estrutura dos processos está nos fundamentos conceituais da gestão de serviços de saúde. Existem organizações que operam sobre condições adversas o tempo todo, gerenciando o medo da ocorrência de um acidente.

São as denominadas organizações altamente confiáveis (HRO – *High Reliability Organizations)*, como empresas controladoras de tráfego aéreo; usinas nucleares; navios, submarinos e aeronaves nucleares; hospitalares; aviação civil e militar.

Essas instituições precisam trabalhar com uma divisão racional dos recursos para a produção e também para a segurança. Garantir a estrutura segura dos processos não é custo, mas sim alocação de recursos para que se garantam os resultados do negócio. Custo, e alto, é a vida das pessoas.

Muitos gestores que não têm habilidade para trabalhar melhorias nesse sistema continuam reagindo à necessidade de incorporar ações de prevenções. O velho ditado, "Se não está quebrado, não conserte", não é uma receita de qualidade e segurança para prestação de serviços de saúde.

Os esforços de melhoria que os modelos de acreditação têm trazido para as instituições de saúde proporcionam uma abordagem reflexiva do quanto os gestores dessas instituições têm incorporado o entendimento da "política da segurança" como uma diretriz estratégica. Avaliar o grau de importância que os gestores dão à manutenção preventiva dos equipamentos de suporte à vida, capacitação dos profissionais, qualidade de vida dos profissionais, qualidade dos materiais e a importância dos protocolos clínicos.

Estes esforços têm feito alguns gestores reconsiderarem sobre o conceito de custo da manutenção da estrutura dos processos.

Bibliografia Consultada

ROONEY AL; OSTENBERG PRV. Licenciamento, acreditação e certificação: abordagens à qualidade de serviços de saúde. Série de Aperfeiçoamento sobre a Metodologia de Garantia de Qualidade – Projeto de Garantia de Qualidade. Bethesda: Center for Human Services (CHS), USAID. Abril, 1999. Disponível em: http://www.qaproject.org. Acessado em junho 2012.

WEICK KE; SUTCLIFFE KM. Managing the Unexpected: assuring high performance in an age of complexity. San Francisco: Jossey-Bass, 2001, p. 199.

27 Qual a vantagem de terceirizar serviços e como instituir a terceirização em instituições de saúde?

Mara Marcia Machado

A razão da existência da terceirização é a aquisição economicamente viável em curto prazo de *expertise* e acesso ao uso dos ativos e tecnologia necessários para a execução dos serviços e dos benefícios de compartilhamento de custos. Como em outros segmentos, a saúde vem vivenciando o aumento da complexidade das operações e dos recursos necessários e desafia a capacidade das instituições em dar conta eficaz do serviço, por meio de investimentos em recursos e gestão, em curto espaço de tempo, para manter a competitividade no sistema e evitar o risco de perder o foco nas ações estratégicas.

Esta decisão implica maturidade e competência sobre o assunto, competência essa focada não em executar, mas em entender e acompanhar o terceirizado, calibrar expectativas e garantir sua parte para que o desempenho dos serviços cumpra as necessidades do negócio.

A escolha correta do terceirizado é o que faz a diferença nos resultados a serem obtidos.

O terceiro escolhido deve ser capacitado a se integrar nos processos de trabalho da instituição e executar sua parte em sintonia de conteúdo, velocidade e flexibilidade com ele. Deve entender a estrutura funcional da instituição e o funcionamento do negócio e do mercado servido por ele.

A intensificação da terceirização nas organizações de saúde brasileiras ocorreu em decorrência da abertura de mercado, privatizações e globalização da economia, fatores que forçaram as empresas a desenvolverem estratégias competitivas baseadas na cooperação, para alcançar maior produtividade, qualidade e consequente redução de custos, visando atender às necessidades e expectativas dos clientes.

Van de Ven (1976), Zeffane (1995), Ellis e Potter (2005) reforçam a noção de que, apesar de essa rede de valor ser constituída por várias empresas independentes, ela deve funcionar como empresa única, combinando a mesma estratégia, estrutura e gestão, a fim de ser competitiva. No caso de uma rede de valor formada por empresas terceirizadas, a empresa central deixa de ser apenas um agente da cadeia e passa a ser um ponto central de execução, responsável por toda a rede de valor, fornecendo inclusive a plataforma operacional e a infraestrutura para que os parceiros terceirizados possam colaborar com a produção e entrega de bens e serviços.

Na saúde, diversos empecilhos e dificuldades, todavia, surgem e evitam, muitas vezes, o estabelecimento de proximidade e propriedade à rede ou, uma vez estabelecidos, impedem a obtenção plena dos benefícios.

Os gestores das instituições de saúde, muitas vezes, não praticam os mecanismos fundamentais que determinam o funcionamento e a competitividade de uma organização em rede:

Sistemas de seleção de empresas – uso de diretrizes (pré-requisitos) para selecionar os terceirizados.

Comunicação, decisão e negociação – a manutenção da rede depende de um amplo processo de comunicação e negociação entre os atores envolvidos na cadeia de valor terceirizada.

Unidades e papéis de integração – mecanismo relacionado à criação de papéis e responsabilidades na cadeia de valor terceirizada (criação de um desenho organizacional em rede).

Coordenação central e relações de autoridade e hierarquia – quando existe um número elevado de empresas terceirizadas, é necessário que a coordenação da cadeia de valor seja feita por uma coordenação central; existência de relações hierárquicas e de autoridade como mecanismos adicionais para a coordenação da cadeia de valor terceirizada.

Sistemas de controle e planejamento – uso de técnicas ou procedimentos que façam o monitoramento e garantam a sequência do trabalho, do planejamento e dos resultados.

Além de serem tratados como regras de funcionamento e procedimentos, esses mecanismos de coordenação, adaptados de Grandori e Soda (1995), devem ser pensados e executados para promover o fluxo de informação e conhecimento, facilitar o alinhamento das estratégias, reduzir as assimetrias e estabelecer expectativas comuns entre os participantes da cadeia de valor terceirizada.

Bibliografia Consultada

ELLIS R; POTTER M. Ubiquity and other elements: user challenges, the value chain and business opportunities in the future ambient intelligence world. In: EURESCOM SUMMIT, 2005, Heidelberg, Germany. Proceedings. Berlin: VDE Verlag Gmbh, 2005.

GRANDORI A; SODA G. Interfirm networks: antecedents, mechanisms and forms. N Y Org Stud 1995:16(2):183-214.

VAN DE VEN AH. On the nature, formation, and maintenance of relations among organizations. Acad Manag Rev 1976;(1):24-36.

ZEFFANE R. Dynamics of strategic change: critical issues in fostering positive organizational change. Lead Organ Develop J 1996;17(7):36-43.

28 Quais as estratégias usadas para garantir um programa de controle de infecção mais efetivo?

Denise Mari Cardo

As estratégias para um programa efetivo de prevenção de infecções hopitalares incluem: 1. uso de dados de vigilância para prevenção; 2. implementação de estratégias para aumentar a aderência às medidas efetivas de prevenção; e 3. incentivos para prevenção. Além disso, os programas devem identificar áreas para as quais há necessidade de mais pesquisa para medidas de prevenção mais efetivas. Estas estratégias devem ser consideradas em qualquer entidade de saúde (por exemplo, hospitais), assim como programas regionais, estaduais e nacionais.

É fundamental ter metas/*goals* de prevenção na instituição que reflitam as metas regionais ou nacionais. Nos Estados Unidos, há metas de prevenção para várias infecções hospitalares que devem ser alcançadas em 2014 e cada estado deve ter programas para atingi-las.

A vigilância epidemiológica é importante para identificar os problemas e o impacto de prevenção. Os dados de vigilância devem ser usados para ação e, portanto, compartilhados com todos aqueles que participam do cuidado do paciente, para que possam ver o impacto de suas ações. Também é importante compartilhar os dados com os chefes de setores e diretores do hospital ou instituição de saúde. Vários hospitais colocam as infomações ligadas à infecção hospitalar em boletins, informes na *website* etc. para que os pacientes e familiares sejam mais informados sobre o que está sendo feito para promover prevenção.

Vários trabalhos no início da década de 2000 demonstraram que as infecções hospitalares podem ser reduzidas de maneira significativa quando implementamos as recomendações baseadas em evidência (*guidelines*) e monitoramos as infecções usando critérios padronizados.

As estratégias para aumentar a aderência às medidas de prevenção de infecções incluem a simplicação das recomendações (exemplo, *bundle* ou pacote, *check lists*) *feed back* de dados e informações sobre infecções aos profissionais de saúde, incluindo médicos, enfermeiros; *emporement* de clínicos e outros profissionais; e apoio visível da liderança da unidade de internação e diretoria do hospital.

Todos os profissionais de saúde que trabalham com o cuidado do paciente têm o dever de seguir as medidas conhecidas para prevenir infecção e controlar sua transmissão. Por exemplo, várias medidas de prevenção são recomendadas para inserção e manutenção de cateteres intravasculares, cateteres urinários e entubação, assim como para a realização de prodedimentos cirúrgicos. De maneira geral, a aderência às medidas que sabemos que previnem infecções é abaixo do desejado. Os programas de controle de infecção devem trabalhar com os líderes de enfermarias, UTIs (unidade de terapia intensiva) e vários profissionais para que essas medidas sejam realizadas de rotina. Além disso, em algumas infecções, como, por exemplo, ferida cirúrgica, há necessidade de maior pesquisa na identificação medidas mais efetivas para alguns procedimentos cirúrgicos.

Incentivos para prevenção devem ser considerados em todos os níveis. Por exemplo, o hospital ou entidade de saúde pode dar incentivos para as unidades de internação que estão mostrando progressos na prevenção. Seguradoras de saúde podem dar incentivos para os hospitais que estão coletando dados de maneira adequada e atingindo as metas de prevenção.

Nos EUA, o sistema nacional de saúde incentiva os hospitais a notificarem os dados de infecção por cateteres vasculares, urinário e também após alguns procedimentos cirúrgicos usando o sistema do *Centers for Disease Control and Prevention* (*National Healthcare Safety Network* – NHSN). As taxas de cada hospital estão disponíveis ao público no *website* do governo (Hospital Compare). Hospitais que não incluem seus dados no NHSN não recebem uma porcentagem de reembolso do governo federal.

O sistema de saúde é dinâmico e sempre haverá novos procedimentos diagnósticos e terapêuticos que podem aumentar o risco de infecção. Além disso, muitas infecções são causadas por bactéria multirresistente e a resistência bacteriana continua sendo um problema crescente nos hospitais e em outras entidades de saúde. Portanto, programas efetivos devem estar preparados para identificar novos desafios e colaborar para que pesquisas possam identificar novas medidas para prevenção.

Em resumo, devemos ter metas para prevenção em âmbito nacional, regional e local, implementar estratégias para aumentar a aderência às medidas efetivas e ter sistemas para medir progresso e *gaps* em prevenção. Estes dados devem ser compartilhados com profissionais de saúde, líderes em saúde e também com o público. Todos devem assumir a responsabilidade de tornar as infecções hospitalares um evento raro e agir ativamente para atingir essa meta. Prevenção dessas infecções é responsabilidade e dever de todos que trabalham na área de saúde.

Bibliografia Consultada

PRONOVOST P et al. An intervention to decrease catheter-associated blood-strean infections in the ICU. N Engl J Med 2006;355:2725-32.

CENTERS FOR DISEASE CONTROL AND PREVENTION (CDC). Reduction in central line-associated bloodstream infections among patients in ICU. Pennsylvania. MMWR 2005;54:1013-6.

FRIEDEN TR. Maximizing infection prevention in the next decade: defining the unnaceptable. Infect Control Hosp Epidemiol 2010;31(1):S1-3.

CARDO D et al. Moving towards elimination of healthcare-associated infections: a call to action. Infect Control Hosp Epidemiol 2010;31(11).

29 O que é *positive deviance*? E quais os benefícios para o controle de infecção?

Alexandre Rodrigues Marra

Imagine que você esteja com um familiar internado no hospital e de repente descobre que a bactéria que está causando a infecção nele é a mesma do paciente do quarto da frente. O que será que aconteceu? Será que estão higienizando as mãos? Será que isso poderia ter sido evitado? Essa situação hipotética e que pode ocorrer durante as internações hospitalares foi levantada em nossa primeira reunião sobre o *positive deviance* para a higienização das mãos e vem sendo desenvolvido em nossa instituição. Os funcionários foram convidados a pensar no caso exposto acima e encontrar soluções para que isso não aconteça mais ou que se torne cada vez mais infrequente. Uma das respostas para a solução do problema abordado foi higienizar as mãos, utilizando álcool gel ou lavando as mãos com água e sabão (clorexidina). Só uma ressalva: a higienização das mãos é considerada a principal prática para o controle das infecções nos hospitais. Outras ideias também apareceram: 1. melhorar a visualização do álcool gel para o profissional de saúde; 2. diminuir a pressão do jato de água das pias; 3. melhorar a qualidade da higienização das mãos; 4. monitorar a utilização do álcool gel (contadores eletrônicos), fornecendo números para os funcionários responsáveis pelos quartos; 5. envolver toda a equipe que participa dos cuidados aos pacientes – enfermeiros, técnicos de enfermagem, médicos, fisioterapeutas, técnicos do laboratório, profissionais da limpeza, até os cuidadores dos pacientes devem participar do *positive deviance*!

Bem, essas foram algumas das considerações levantadas pelos *positive deviants*. Quem são os *positive deviants*? São os profissionais mais envolvidos, que se preocupam em melhorar a aderência à higienização das mãos. Mas ainda não está claro o que é o *positive deviance*.

Imagine agora uma população de desnutridos que morrem dia a dia por más condições de saúde, como exemplo as crianças da Etiópia. Será que todas as crianças da Etiópia morrem por desnutrição? O que será que as mães etíopes, que têm filhos que crescem e se desenvolvem saudáveis, fazem de diferente? Bem, o *positive deviance* vem fazendo com que essas mães ajudem as outras etíopes a encontrarem a fórmula para as suas crianças não morrerem, não terem diarreias nem serem mais desnutridas. O *positive deviance* é uma metodologia que visa à melhoria da qualidade de vida de populações de risco para desnutrição (crianças da Etiópia) e que compara os resultados de pessoas que tiveram bons desempenhos (mães da Etiópia com filhos saudáveis) para que compartilhem suas experiências, troquem informações, observem o que fazem de diferente no dia a dia e, com isso, esses bons resultados se ampliem para toda a população em risco (crianças da Etiópia) para desnutrição.

Alguns hospitais americanos vêm utilizando o *positive deviance* para o controle de bactérias resistentes, como exemplo o *Staphylococcus aureus* meticilinorresistente (MRSA), e com obtenção de sucesso, onde as taxas de infecção por essa bactéria vem atingindo níveis próximos a zero.

Em nosso caso, o *positive deviance* significa oferecer o problema para os profissionais da saúde que estão à beira leito cuidando dos pacientes e verificando o que poderíamos fazer de diferente para melhorar a aderência à higienização das mãos. Comentários como, "...isso não vai dar certo"; "...não passará de mais um outro treinamento, como tantos outros..."; "só a gente é que vai participar?"; "já fazemos isso"; "os dados devem estar errados", e tantos outros acontecem, mas outros como: "vamos dar o nosso melhor"; "vamos zerar as infecções", "e na outra unidade, não faremos nada?" também podem ocorrer ou ser imaginados. Todas as afirmações devem ser discutidas entre todos os *positive deviants* e as soluções para aspectos negativos ou positivos comentados anteriormente chegam ao final a um consenso do grupo e o próximo passo é o da resolutividade das ações que sejam levantadas. A cada reunião outros *positive deviants* aparecem juntamente com os *positive deviants* que já participam. O número de participantes vai aumentando gradativamente, ganhando cada vez mais autonomia e fazendo parte do gerenciamento da unidade juntamente com os coordenadores que também apoiam o *positive deviance*. Temos números impressionantes. O número de utilizações de álcool gel na unidade semi-intensiva leste (*positive deviance*) foi de 38.000 comparando as 24.000 utilizações na unidade semi-intensiva oeste. Isso é pouco ou muito? Não sabemos, mas dá para afirmarmos que foram utilizadas 16.000 vezes mais o álcool gel na semi com o *positive deviance*. No mês de agosto de 2008, a diferença foi ainda maior. Mais de 18.000 utilizações na unidade semi-intensiva leste em comparação com a oeste. Nos meses de julho e agosto não aconteceram casos de infecção hospitalar na leste. E na outra semi, não faremos nada? No mês de outubro do mesmo ano de 2008, implantamos também o *positive deviance* para a higienização das mãos com a equipe de profissionais da oeste, e os resultados foram impressionantes (mais de 40.000 utilizações de álcool gel). Os *positive deviants* são quem mandam.

Bibliografia Consultada

JAIN R et al. Veterans ffairs initiative to prevent methicillin-resistant Staphylococcus aureus infections. N Engl J Med 2011;364:1419-30.

MARRA AR et al. Positive deviance: a new strategy for improving hand hygiene compliance. Infect Control Hosp Epidemiol 2010;31:12-20.

MARRA AR et al. Positive deviance: a program for sustained improvement in hand hygiene compliance. Am J Infect Control 2011;39:1-5.

MARSH DR et al. The power of positive deviance. BMJ 2004;329:1177-9.

30 Quais as estratégias utilizadas para garantir a segurança do paciente em instituições de saúde?

Maria Jesus Harada

- Assumir compromisso para desenvolver e implementar nas instituições barreiras de segurança para o paciente sobre situações conhecidas globalmente como de risco, por exemplo as pontuadas a seguir, e também outras que foram necessárias de acordo com as características do serviço:
  - identificação do paciente;
  - higienização das mãos;
  - cirurgia segura;
  - controle no uso de antimicrobianos;
  - eliminar infecções na corrente sanguínea associadas ao uso de cateter central;
  - gerenciamento de riscos associados a medicamentos com aparência ou com nomes similares;
  - comunicação durante a passagem de caso do paciente;
  - controle de soluções eletrolíticas concentradas;
  - evitar conexão errada de cateteres e de tubos;
  - prevenção de queda do paciente;
  - prevenção de úlcera de pressão;
  - comunicação de resultados críticos de exames.
- Desenvolver diretrizes para detectar, notificar e aprender com os erros.
- Difundir conhecimentos sobre políticas baseadas em evidências e boas práticas para a segurança do paciente.
- Discutir e implantar os conceitos e definições comuns para a segurança do paciente e eventos adversos na instituição.

- Desenvolver e incentivar pesquisas nas áreas de segurança que terão impacto sobre os problemas de segurança no serviço de saúde.
- Explorar maneiras em que as novas tecnologias podem ser aproveitadas no interesse do sistema de saúde.
- Incentivar a participação do paciente no processo de sua própria segurança.

Bibliografia Consultada

HARADA MJCS. Desafios globais para segurança do paciente. In: Pedreira MLG; Harada MJCS. Enfermagem – Dia a Dia da Segurança do Paciente. São Paulo: Yendis, 2010, p. 81-93.

SAMMER CE; LYKENS K; SINGH KP; MAINS D; LACKAN NA. What is patient safety culture? J Nurs Scholarship 2010;42(2):156-65.

WORLD ALLIANCE FOR PATIENT SAFETY. Forward Programme 2008-2009.

WORLD HEALTH ORGANIZATION (WHO) [sede Web]. Global Patient Safety Challenges. Disponível em: http://www.who.int/patientsafety/challenge/en/. Acessado em 10 de junho 2012.

31 De que maneira mudanças na cultura organizacional das instituições de saúde podem contribuir para minimizar erros que comprometem a segurança do paciente?

Maria Jesus Harada

Inicialmente, é importante definir cultura de segurança que de acordo com a *Agency for Healthcare Researt and Quality*: "o produto individual ou coletivo de valores, atitudes, percepções, competências e padrões de comportamento que determinam o compromisso, o estilo e a competência de uma organização de saúde na promoção de segurança".

A cultura de segurança pode contribuir para minimizar os erros na medida em que impulsiona os profissionais a serem responsáveis pelos seus atos por meio de uma liderança proativa, na qual se potencializa o entendimento e se explicitam os benefícios, assegurando a imparcialidade no tratamento dos eventos adversos, sem tomar medidas de punição diante da sua ocorrência.

Bibliografia Consultada

HARADA MJCS. Desafios globais para segurança do paciente. In: Pedreira MLG; Harada MJCS. Enfermagem – Dia a Dia Segurança do Paciente. São Paulo: Yendis, 2010, p. 81-93.

SAMMER CE; LYKENS K; SINGH KP; MAINS D; LACKAN NA. What is patient safety culture? J Nurs Scholarship 2010;42(2):156-65.

WORLD ALLIANCE FOR PATIENT SAFETY. Forward Programme 2008-2009.

WORLD HEALTH ORGANIZATION (WHO) [sede Web]. Global Patient Safety Challenges. Disponível em: http://www.who.int/patientsafety/challenge/en/. Acessado em 10 de junho 2012.

IV

HIGIENIZAÇÃO DAS MÃOS E ANTISSÉPTICOS

32 Como produzir evidências científicas sobre o impacto da adesão à higienização das mãos na redução das taxas de infecção?

Julia Yaeko Kawagoe

Podemos citar como a primeira evidência científica o estudo experimental realizado por Ignaz Semmelweis que demonstrou claramente que a antissepsia das mãos com solução clorada poderia prevenir infecções puerperais e evitar mortes maternas. Em maio de 1847, ele estabeleceu que estudantes e médicos deveriam lavar suas mãos com solução clorada após as necropsias e antes de examinar as pacientes da clínica obstétrica, reduzindo a taxa de mortalidade de 12,2 para 12,4%.

No entanto, considera-se o melhor desenho de estudo o ensaio clínico controlado e randomizado que pudesse comparar um grupo de pacientes submetidos a uma perfeita higienização das mãos em todas as oportunidades da assistência com um grupo sem a higienização das mãos. Obviamente, esse tipo de estudo, nos dias atuais, jamais seria aprovado devido a questões éticas. Entretanto, nos anos 1960, um estudo controlado, prospectivo, foi conduzido pelo *National Institutes of Health* e *Office of the Surgeon General* dos EUA, comparando o impacto de não higienização das mãos *versus* higienização das mãos na aquisição de *S. aureus* entre recém-nascidos do berçário de um hospital. Os investigadores demonstraram que os recém-nascidos cuidados por enfermeiras que não lavaram as mãos após manipular uma criança – caso índice colonizado com *S. aureus* – adquiriram a bactéria significativamente com maior frequência e mais rapidamente do que os cuidados por enfermeiras que lavaram as mãos com hexaclorofeno entre os contatos com as crianças.

Estudos têm relatado redução das taxas de infecções em função da melhoria na higienização das mãos, enquanto outros falharam em demonstrar esse efeito. Mas, de qualquer modo, é difícil determinar esta relação devido às características de multicausalidade de infecção. Muitos dos estudos são sem grupo controle ou do tipo antes-depois da intervenção. Em muitos casos, as intervenções de melhoria de higiene das mãos são multicomponentes e, portanto, é difícil concluir qual fator foi responsável pela mudança nas taxas de infecção. Também porque as infecções são influenciadas por fatores além da higiene das mãos, como uso de antimicrobianos e limpeza ambiental, e é difícil isolar a contribuição dessa intervenção na mudança das taxas de infecção.

Frequentemente a higiene das mãos está entre os itens de "pacotes" de intervenção que tratam de vários aspectos dos processos de assistência. Por exemplo, o *Institute for Healthcare Improvement* (IHI) inclui a higiene das mãos em um pacote para prevenir as infecções relacionadas a cateter venoso central. Este pacote tem cinco componentes principais: higiene das mãos, barreiras máximas, uso de clorexidina como antisséptico, escolha do melhor sítio de inserção de cateter venoso central (CVC) e avaliação diária da necessidade do cateter.

Apesar dessas limitações citadas, a higiene das mãos é considerada uma medida básica para prevenir a transmissão de microrganismos e reduzir as infecções. Segundo Didier Pittet, a campanha lançada pela OMS em 2005 "Uma assistência limpa é uma assistência mais segura não é uma escolha, mas um direito básico de cuidado dos pacientes: mãos limpas evitam o sofrimento e salvam vidas".

A análise de estudos temporais, também denominada série histórica, ou seja, a análise das tendências dos dados de adesão à higiene das mãos (observação direta ou consumo de produtos) e das taxas de infecção, ao longo do tempo, poderá ser útil para demonstrar sua melhoria contínua tanto na adesão à higiene das mãos quanto na redução de infecção.

Bibliografia Consultada

BOYCE JM; PITTET D. Guideline for hand hygiene in health-care settings: recommendations of the healthcare infection control practices advisory committee and the HICPAC/SHEA/APIC/IDSA hand hygiene task force. Infect Control Hosp Epidemiol 2002;23:S3-40.

DENTON GW. Chlorhexidine. In: Block SS (ed). Disinfection, Sterilization, and Preservation. 5th ed. Philadelphia: Lippincott Williams and Wilkins, 2001, p. 321-36.

MINISTÉRIO DA SAÚDE. Agência Nacional de Vigilância Sanitária. Resolução – RDC nº 42, de 25 de outubro de 2010, do nº 205. 26/10/10, p. 27.

O'GRADY NP et al. Healthcare Infection Control Practices Advisory Committee (HICPAC). Guidelines for the prevention of intravascular catheter-related infections. Clin Infect Dis 2011;52(9):e162-93.

PITTET D et al. Effectiveness of a hospital-wide programme to improve compliance with hand hygiene. Lancet 2000;356:1307-12.

PITTET D; BOYCE JM. Hand hygiene and patient care: pursuing the semmelweis legacy. Lancet 2001;9-20.

WORLD HEALTH ORGANIZATION (WHO). World Alliance for Patient Safety: global patient safety challenge 2005-2006: clean care is safer care. Geneva: WHO, 2006. Disponível em: http://www.who.int/gpsc/en/. Acessado em julho 2012.

33 A higienização das mãos com água e sabão pode ser substituída pelo uso do álcool gel?

Julia Yaeko Kawagoe

Sim, o manual americano dos *Centers for Disease Control and Prevention* (CDC) publicado em 2002 quebrou o paradigma da lavagem das mãos (recomendação secular para prevenir a transmissão de microrganimos), ou seja, houve mudança da terminologia para higiene das mãos e a indicação do produto alcoólico como o de escolha se não houver sujeira visível nas mãos.

As Diretrizes da Organização Mundial da Saúde (OMS) sobre a Higienização das Mãos – versão preliminar publicada em 2007 e a definitiva em 2009 – reforçam a recomendação do CDC quanto à fricção das mãos com o produto alcoólico, devido à facilidade de uso e disponibilização no local da assistência, maior eficácia antimicrobiana e causar menos ressecamento à pele das mãos do que sabonetes. Estudos comprovam a eficácia antimicrobiana superior de produtos alcoólicos comparados aos degermantes à base de PVPI e clorexidina.

Além disso, a RDC nº 42, de 25 de outubro de 2010, dispõe sobre a obrigatoriedade de disponibilização de preparação alcoólica para fricção antisséptica das mãos pelos serviços de saúde do País: nos pontos de assistência e tratamento de todos os serviços de saúde do país; nas salas de triagem, de pronto atendimento, unidades de urgência e emergência, ambulatórios, unidades de internação, unidades de terapia intensiva, clínicas e consultórios de serviços de saúde; nos serviços de atendimento móvel; e nos locais em que são realizados quaisquer procedimentos invasivos.

Bibliografia Consultada

BOYCE JM; PITTET D. Guideline for hand hygiene in health-care settings: recommendations of the healthcare infection control practices advisory committee and the HICPAC/SHEA/APIC/IDSA hand hygiene task force. Infect Control Hosp Epidemiol 2002;23:S3-40.

DENTON GW. Chlorhexidine. In: Block SS (ed). Disinfection, Sterilization, and Preservation. 5th ed. Philadelphia: Lippincott Williams and Wilkins, 2001, p. 321-36.

O'GRADY NP et al. Healthcare Infection Control Practices Advisory Committee (HICPAC). Guidelines for the prevention of intravascular catheter-related infections. Clin Infect Dis 2011;52(9):e162-93.

PITTET D et al. Effectiveness of a hospital-wide programme to improve compliance with hand hygiene. Lancet 2000;356:1307-12.

PITTET D; BOYCE JM. Hand hygiene and patient care: pursuing the semmelweis legacy. Lancet 2001;9-20.

WORLD HEALTH ORGANIZATION (WHO). WHO guidelines on hand hygiene in health care. Geneva: World Health Organization, 2009. Disponível em: http://whqlibdoc.who.int/publications/2009/9789241597906_eng.pdf. Acessado em julho 2012.

34 Qual sabão bactericida é mais indicado para uso em unidades críticas e nos pacientes em isolamento?

Julia Yaeko Kawagoe

Os manuais de higiene das mãos do *Centers for Disease Control and Prevention* (CDC) ou da Organização Mundial da Saúde (OMS) não fazem a diferenciação quanto ao tipo de produto para a higienização rotineira, visando à remoção da microbiota transitória. Podem ser utilizados produtos com ou sem antimicrobianos quando houver sujeira visível nas mãos.

Quanto à eficácia antimicrobiana, a clorexedina degermante tem melhor ação contra gram-positivos, maior efeito residual e menor inativação por matéria orgânica do que o PVPI.

O triclosan tem espectro antimicrobiano amplo, exceto para *Pseudomonas aeruginosa*. Comparado com álcool e mesmo com clorexidina e PVPI, o efeito imediato é mais lento. Porém, é minimamente inativado por matéria orgânica e apresenta efeito residual.

Em unidades críticas e em pacientes em precauções (contato, gotículas ou aerossóis) não existe indicação específica sobre qual o sabonete a ser utilizado. Prevalece a indicação do produto alcoólico como o de escolha para a higiene das mãos. Há controvérsias no uso de produto alcoólico na higiene das mãos quando se trata de paciente com diarreia por *Clostridium difficile*. O CDC recomenda a lavagem das mãos com água e sabonete devido à remoção mecânica de formas esporuladas, e a OMS, somente em casos de surto.

Não existe nenhum produto de higiene das mãos que seja esporicida. Parece prudente lavar as mãos ao sair do quarto e usar o produto alcoólico ao entrar no ambiente do paciente e entre as várias atividades no mesmo paciente para evitar a transmissão de outros microrganismos.

Bibliografia Consultada

BOYCE JM; PITTET D. Guideline for hand hygiene in health-care settings: recommendations of the Healthcare Infection Control Practices Advisory Committee and the HICPAC/SHEA/APIC/IDSA hand hygiene task force. Infect Control Hosp Epidemiol 2002;23:S3-40.

DENTON GW. Chlorhexidine. In: Block SS (ed). Disinfection, Sterilization, and Preservation. 5th ed. Philadelphia: Lippincott Williams and Wilkins, 2001, p. 321-36.

O'GRADY NP et al. Healthcare Infection Control Practices Advisory Committee (HICPAC). Guidelines for the prevention of intravascular catheter-related infections. Clin Infect Dis 2011;52(9):e162-93.

PITTET D et al. Effectiveness of a hospital-wide programme to improve compliance with hand hygiene. Lancet 2000;356:1307-12.

PITTET D; BOYCE JM. Hand hygiene and patient care: pursuing the semmelweis legacy. Lancet 2001;9-20.

WORLD HEALTH ORGANIZATION (WHO). WHO guidelines on hand hygiene in health care. Geneva: World Health Organization, 2009. Disponível em: http://whqlibdoc.who.int/publications/2009/9789241597906_eng.pdf. Acessado em julho 2012.

35 Qual o antisséptico mais indicado para degermação e antissepsia cirúrgica: PVPI ou clorexidina? Quais as vantagens de um sobre o outro?

Julia Yaeko Kawagoe

As vantagens da clorexidina degermante são: melhor eficácia antibacteriana contra bactérias gram-positivas do que gram-negativas, velocidade de ação, maior efeito residual (6 a 8 horas) e menor inativação por matéria orgânica. Tem a desvantagem de causar ototoxicidade e toxicidade ocular.

PVPI, por outro lado, apresenta menos vantagens quando comparado à clorexidina: efeito residual (2 a 4 horas), tempo de ação (2 minutos para agir) e inativação por matéria orgânica.

Para prevenir a infecção de sítio cirúrgico, não existe evidência científica que o preparo da pele deva ser realizado por um ou outro produto. No entanto, para prevenir infecção da corrente sanguínea, existem evidências científicas que favorecem o uso de clorexidina na inserção (preparo da pele) e manutenção de cateter venoso central (realização de curativo).

Bibliografia Consultada

BOYCE JM; PITTET D. Guideline for hand hygiene in health-care settings: recommendations of the Healthcare Infection Control Practices Advisory Committee and the HICPAC/SHEA/APIC/IDSA hand hygiene task force. Infect Control Hosp Epidemiol 2002;23:S3-40.

DENTON GW. Chlorhexidine. In: Block SS (ed). Disinfection, Sterilization, and Preservation. 5th ed. Philadelphia: Lippincott Williams and Wilkins, 2001, p. 321-36.

O'GRADY NP et al. Healthcare Infection Control Practices Advisory Committee (HICPAC). Guidelines for the prevention of intravascular catheter-related infections. Clin Infect Dis 2011;52(9):e162-93.

PITTET D et al. Effectiveness of a hospital-wide programme to improve compliance with hand hygiene. Lancet 2000;356:1307-12.

PITTET D; BOYCE JM. Hand hygiene and patient care: pursuing the semmelweis legacy. Lancet 2001;9-20.

WORLD HEALTH ORGANIZATION (WHO). WHO guidelines on hand hygiene in health care. Geneva: World Health Organization, 2009. Disponível em: http://whqlibdoc.who.int/publications/2009/9789241597906_eng.pdf. Acessado em julho 2012.

36 É correto afirmar que o uso de antissépticos com princípios ativos diferentes em um mesmo procedimento, como, por exemplo, clorexidina e PVPI, tem ação antagônica? Ou seja, um produto inativa a ação do outro?

Julia Yaeko Kawagoe

A molécula de clorexidina é catiônica e geralmente compatível com outras moléculas catiônicas (compostos de quaternário de amônio), embora a compatibilidade dependa da natureza e de sua concentração. As substâncias não iônicas como os detergentes, embora não sejam diretamente incompatíveis com sais de clorexidina, podem inativar o antisséptico em vários graus, de acordo com a concentração e o tipo de químico utilizado. Clorexidina é incompatível com ânions inorgânicos e orgânicos como os sabões, lauril sulfato de sódio, alginatos, entre outros.

Portanto, a inativação de clorexidina ocorre pelo detergente que compõe a solução de PVPI ou outro princípio ativo. Tal informação pode ser fornecida pelo fabricante do produto.

Bibliografia Consultada

BOYCE JM; PITTET D. Guideline for hand hygiene in health-care settings: recommendations of the Healthcare Infection Control Practices Advisory Committee and the HICPAC/SHEA/APIC/IDSA hand hygiene task force. Infect Control Hosp Epidemiol 2002;23:S3-40.

DENTON GW. Chlorhexidine. In: Block SS (ed). Disinfection, Sterilization, And Preservation. 5th ed. Philadelphia: Lippincott Williams and Wilkins, 2001, p. 321-36.

MINISTÉRIO DA SAÚDE. Agência Nacional de Vigilância Sanitária. Resolução – RDC Nº 42, de 25 de outubro de 2010, do Nº 205. 26/10/10 p. 27.

PITTET D; BOYCE JM. Hand hygiene and patient care: pursuing the Semmelweis legacy. Lancet 2001;9-20.

V

Risco Ocupacional

37 Quais vacinas são recomendadas para profissional de saúde?

Maria Isabel de Moraes Pinto

As seguintes vacinas são recomendadas para profissionais de saúde e estão disponíveis nos Centros de Referência para Imunobiológicos Especiais (CRIEs):

1. Vacina tétano e difteria (dT): recomendada em esquema de três doses para aqueles não anteriormente vacinados (0, 2 e 6 meses), com um reforço a cada 10 anos. A Sociedade Brasileira de Imunizações (SBIm) e o *Centers for Disease Control and Prevention* (CDC) dos Estados Unidos recomendam que uma das doses do esquema básico (ou a dose de reforço) seja com a vacina tríplice acelular do adulto (dTpa), que contém também o componente pertússis e confere proteção contra a coqueluche. Esta vacina, entretanto, ainda não está disponível nos CRIEs.

2. Vacina sarampo, caxumba e rubéola (SCR): indicada para todos os profissionais de saúde pelo menos uma dose, mas idealmente duas. Indivíduos com evidência laboratorial de imunidade para essas três infecções estão dispensados da vacinação.

3. Vacina influenza: recomendada anualmente para todos os profissionais de saúde.

4. Vacina varicela: indicada em esquema de duas doses com pelo menos um mês de intervalo para os profissionais de saúde que não tenham história de doença no passado. Em caso de dúvida, a vacina deve ser aplicada.

5. Vacina hepatite B (HBV): recomendada para os profissionais de saúde em esquema de três doses (0, 1-2 e 4-6 meses). Uma amostra de sangue para dosagem de anticorpos anti-HBs deve ser coletada em de 30 a 60 dias a contar da última dose do esquema vacinal, sendo considerado imune o indivíduo que apresentar an-

ticorpos acima de 10mUI/mL. O indivíduo que apresentar anticorpos abaixo dessa concentração deve receber novo esquema vacinal com três doses da vacina. Uma vez que tenha sido evidenciada a soroconversão, não há necessidade de novas avaliações laboratoriais.

Bibliografia Consultada

BRASIL. Ministério da Saúde. Secretaria de Vigilância à Saúde. Programa Nacional de Imunizações. Manual dos Centros de Referência para Imunobiológicos Especiais. Brasília, 2006.

CENTERS FOR DISEASE CONTROL AND PREVENTION. Immunization of health-care personnel recommendations of the advisory committee on immunization practices (ACIP). MMWR Morbid Mortal Wkly Rep 2011;60(7):1-46.

SOCIEDADE BRASILEIRA DE IMUNIZAÇÕES. Calendário de vacinação ocupacional. Recomendações da Sociedade Brasileira de Imunizações (SBIm)/2012/2013. Disponível em: http://www.sbim.org.br/wpcontent/uploads/2012/07/Ocupacional_2012.pdf. Acessado em agosto 2012.

38 Quais os riscos de adquirir alguma doença infecciosa no caso de exposição do profissional de saúde a material biológico?

Alessandra Destra

Existem pelo menos 60 agentes etiológicos diferentes transmitidos por acidentes ocupacionais. Os principais agentes envolvidos e estudados são: o vírus da imunodeficiência humana (HIV) e os vírus das hepatites B (HBV) e C (HCV).

Risco de transmissão do vírus da imunodeficiência humana (HIV)

Estima-se, em média, que o risco de transmissão do HIV é de 0,3% após acidente percutâneo e 0,09% após exposição de mucosa. Embora episódios de transmissão ocupacional do HIV após exposições cutâneas tenham sido documentados, o risco médio de transmissão não foi precisamente quantificado, mas é estimado como sendo menor que o risco de exposições de mucosas. As estimativas citadas baseiam-se em situações de exposição ao sangue. O risco de infecção associado a outros materiais biológicos é provavelmente inferior. Considera-se de risco para transmissão do HIV os seguintes materiais biológicos:

- Sangue e outros materiais contendo sangue, sêmen e secreções vaginais são considerados materiais biológicos envolvidos na transmissão do HIV.
- Líquidos de serosas (peritoneal, pleural, pericárdico), líquido amniótico, liquor e líquido articular são fluidos e secreções corporais potencialmente infectantes. Não existem, no entanto, estudos epidemiológicos que permitam quantificar os riscos associados a esses materiais biológicos.
- Suor, lágrima, fezes, urina, vômitos, secreções nasais e saliva (esta, exceto em ambientes odontológicos) são líquidos biológicos sem

risco de transmissão ocupacional. Nesses casos, as profilaxias e o acompanhamento clinicolaboratorial não são necessários. Todavia, a presença de sangue nesses líquidos torna-os materiais potencialmente infectantes.

Os fatores de risco para a soroconversão após exposição percutânea com sangue infectado pelo HIV são lesão profunda, dispositivo visivelmente contaminado com sangue do paciente, dispositivo retirado de dentro de um vaso do paciente-fonte e exposições envolvendo paciente-fonte com aids em fase avançada da doença, à qual se associa carga viral elevada ou presença de outros fatores, como, por exemplo, cepas virais indutoras de sincício. Ficou demonstrado ainda que o uso profilático da zidovudina (ZDV) esteve associado à redução de 81% (IC 95% = 46-94%) do risco de soroconversão após exposição ocupacional.

Risco de transmissão do vírus da hepatite B

O risco está relacionado principalmente ao grau de viremia do paciente-fonte e à exposição ao material biológico no ambiente de trabalho. Também deve ser considerada a situação vacinal e sorológica do profissional de saúde exposto. Estudos apontam que nos acidentes envolvendo sangue sabidamente infectado pelo HBV (HBsAg+), com alta taxa de replicação viral (HBeAg+), o risco de hepatite clínica varia entre 22 e 31%, e o da evidência sorológica de infecção, de 37 a 62%. Por outro lado, nos casos em que o paciente-fonte apresenta baixa taxa de replicação viral (HBeAg-), o risco de hepatite clínica varia de 1 a 6%, e o de soroconversão, de 23 a 37%. Entre os materiais biológicos, o sangue é o que possui a maior concentração de partículas infectantes do HBV, sendo o principal responsável pela transmissão do vírus entre os trabalhadores da saúde. Outros fluidos, incluindo leite materno, líquido amniótico, líquido biliar, liquor e líquido articular, contêm partículas infectantes, porém com menor potencial de transmissibilidade.

Risco de transmissão do vírus da hepatite C

O risco médio de transmissão é de 1,8% após exposição percutânea, variando entre 0 e 7%. O principal risco de infecção pelo vírus da hepatite C (HCV) é o contato com sangue. O risco de transmissão pela exposição a outros materiais biológicos e outras formas de exposição não foi quantificado, mas considera-se que seja mais baixo.

Bibliografia Consultada

CARDO DM; CULVER DH; CIESIELSKI CA et al. A case-control study of HIV seroconversion in health care workers after percutaneous exposure. N Engl J Med 1997;337:1485-90.

CENTERS FOR DISEASE CONTROL. Update US public health service guidelines for the management of occupational exposure to HBV, HCV and HIV and recommendations for postexposure prophylaxis. MMWR. 2001;50 (RR-11).

MINISTÉRIO DA SAÚDE – Recomendações para atendimento e acompanhamento de exposição ocupacional ao material biológico: HIV e hepatites B e C. 2004. Disponível em URL: http://www.aids.gov.br. Acessado em julho 2012.

TARANTOLA A; ABITEBOUL D; RACHLINEC A. Infection risks following accidental exposure to blood or body fluids in health care workers: a review of pathogens transmitted in published cases. Am J Infect Control 2006;34:367-75.

39 Qual conduta deve ser adotada para reduzir o risco de transmissão de infecção após acidente com material perfurocortante contaminado?

Alessandra Destra

Os acidentes ocupacionais com sangue e outros fluidos potencialmente contaminados devem ser tratados como casos de emergência médica, uma vez que, para se obter maior eficácia, as intervenções de profilaxia da infecção pelo HIV e hepatite B necessitam ser iniciadas logo após a ocorrência do acidente. Ver a seguir as condutas pós-exposição.

Tratamento imediato do local da exposição

Em caso de lesão, o local deve ser lavado com água e sabão. Não espremer nem aplicar agentes cáusticos como o hipoclorito de sódio. Em caso de exposição à mucosa, lavar apenas com água ou soro fisiológico a 0,9%.

Coleta de exames

O profissional de saúde exposto e o paciente-fonte quando conhecido, devem ser avaliados quanto à infecção pelo HIV, hepatites B e C, por meio da realização de sorologias e teste rápido para a detecção do HIV apenas para o paciente-fonte.

Condutas de acordo com o resultado das sorologias do paciente-fonte

Exposição ocupacional ao paciente-fonte com sorologias negativas – no caso de o paciente-fonte apresentar sorologias negativas, o acidente não oferece riscos ao funcionário, não havendo necessidade de profilaxia, acompanhamento sorológico ou clínico do profissional.

A possibilidade de soroconversão recente ("janela imunológica"), diante de sorologia negativa sem a presença de sintomas de infecção aguda, é extremamente rara.

Exposição ocupacional ao paciente-fonte desconhecido ou com sorologia desconhecida – no caso de paciente-fonte desconhecido (material encontrado no lixo, expurgo etc.), o acidente será avaliado criteriosamente conforme a gravidade da exposição e a probabilidade de infecção. Geralmente não está recomendada a quimioprofilaxia nestes casos, porém os riscos devem ser avaliados individualmente. Algumas situações e tipos de exposição podem sugerir risco aumentado ou reduzido de transmissão. Importantes itens a ser considerados são a prevalência da infecção naquela localidade, o tipo e a origem do material (áreas de alto risco, tais como serviços de emergência, enfermarias de infectologia, diálise, entre outros), além da gravidade do acidente. Caso a condição sorológica do paciente-fonte seja desconhecida (por exemplo, óbito, transferência hospitalar etc.), além das orientações anteriores, deve-se buscar registros em prontuário e considerar possíveis diagnósticos clínicos, presença de sintomas e história de situação epidemiológica de risco para a infecção.

Exposição ocupacional ao paciente-fonte com sorologia conhecida – se o acidente for considerado de risco para a aquisição do HBV ou HIV, seguir as recomendações específicas citadas abaixo.

Exposição ocupacional ao paciente-fonte positiva para hepatite B (HBsAg+) – os profissionais imunes não apresentam risco para a aquisição do HBV. Já os profissionais não vacinados ou não respondedores ao primeiro esquema vacinal (anti-HBs < 10U/mL) devem ser encaminhados para vacinação (três doses) e uso de imunoglobulina específica para hepatite B (HBIg), que deve ser administrada preferencialmente nas primeiras 24 horas após o acidente, podendo ser oferecida em até sete dias. É importante destacar que os indivíduos que receberam dois esquemas completos de vacinação e não ficaram imunes são considerados não respondedores e, diante de exposição ao HBV, devem receber apenas a imunoglobulina.

Exposição ocupacional a paciente-fonte positiva para hepatite C – não há nenhuma medida específica recomendada para a redução do risco de transmissão após exposição ocupacional ao HCV. Diante desses casos, é extremamente importante o acompanhamento do profissional para identificar precocemente uma possível infecção aguda pelo HCV. No estudo publicado por Jaeckel et al., foram observados níveis indetectáveis de RNA do HCV após o uso de interferon, na fase aguda da doença, em 43 pacientes de um total de 44 estudados.

Exposição ocupacional a paciente-fonte positiva para HIV – mediante a indicação de quimioprofilaxia, esta deve ser iniciada preferencialmente em até 2 horas após o acidente, podendo ser oferecida em até 72 horas. A duração da profilaxia é de 28 dias. Nas exposições perfurocortantes e nas exposições em mucosas e/ou cutâneas consideradas mais graves (grande quantidade de material biológico e/ou contato prolongado), recomenda-se o uso de esquema expandido de profilaxia. Já nas exposições em mucosas e/ou cutâneas consideradas de menor risco (pouca quantidade de material biológico e/ou curto contato), considera-se o uso do esquema básico. Na dúvida sobre o tipo de acidente e gravidade da exposição, recomenda-se iniciar a quimioprofilaxia expandida e, posteriormente, reavaliar a manutenção ou alteração do esquema. É necessário realizar o monitoramento da toxicidade e da adesão à profilaxia, independentemente do esquema escolhido, sendo recomendado o agendamento de consultas semanais enquanto durar a profilaxia.

Medicamentos antirretrovirais diferentes do esquema preconizado podem ser indicados quando há suspeita de exposição a cepas virais resistentes.

Quadro 1 – Opções atuais de esquema de quimioprofilaxia pós-exposição ao HIV.

	Esquema preferencial	**Esquemas alternativos**
Básico	Zidovudina + lamivudina (AZT + 3TC)	Tenofovir + lamivudina (TDF + 3TC) ou estavudina + lamivudina (d4T + 3TC)
Expandido	Zidovudina + lamivudina (AZT + 3TC) + tenofovir (TDF) ou zidovudina + lamivudina (AZT+3TC) + lopinavir/ritonavir (LPV/r)	Tenofovir + lamivudina (TDF + 3TC) + lopinavir/ritonavir (LPV/r)

Bibliografia Consultada

CENTERS FOR DISEASE CONTROL. Updated US Public health service guidelines for the management of occupational exposures to HIV and recommendations for postexposure prophylaxis. MMWR 2005;54(RR-9).

JAECKEL E; CORNBERG M; WEDEMEYER H et al. Treatment of acute hepatitis C with interferon alfa-2b. N Engl J Med 2001;345(20):1452-7.

MEDEIROS EAS; BAKOWISKI E. Serviço de infecção ocupacional. In: Como instituir um Programa de Controle de Infecção Hospitalar. APECIH – Associação Paulista de Estudos e Controle de Infecção Hospitalar, 2007.

MINISTÉRIO DA SAÚDE – Recomendações para atendimento e acompanhamento de exposição ocupacional ao material biológico: HIV e hepatites B e C. 2004. Disponível em URL: http://www.aids.gov.br. Acessado em julho 2012.

MINISTÉRIO DA SAÚDE, SECRETARIA DE VIGILÂNCIA EM SAÚDE, DEPARTAMENTO DE DST, AIDS E HEPATITES VIRAIS. Recomendações para terapia antirretroviral em adultos infectados pelo HIV. 2008, Suplemento III. Tratamento e prevenção; Brasília – DF, outubro de 2010.

40 Em relação à profilaxia para acidente ocupacional, caso o paciente-fonte apresente resistência ao esquema antirretroviral recomendado pelo Ministério da Saúde, qual medida a ser adotada para o profissional de saúde?

Cely Saad Abboud

O acidente com material biológico em profissionais de saúde é uma das mais estressantes situações que o profissional que trabalha em controle de infecção encontra em seu dia a dia de trabalho. A pronta ação desse profissional de forma segura, o detalhamento do tipo de acidente, os dados sobre o paciente-fonte e o fluxo correto e bem estruturado de atendimento de acidentes com a Medicina do Trabalho são fundamentais para a abordagem inicial do profissional acidentado nesse momento de ansiedade extrema.

Deve-se ter em mente que o risco de aquisição de HIV por acidente com material biológico é baixo e que depende de fatores relacionados ao inóculo de sangue no momento do acidente e fatores relacionados ao paciente-fonte como a história prévia e atual de uso dos antirretrovirais e os parâmetros que possam sugerir a presença de vírus resistentes como o tratamento antirretroviral prolongado e a ocorrência, durante o tratamento, de progressão clínica, aumento de RNA viral, queda dos níveis de linfócitos CD4+ e falta de resposta na troca do esquema medicamentoso.

A decisão empírica sobre o esquema antirretroviral profilático em casos de resistência é muito complexa, considerando-se que pode haver resistência de mais de uma droga ou classe envolvida, por outro lado já foram relatados casos na literatura de transmissão de HIV resistente independentemente do tipo de profilaxia pós-exposição realizada, e os mecanismos envolvidos na transmissibilidade do vírus nessas situações ainda não são completamente conhecidos.

Em um estudo multicêntrico americano, 64 pacientes-fonte de acidente com material biológico tiveram seus vírus estudados. Da amostra dos 64 pacientes, 14 apresentaram carga viral indetectável, 50 foram sequenciados e 19 (38%) tiveram mutação genotípica primária. Dos 50 pacientes estudados, 26 haviam utilizado antirretroviral por três meses antes da realização do exame. Nessa amostra não houve soroconversão de profissionais de saúde acidentados.

Estudo semelhante foi realizado no Instituto de Infectologia Emílio Ribas, com 44 amostras de pacientes-fonte de acidente com material biológico, 18 (41%) apresentaram resistência relacionada à mutação da transcriptase reversa, protease ou ambas. Dessas 18 amostras, 16 (89%) tiveram resistência a drogas recomendadas na profilaxia pós--exposição a material biológico.

Se a resistência provavelmente afeta toda uma classe de antirretrovirais, é prudente incluir uma droga de uma outra classe. Ressaltamos que a falta de um especialista, no momento imediato do atendimento pós-exposição, não é razão suficiente para retardar o início da quimioprofilaxia. Nesses casos, recomenda-se o uso dos esquemas habituais (como AZT + 3TC + IP) até que o profissional acidentado seja reavaliado quanto à adequação da profilaxia pós-exposição iniciada dentro do prazo ideal de até 72 horas após a exposição. Na dúvida sobre o tipo de acidente, é melhor começar a profilaxia e posteriormente reavaliar a manutenção ou mudança do tratamento.

Na Inglaterra e nos Estados Unidos, o esquema com tenofovir/emtricitabina e lopinavir/ritonavir tem sido proposto nos casos de resistência. No Brasil, ainda não temos esta recomendação pelo Ministério da Saúde.

Estudos ainda devem ser realizados, pois, até o momento, não há evidência de que alteração do esquema de profilaxia pós-exposição melhore a eficácia da profilaxia.

Bibliografia Consultada

BELTRAMI EM et al. Antiretroviral drug resistance in human immunodeficiency virus-infected source patients for occupational exposures to healthcare workers. Infect Control Hosp Epidemiol 2003;24(10):724-30.

CDC. Updated US Public Health Service guidelines for the management of occupational exposures to HIV and recommendations for postexposure prophylaxis. MMWR 2005;54(RR-9):1-17.

EL-FAR F et al. Antiretroviral drug resistance among patients with human immunodeficiency virus who act as sources or potential sources in occupational accidents involving healthcare workers. Infect Control Hosp Epidemiol 2005; 26(9):782-8.

RAPPARINI C et al. Recomendações para atendimento e acompanhamento de exposição ocupacional a material biológico: HIV e hepatites B e C. Brasil, Minstério da Saúde, 2006.

UK DEPARTMENT OF HEALTH. HIV post-exposure prophylaxis. Guidance from the UK Chief Medical Officers' Expert Advisory Group on AIDS, 2008. Disponível em: www.dh.gov.uk/publications. Acessado em agosto 2012.

41 Quais os pontos críticos a serem observados na NR32 em relação ao papel das instituições hospitalares e dos profissionais de saúde?

Alessandra Destra

A seguir, os pontos de destaque da NR32 relacionados ao risco biológico que devem ser considerados pelas instituições e pelos profissionais de saúde, devendo ser contemplados no programa de biossegurança.

Compete às instituições de saúde

- Elaborar o Programa de Prevenção de Riscos Ambientais (PPRA), de acordo com a NR9, e o Programa de Controle Médico de Saúde Ocupacional (PCMSO), de acordo com a NR7, considerando a identificação dos riscos biológicos mais prováveis na instituição, em função da localização geográfica e da característica do serviço de saúde e seus setores.
- Disponibilizar a documentação descrita acima aos trabalhadores da instituição.
- Fornecer aos trabalhadores dos locais onde exista a possibilidade de exposição a agentes biológicos instruções escritas, em linguagem acessível, das rotinas realizadas no local de trabalho e das medidas de prevenção de acidentes e de doenças relacionadas ao trabalho.
- Fornecer aos trabalhadores instruções escritas sobre os procedimentos que devem ser adotados em caso de exposição ocupacional.
- A abertura da comunicação de acidente de trabalho (CAT) mediante acidente envolvendo risco biológico, com ou sem afastamento.
- Disponibilizar lavatório exclusivo para higiene das mãos provido de água corrente, sabonete líquido, toalha descartável e lixeira

com sistema de abertura sem contato manual nos locais onde exista a possibilidade de exposição ao agente biológico.

- Vedar: a) a utilização de pias de trabalho para fins diversos dos previstos; b) o ato de fumar, o uso de adornos e o manuseio de lentes de contato nos postos de trabalho; c) o consumo de alimentos e bebidas nos postos de trabalho; d) a guarda de alimentos em locais não destinados para este fim; e) o uso de calçados abertos.
- Providenciar locais apropriados para fornecimento de vestimentas limpas e para depósito das usadas.
- Providenciar a higienização das vestimentas utilizadas nos centros cirúrgicos e obstétricos, serviços de tratamento intensivo, unidades de pacientes com doenças infectocontagiosas e quando houver contato direto da vestimenta com material orgânico.
- Fornecer, gratuitamente, programa de imunização ativa contra tétano, difteria, hepatite B e os estabelecidos no PCMSO e sempre que houver vacinas eficazes contra outros agentes biológicos a que os trabalhadores estão, ou poderão estar, expostos, o empregador deve fornecê-las gratuitamente.
- Fazer o controle da eficácia da vacinação sempre que for recomendado pelo Ministério da Saúde e seus órgãos e providenciar, se necessário, seu reforço.
- Assegurar que os trabalhadores sejam informados das vantagens e dos efeitos colaterais, assim como dos riscos a que estarão expostos por falta ou recusa de vacinação, devendo, nesses casos, guardar documento comprobatório e mantê-lo disponível à inspeção do trabalho.
- Dispor de serviço de atendimento ao trabalhador exposto ao material biológico durante o horário de funcionamento da instituição. Caso a instituição não disponha deste serviço, o funcionário deve ser encaminhado para uma unidade de referência, onde receberá o atendimento adequado.
- Garantir o acondicionamento e transporte adequado de perfurocortantes.
- Assegurar capacitação aos trabalhadores antes do início das atividades e de forma continuada.
- Manter os registros que documentam as atividades de educação continuada oferecida aos profissionais de saúde.

- Disponibilizar equipamentos de proteção individual (EPI) e coletiva (EPC).
- Assegurar o uso de materiais perfurocortantes com dispositivo de segurança, considerando a implantação de um plano de prevenção de riscos de acidentes com materiais perfurocortantes.

Compete aos profissionais de saúde

- Utilizar EPI adequadamente e disponibilizá-los nos postos de uso.
- Realizar o esquema completo da vacinação.
- Em caso de exposição ocupacional ao material biológico, notificar e realizar o acompanhamento indicado.
- Que utilizarem objetos perfurocortantes a se responsabilizarem pelo seu descarte.
- Não reencapar as agulhas nem desconectá-las manualmente.
- Que apresentam feridas ou lesões nos membros superiores a procurar avaliação médica.
- Não deixarem o local de trabalho com os equipamentos de proteção individual.

Bibliografia Consultada

PORTARIA MTE Nº 485 – NR32. Segurança e saúde no trabalho em serviços de saúde, de 11 de novembro de 2005 (DOU de 16/11/05 – Seção 1).

RAPPARINI C. Manual de implementação: programa de prevenção de acidentes com materiais perfurocortantes em serviços de saúde. São Paulo: Fundacentro, 2010.

42 Qual a indicação da administração de imunoglobulina hiperimune para profissionais de saúde que se acidentam com paciente portador do vírus da hepatite B?

Antonio Eduardo Benedito Silva

A imunização do profissional da área de saúde (PAS) contra hepatite B pode ser realizada de duas formas: passiva ou ativa.

A imunização passiva é feita com gamaglobulina hiperimune contra hepatite B (HBIg). É preparada com plasma contendo altos títulos de anticorpos contra o antígeno de superfície do vírus B (HBsAg) e confere imunidade temporária contra o HBV. Está indicada nos acidentes ocupacionais com perfurocortantes quando o paciente-fonte é HBsAg positivo, não foi testado ou é desconhecido; e o PAS não foi vacinado ou não é imune ao HBV após vacinação. Nessa última situação, o acidentado poderá receber dose dupla de HBIg ou dose normal e iniciar novo esquema vacinal.

Para que a imunização passiva seja indicada, é necessário que se conheça o momento em que ocorreu o contágio, pois a gamaglobulina só é eficaz se administrada até 48 horas após a exposição ao HBV.

A imunização ativa é feita com a vacina contra o HBV. As vacinas disponíveis no mercado são de dois tipos: plasmáticas e recombinantes. A eficácia do esquema de vacinação completo, ou seja, três doses de vacina contra hepatite B aos 0, 30 e 180 dias, é superior a 95% e deve ser estimulada tanto para estudantes como para profissionais que atuam na área de saúde.

Bibliografia Consultada

CENTERS FOR DISEASE CONTROL AND PREVENTION (CDC). Immunization on health care workers: recommendations of the Advisory Committee on Immunization Practices (ACIP) and the Hospital Infection Control Practices Advisory Committee (HICPAC). MMWR 1997;46:1-42.

ZUCKERMAN AJ. Immunization against hepatitis B. Br Med Bull 1990;46: 383-98.

43 Qual conduta adotada para profissionais de saúde portadores dos vírus das hepatites B e C que prestam assistência à pacientes não contaminados por esses vírus?

Antonio Eduardo Benedito Silva

O profissional da área de saúde (PAS) que tem hepatite B e/ou C pode ser uma fonte de infecção para os pacientes e muito se tem discutido em diferentes partes do mundo se algumas restrições devem ser impostas à prática de procedimentos invasivos por esses indivíduos e por estudantes que se iniciam nesta área.

Quanto à hepatite B, alguns países sugerem que o PAS portador do vírus da hepatite B (HBV) deva ter seu sangue testado periodicamente e que, em vez da positividade do HBeAg, a quantificação do HBV deva ser determinada. O limite de corte não é preciso, mas acredita-se que cargas virais inferiores a 2.000UI/mL devam ser desejáveis para se minimizar o risco de transmissão do HBV do PAS para o paciente durante procedimentos invasivos.

Outro aspecto discutido é qual o PAS que teria maior risco de transmitir a infecção. Três possibilidades são destacadas:

1. O PAS que tem viremia alta.
2. O PAS que teria algum ferimento ou condição que permitiria a exposição do seu sangue e/ou secreção ao paciente.
3. O sangue e/ou secreção do PAS entraria em contato com algum ferimento aberto e/ou área traumatizada do paciente.

Além disso, a definição de procedimentos com maior ou menor risco de exposição de sangue e/ou secreções potencialmente contaminados é muito difícil. Por exemplo, pode depender da profissão do PAS: médicos e cirurgiões-dentistas teriam riscos diferentes de se acidentar com base nos locais onde as cirurgias são realizadas. A cavidade oral é pequena e o risco de acidentes com perfurocortantes pode ser maior.

Recentemente, o *Centers for Disease Control and Prevention* (CDC) reavaliou as recomendações que haviam sido editadas em 1991 e concluiu que o PAS portador do HBV não deveria ser proibido de realizar suas atividades de trabalho rotineiras. Isso porque o risco de transmissão do HBV do PAS para pacientes observado nos últimos 20 anos nos países desenvolvidos foi muito baixo. Recomenda que as precauções padrão devam ser adotadas com extremo rigor para que não ocorram transmissão das infecções tanto do PAS para o paciente, como do paciente para o PAS.

Além disso, o CDC desencoraja que algumas práticas discriminatórias sejam indicadas para os PAS infectados, tais como realização frequente de dosagens da carga viral, necessidade de avisar aos pacientes de que é portador da infecção pelo HBV antes de qualquer procedimento invasivo, obrigatoriedade de se tratar com algum antiviral se a carga viral for superior a 2.000UI/mL e ter que mudar de área de trabalho, onde não exponha os pacientes a nenhum risco de contaminação.

Quanto à hepatite C, não existem restrições específicas às práticas realizadas pelos estudantes e PAS. Recomenda-se que a adesão às precauções padrão sejam reforçadas.

Portanto, a adoção rigorosa das medidas preconizadas nas precauções padrão dentro das unidades hospitalares, o treinamento e a atualização constantes dos PAS para a realização de procedimentos de maior risco permitirão dar segurança e minimizar os riscos da transmissão dessas infecções aos pacientes.

Bibliografia Consultada

CENTERS FOR DISEASE CONTROL AND PREVENTION (CDC). Recommendations for preventing transmission of HIV and hepatitis B virus to patient during exposure-prone invasive procedures. MMWR 1991;14:1-19.

CENTERS FOR DISEASE CONTROL AND PREVENTION (CDC). Updated CDC recommendations for the management of hepatitis B vírus-infected health-care providers and students. MMWR 2012;61:1-12.

44 Qual o benefício da administração do interferon como profilaxia em caso de acidente com material biológico de pacientes positivos para o vírus da hepatite C?

Antonio Eduardo Benedito Silva

O risco de transmissão da hepatite C ao profissional da área de saúde (PAS) após acidente com perfurocortante gira em torno de 3%, conforme a maioria dos estudos publicados.

Atualmente, não há nenhuma medida profilática a ser adotada após a exposição ao HCV. Entretanto, estudo publicado em 2001 sugeriu que quanto mais precoce fosse iniciado o tratamento da hepatite C menor seria o risco de cronificação da infecção. Existem protocolos de tratamento da hepatite C aguda que mostram taxas de 95% de resposta virológica sustentada após 24 semanas de interferon alfa em monoterapia. Aceita-se hoje que aqueles que obtêm resposta sustentada estejam curados da infecção.

Portanto, não há benefício na administração do interferon imediatamente após o acidente com perfurocortante, porém um acompanhamento adequado após a exposição é recomendado e, na eventualidade de se caracterizar uma infecção pelo HCV, o PAS deverá ser encaminhado para serviço especializado em tratamento de hepatites virais.

Todo acidente ocupacional que envolver PAS que se acidentou com paciente portador de hepatite C deve ser notificado à CCIH local e à Secretaria da Saúde para que o risco de transmissão dessa doença seja adequadamente estimado e medidas profiláticas possam ser adotadas para se minimizar o risco de transmissão dessa infecção aos pacientes.

Bibliografia Consultada

DEPARTMENT OF HEALTH, SOCIAL SERVICES AND PUBLIC SAFETY. Guidance on the prevention of healthcare-related hepatitis C and workplace management of hepatitis C infected clinical healthcare workers. In: Hepatitis C infected healthcare workers. Disponível em: www.dhsspsni.gov.uk. 25p. Acessado em junho 2011.

45 Que medidas devem ser adotadas pela instituição de saúde quando há um profissional colonizado por *Klebsiella* produtora de betalactamese de espectro estendido? Existe alguma estratégia para descolonizar o profissional?

Luci Correa

Primeiramente, é importante salientar que essa situação é infrequente, pois a colonização persistente das mãos dos profissionais de saúde por bacilos gram-negativos é relativamente incomum.

As espécies de *Klebsiella* spp. produtoras de betalactamese de espectro estendido (do inglês, ESBL), assim como outras enterobactérias, são transmitidas no ambiente hospitalar, através das mãos dos profissionais de saúde ou a partir do ambiente. As infecções por estes microrganimos também podem ocorrer por via endógena, a partir da colonização prévia do trato gastrintestinal, especialmente em pacientes críticos, com exposição prévia a antimicrobianos.

Os fatores de risco para a aquisição de *Klebsiella* spp. produtoras de ESBL incluem hospitalização prolongada, uso prévio de antimicrobianos, especialmente cefalosporinas e presença de dispositivos invasivos.

Os surtos relacionados a esse agente ocorrem mais frequentemente em unidades de terapia intensiva e unidades de onco-hematologia. A transmissão cruzada e fontes ambientais são as mais frequentemente implicadas (termômetros, contaminação do leite materno, transdutores de ultrassonografia etc.). Há descrição de surtos nos quais não foi identificado um reservatório ambiental e a transmissão manteve-se a despeito da implementação das medidas de controle (reforço da higiene das mãos, precauções de contato, coorte de pacientes, limpeza ambiental), tendo sido realizada a investigação da colonização das mãos de profissionais de saúde por meio de culturas de vigilância. Estas descrições são de surtos por *Klebsiella pneumoniae* produtora de ESBL em unidades de terapia intensiva ou semi-intensiva neonatal. Em dois deles a presença de onicomicose e dermatite foi associada à colonização persistente por esta enterobactéria e, em outro, o uso de unhas postiças. Portanto, essa colonização parece ser associada a condições específicas, lesões cutâneas e uso de unhas postiças.

A estratégia em relação ao profissional colonizado por essa bactéria é o tratamento ou eliminação da condição predisponente (exemplo, uso de antifúngico, retirada das unhas postiças), afastá-lo do cuidado direto do paciente até a melhora das lesões e coletar material para cultura de vigilância antes do retorno às atividades. Não há medidas específicas para descolonização do profissional de saúde.

Bibliografia Consultada

BLACK SB; BONTEN MJM; WEINSTEIN RA. Enterobacteriaceae. In: Mayhall CG. Hospital Epidemiology. 4th ed. Philadelphia: Lippincott, Williams and Wilkins – Wolters Kluwer, 2012, p. 520-34.

BOSZCZOWSKI I et al. Outbreak of extended spectrum beta-lactamase producing Klebsiella pneumoniae infection in a neonatal intensive care unit related to onychomycosis in a health care worker. Pediatr Infect Dis J 2005;24:648-50.

CASSETTARI VC et al. Outbreak of extended-spectrum beta-lactamase-producing Klebsiella pneumoniae in an intermediate-risk neonatal unit linked to onychomycosis in a healthcare worker. J Pediatr (Rio J) 2006; 82(4):313-6.

GRAY JG et al. Na outbreak of Klebsiella pneumoniae late-onset sepsis in a neonatal intensive care unit in Guatemala. Am J Infect Control 2012;40(6):516-20.

GUPTA A et al. Outbreak of extended-spectrum beta-lactamase-producing Klebsiella pneumoniae in a neonatal intensive care unit linked to artificial nails. Infect Control Hosp Epidemiol 2004; 25(03):210-5.

46 Como deve ser o acompanhamento dos funcionários que tiveram contato com pacientes portadores de tuberculose na fase bacilífera?

Denise Silva Rodrigues

Recomendam-se exames médicos admissionais e periódicos anuais em todo profissional da saúde que atua na atenção a pacientes com tuberculose. A avaliação da infecção latente por tuberculose deve ser feita por meio do teste tuberculínico (TT). Caso o TT seja menor que 10mm, recomenda-se a repetição do teste em uma a três semanas para avaliar o efeito *booster*. Se o TT for positivo após o efeito *booster*, não repeti-lo. Naqueles profissionais com TT que persiste inferior a 10mm, deve-se repeti-lo a cada 12 meses. O teste deverá ser repetido também naqueles profissionais com TT inferior a 10mm e que sofreram exposição a paciente bacilífero sem proteção ambiental e individual. A exposição pode ser interpretada como períodos de exposição entre 4 e 12 horas, em ambientes fechados e sem ventilação. Será considerada infecção latente tuberculosa recente quando ocorrer conversão do TT, caracterizada pelo incremento de 10mm em relação ao valor encontrado na último teste realizado. Nesse caso, considerar o tratamento preventivo da tuberculose. Se o profissional tiver um teste tuberculínico anterior à exposição positiva, não será necessário repetir o teste e recomenda-se examiná-lo para sinais e sintomas da doença.

Bibliografia Consultada

CENTRO DE VIGILÂNCIA EPIDEMIOLÓGICA – Tuberculose: recomendações para redução do risco de transmissão em serviços de saúde. Vol. 1, 2003.

GUIDELINES FOR THE INVESTIGATION OF CONTACTS OF PERSONS WITH INFECTIOUS TUBERCULOSIS. MMWR 2006;54.

MINISTÉRIO DA SAÚDE. Manual de recomendações para o controle da tuberculose no Brasil. Vol. 1, 2011.

VI

Prevenção e Controle de Infecção de Sítio Cirúrgico

47 Qual o impacto da infecção de sítio cirúrgico com relação a sua prevalência, custo e mortalidade?

Paula Zanellatto Neves

A infecção hospitalar continua sendo um flagelo particularmente nos países em desenvolvimento; dentre elas, as infecções de sítio cirúrgico (ISC) destacam-se entre as mais prevalentes relacionadas à assistência à saúde. As ISC estão associadas a níveis variáveis de gravidade, desde acometimento do local da incisão, até coleções intracavitárias, com morbidade significativa, que prolongam o tempo de internação e aumentam o risco de readmissão hospitalar, admissão em UTI e óbito, gerando elevados custos diretos e indiretos para pacientes e serviços de saúde.

Em 2008, dados da Organização Mundial da Saúde (OMS) revelaram mortalidade de 2 milhões de pacientes após procedimentos cirúrgicos e cerca de 7 milhões apresentaram complicações, sendo que 50% dessas eram consideradas evitáveis. Na época pré-listeriana, a mortalidade por feridas extensas ou profundas infectadas era em torno de 70 a 90%. Nos dias atuais, a incidência da ISC varia entre os diversos serviços e especialidades e depende da qualidade das medidas de prevenção e controle adotados. Dados da OMS presentes no manual do segundo Desafio Global para a Segurança do Paciente de 2008, denominado *Safe Sugery*, em 56 países, demonstram um volume anual de procedimentos cirúrgicos estimado entre 187 e 281 milhões, equivalendo aproximadamente a uma operação para cada 25 seres humanos vivos anualmente. É um volume grande que reflete implicações significativas na área da saúde pública, sendo a infecção uma das causas mais comuns de complicações cirúrgicas sérias. As ISC contribuem com cerca de 15% de todas as infecções relacionadas à assistência à saúde e 37% das infecções adquiridas em hospital. Dois terços são incisionais e um terço confinado ao espaço ou cavidade. Estima-se que a ISC se manifesta entre 2 a 5% dos mais de 30 milhões de pacientes em pós-operatório a cada ano nos Estados Unidos, representando em números absolutos 500.000 ocorrências anuais. Cada ISC prolonga o tempo de internação em sete a dez dias e aumenta o risco de admissão em Unidades de Terapia Intensiva (UTI) em 1,6 vez e de morte em duas a onze vezes, sendo que em 77% dos casos o óbito pode ser diretamente atribuído ao processo infeccioso. Os custos relacionados à ISC aumentam substancialmente e são variáveis; a severidade dos efeitos depende da extensão do procedimento cirúrgico, do país e do método usado para calcular os custos. Nos Estados Unidos acredita-se que gastos aproximados com cada episódio variam de US$ 3.000 a US$ 29.000, dependendo do patógeno infeccioso e do acometimento da infecção, anualmente contabilizam 10 bilhões de dólares. Na Europa são realizadas cerca de 30 milhões de cirurgias por ano e ocorrem de 450.000 a 6.000.000 de casos de ISC. Considerando-se um custo médio diário de hospitalização de € 325 e um prolongamento da estadia hospitalar em dez dias, o resultado para o sistema de saúde europeu é de € 1.47 bilhões a € 19.1 bilhões por ano. Na América Latina o Estudo Íbero-Americano de Eventos Adversos (IBEAS), voltado para a segurança do paciente, demonstra que a infecção do local da cirurgia está na segunda posição, com 8,2%, atrás apenas da pneumonia nosocomial, na lista de frequência dos eventos. Em cinco países da América Latina foi estudado o custo da infecção nosocomial em unidades de terapia intensiva. Os custos com a ISC representaram entre 10 e 35% do total das operações da unidade. No Reino Unido, o custo elevado foi calculado em cerca de € 1.594 por ISC. De acordo com Ferraz et al. (2000), o custo do tratamento da ISC no Hospital das Clínicas da Universidade Federal de Pernambuco foi de US$ 500,00 para uma cesariana e de US$ 1.400,00 para uma cirurgia de colecistectomia.

Bibliografia Consultada

DEVERICK JA. Surgical site infections. Infect Dis Clin North Am 2011;25(1): 135-53.

FERRAZ AAB; FERRAZ EM; BACELAR TS et al. Controle de infecção em cirurgia geral – resultado de um estudo prospectivo de 23 anos e 42.274 cirurgias. Rev Colégio Bras de Cirurgiões 2000;28(1):17-26.

ORGANIZAÇÃO MUNDIAL DA SAÚDE. Segundo desafio global para segurança do paciente: cirurgias seguras salvam vidas (orientações para cirurgia segura da OMS); tradução de Marce a Sánchez Nilo e Irma Angélica Durán – Rio de Janeiro: Organização Pan-Americana da Saúde; Ministério da Saúde; Agência Nacional de Vigilância Sanitária, 2009, 211p.

SIS-LA. Surgical Infection Society – Latin America. Manual Latino Americano de Guias Baseadas na Evidência: Evidências para a Prevenção da Infecção Associada ao Atendimento na Saúde. 2009, p.1-184.

48 Quais os fatores de risco para infecção de sítio cirúrgico (ISC)?

Paula Zanellatto Neves

A patogênese da ISC compreende uma complexa interação entre vários fatores e é influenciada pela natureza e o número de microrganismos contaminantes do sítio cirúrgico; saúde do paciente, que através de suas defesas inatas eliminam os contaminantes no sítio cirúrgico de maneira eficiente; habilidade e técnica da execução do procedimento cirúrgico; além de cuidados no pós-operatório. Alguns fatores de risco são inequivocamente específicos da cirurgia, mas outros podem aplicar-se a uma série de procedimentos. O trauma cirúrgico determina o rompimento de barreiras mecânicas em uma grande extensão da área corporal, propiciando assim a penetração e a multiplicação de microrganismos, e associado à anestesia são fatores que modificam a imunidade do paciente e que podem predispô-lo a uma infecção. O desenvolvimento da infecção vai depender de muitos aspectos, podendo ser fatores intrínsecos e extrínsecos. Particularmente, os fatores predisponentes de ISC relacionados ao paciente são: idade, comorbidades, obesidade, desnutrição, neoplasia, corticoterapia, tabagismo, infecção remota e ser portador nasal de *S. aureus*. Também são de extrema importância os aspectos do procedimento cirúrgico, como tempo de internação pré-cirúrgico, tricotomia, técnica cirúrgica, drenos, higiene das mãos, instrumentais cirúrgicos, tempo de cirurgia, paramentação cirúrgica, equipe cirúrgica, ambiente e potencial de contaminação. Em uma recente revisão, Gibbons et al. (2011), através de buscas sistemáticas, em duas bases de dados biomédicas, MEDLINE e EMBASE (1966-2004 e 1980-2004, respectivamente), analisaram 38 estudos, encontrando diferentes fatores de risco. Dessa revisão, foram extraídos 16 artigos de revisão sobre fatores de risco genéricos para ISC e 15 artigos de cirurgias com implante de próteses de quadril e joelho, com mais de 30 diferentes fatores de risco relatados. Os genéricos relacionados com risco crescente de ISC são: duração da internação pré-operatória, obesidade, tabagismo, alcoolismo, diabetes, múltiplas cirurgias, drenos, infecção remota, imunodeficiência, malignidade e procedimento de emergência.

Bibliografia Consultada

DEVERICK JA. Surgical site infections. Infect Dis Clin North Am 2011;25(1): 135-53.

FERRAZ AAB; FERRAZ EM; BACELAR TS. Infecção em cirurgia. In: Ferraz EM (ed). Infecção da Ferida Cirúrgica. Rio de Janeiro: Medsi, 1997, p. 26777.

GIBBONS C et al. Identification of risk factors by systematic review and development of risk-adjusted models for surgical site infection. Health Technol Assess 2011;15(30).

MANGRAM AJ; HORAN TC; PEARSON ML et al. Guideline for prevention of surgical site infection, 1999. Hospital infection control practices advisory committee. Infect Control Hosp Epidemiol 1999;20(4):250-78.

WONG ES. Surgical site infections. In: Mayhall CG (ed). Hospital Epidemiology and Infection Control. 3rd ed. Baltimore: Lippincott, Williams and Wilkins, 2004, p. 287-310.

49 Quais os microrganismos mais comumente encontrados nas infecções de sítio cirúrgico (ISC)?

Paula Zanellatto Neves

Potencialmente, qualquer agente infeccioso pode desencadear infecção de sítio cirúrgico (ISC), no entanto os germes mais frequentemente envolvidos são aqueles da microbiota endógena da pele do paciente, membranas mucosas ou vísceras ocas. Quando uma membrana mucosa ou pele é submetida a uma incisão, os tecidos expostos estão sob risco de contaminação. Os microrganismos são geralmente cocos aeróbios gram-positivos, como *Staphylococcus aureus* e *Staphylococcus* coagulase-negativa (especialmente em cirurgias limpas, o último significativamente relacionado à implantação de próteses), mas podem ser incluídos aqueles pertencentes à microbiota intestinal (por exemplo, bactérias gram-negativas anaeróbias e aeróbias) quando a incisão é feita próxima ao períneo ou virilha. Quando um órgão gastrintestinal é aberto durante uma cirurgia e é a fonte de patógenos, bacilos gram-negativos (por exemplo, *Escherichia coli*), microrganismos gram-positivos (por exemplo, *enterococci*) e às vezes anaeróbios (por exemplo, *Bacteroides fragilis*) são tipicamente isolados. Os contaminantes bacterianos também podem entrar na ferida por fontes exógenas, incluindo ar da sala operatória, instrumentos, próteses ou outros implantes ou a equipe cirúrgica que entra em contato com a ferida. Fungos de fontes endógenas e exógenas raramente causam ISC e sua patogênese não é bem compreendida. Os patógenos isolados do sítio cirúrgico variam de acordo com o tipo de cirurgia, assim como com o órgão e com a localização. A distribuição dos patógenos que causam infecções do sítio cirúrgico é parecida em muitos países. Em um estudo sobre estas infecções na União Europeia, 27-40% ocorreu devido a *Staphylococcus aureus*; 6-11%, a *Staphylococcus* coagulase-negativa; 3-15%, a *Escherichia coli*; e 7-10%, a

Pseudomonas. Um estudo na Turquia mostrou que os *Staphylococcus aureus* contribuíram para 50% de 621 patógenos isolados de infecções do sítio cirúrgico, *Escherichia coli* por 8%, *S. pyogenes* e *Pseudomonas aeruginosa* por 7% cada uma e S*taphylococcus* coagulase-negativa por 6%. Na Tailândia, os patógenos identificados que mais comumente causaram infecções do sítio cirúrgico foram *Escherichia coli* (15,3%), *Staphylococcus aureus* (8,5%), *Pseudomonas aeruginosa* (6,8%), *Klebsiella pneumoniae* (6,8%) e *Acinetobacter baumannii* (3,4%). *Staphylococcus aureus* resistente à meticilina (MRSA) não é apenas um patógeno comum na atenção terciária e de instituições acadêmicas, mas sim é o mais comum patógeno das ISC, ocorrendo em 30% das ISC entre os hospitais que submetem dados ao relatório do *National Healthcare Safety Network* (NHSN).

Tabela 1 – Principais patógenos isolados em ISC reportados ao *National Healthcare Safety Network* (NHSN).

Patógenos	Isolados (%)		
	1986-1989* **(N = 16.727)**	**1990-1996*** **(N = 17.671)**	**2006-2007**** **(N = 7.025)**
Staphylococcus aureus	17	20	30
Staphylococcus coagulase-negativa	12	14	13,7
Enterococcus spp.	13	12	11
Escherichia coli	10	8	9,6
Pseudomonas aeruginosa	8	8	5,6
Enterobacter spp.	8	7	4,2
Proteus mirabilis	4	3	–
Klebsiella pneumoniae	3	3	3
Outros *Streptococcus* spp.	3	3	–
Candida albicans	2	3	1,6
Streptococcus do grupo D (não enterococos)	–	2	–
	–	2	–
Outros aeróbios gram-positivos	–	2	–
Acinetobacter baumannii	–		0,6
Outros	–	–	19,4

*Dados do NHSN, resumo de outubro de 1986 a abril de 1996, emitidos em maio de 1996.

**Dados do NHSN, resumo de janeiro de 2006 a outubro de 2007, patógenos resistentes a antimicrobianos associados às infecções nosocomiais.

Tabela 2 – Principais patógenos isolados em ISC por tipo de cirurgia em ISC reportados ao *National Healthcare Safety Network* (NHSN)*.

Patógenos	Isolados (%)							
	Abdominal (N = 1.376)	Cardíaca (N = 1.536)	Neurocirurgia (N = 650)	Obstetrícia/ Ginecologia (N = 335)	Ortopedia (N = 963)	Transplante (N = 86)	Vascular (N = 203)	Outras (N = 142)
Staphylococcus aureus	12,7	32,5	50,9	28,3	48,6	11,2	31,3	18,5
Staphylococcus coagulase-negativa	6,4	21,9	16,2	12,4	15,3	6,4	7,8	10,9
Enterococcus spp.	18,9	2,0	3,0	10,1	9,2	34,4	9,7	16,8
Escherichia coli	18,6	6,0	3,7	9,5	3,0	8,8	8,5	8,7
P. aeruginosa	6,1	7,1	4,2	3,2	3,4	2,4	8,8	5,4
Enterobacter spp.	4,7	3,8	4,6	1,9	3,3	8,0	3,3	9,8
K. pneumoniae	3,8	3,7	1,8	1,9	1,2	5,6	2,6	4,9
Candida albicans	2,7	1,4	0,4	0,4	0,2	7,2	1,3	5,4
A. baumannii	0,3	0,8	0,8	0,4	0,9	0	0,7	0

*Dados do NHSN, resumo de janeiro de 2006 a outubro de 2007, patógenos resistentes a antimicrobianos associados às infecções nosocomiais.

Bibliografia Consultada

DEVERICK JA. Surgical site infections. Infect Dis Clin North Am 2011;25(1): 135-53.

HIDRON AI et al. NHSN annual update: antimicrobial-resistant pathogens associated with healthcare associated infections: annual summary of data reported to the National Healthcare Safety Network at the Centers for Disease Control and Prevention, 2006-2007. Infect Control Hosp Epidemiol 2008;29:996-1011.

MANGRAM AJ; HORAN TC; PEARSON ML et al. Guideline for prevention of surgical site infection, 1999. Hospital infection control practices advisory committee. Infect Control Hosp Epidemiol 1999;20(4):250-78.

ORGANIZAÇÃO MUNDIAL DA SAÚDE. Segundo desafio global para segurança do paciente: cirurgias seguras salvam vidas (orientações para cirurgia segura da OMS); tradução de Marce a Sánchez Nilo e Irma Angélica Durán – Rio de Janeiro: Organização Pan-Americana da Saúde; Ministério da Saúde; Agência Nacional de Vigilância Sanitária, 2009, 211p.

50 Qual a taxa de infecção aceitável para cirurgias limpas?

Paula Zanellatto Neves

Recentemente, a prevalência de infecção de sítio cirúrgico (ISC) tem sido usada como um indicador da qualidade dos hospitais e cirurgiões. A prevalência e consequências das ISC já foram descritas em vários países. As taxas relatadas nos estudos variam de 10,5% (Espanha) a 1,4% (Tailândia); nos Estados Unidos, em um estudo prospectivo de seis anos, a taxa encontrada foi de 2,6%; e no Brasil, em estudo retrospectivo de cinco anos, foi de 6,8%. O método tradicional de vigilância inclui um sistema de classificação de ferida, que estratifica cada em uma das quatro categorias (Tabela 1), e vem sendo utilizada desde 1964. Limitações desse sistema de estratificação de risco são bem reconhecidos, sendo um dos principais problemas a incapacidade para explicar o risco intrínseco do paciente. As taxas aceitáveis devem demonstrar os fatores de risco que envolvem o contexto da cirurgia. Para realizar uma comparação válida, os indicadores devem ser obtidos por meio de compostos de índice de riscos que capta a influência conjunta de fatores mais relevantes, corroborando com uma comparação significativa entre as taxas de ISC, feita entre cirurgiões, entre instituições ou através de uma série histórica. Os preditores de risco mais utilizados são o índice de risco NNISS e de risco SENIC. O índice de risco do sistema NNISS, desenvolvido no início da década de 1990, é referencial vantajoso com o qual indicadores em infecções hospitalares de outros pesquisadores podem ser comparados. A estratificação é grada por meio de um escore de risco composto, que considera estado físico geral do paciente, o índice da Sociedade Americana de Anestesiologia (ASA); classificação da contaminação da ferida; e duração do procedimento em relação a um tempo definido através do quartil 75% (ponte de corte), que é específico para cada tipo de cirurgia. A partir desses

Tabela 1 – Potencial de contaminação das cirurgias.

Potencial de contaminação das cirurgias	Taxa de infecção operatória
Limpa – eletiva, fechamento por primeira intenção, sem nenhum sinal ou sintoma de inflamação, sem penetração nos tratos respiratórios, gastrintestinal, geniturinário ou orofaringe, sem falha técnica asséptica e sem drenos	1 a 5%
Potencialmente contaminada – abertura dos tratos respiratório, gastrintestinal ou geniturinário sob condições controladas, sem sinais de processo inflamatório. Penetração de orofaringe ou vagina. Pequena quebra de técnica	3 a 11%
Contaminada – incisão na presença de inflamação não purulenta aguda, quebra grosseira da técnica asséptica, trauma penetrante há menos de 4 horas, feridas abertas cronicamente. Contaminação do trato gastrintestinal. Penetração no trato biliar ou geniturinário na presença de bile ou urina infectada	10 a 17%
Infectada – quando há presença de secreção purulenta, perfuração de vísceras, trauma penetrante há mais de 4 horas, ferida traumática com tecido desvitalizado, corpo estranho ou contaminação fecal	27%

Fonte: CDC, 1986.

três fatores, uma pontuação é feita, quanto maior o índice, maior o risco para desenvolver infecção, produzindo comparações mais compreensíveis do que o agrupamento de todos os numeradores de ISC ou mesmo a estratificação pelo sistema tradicional de classificação de feridas (Quadro 1). Esse tipo de indicador é capaz, então, de discriminar corretamente um dado evento de outro, assim como detectar as mudanças ocorridas com o passar do tempo. Dessa maneira, o índice de risco para ISC proposto pelo sistema NNISS permite comparações tanto entre hospitais como em momentos diferentes na mesma instituição, possibilitando a análise de séries históricas, o que é largamente recomendado pela epidemiologia pelo seu potencial em gerar informação que permita comparações.

Quadro 1 – Índice de risco de infecção cirúrgica (NNISS).

Fator	Classificação	Escore
Tipo de cirurgia – grau de contaminação	Limpa/potencialmente contaminada	0
	Contaminada/infectada	1
ASA	1 ou 2	0
	3,4 ou 5	1
Duração da cirurgia	$\leq$ ponte de corte	0
	$\geq$ ponto de corte	1

Bibliografia Consultada

CAMPOS ML; CIPRIANO ZM; FREITAS PF. Suitability of the NNISS index for estimating surgical-site infection risk at a small university hospital in Brazil. Infect Control Hosp Epidemiol 2001;22(5):268-72.

CDC. Guidelines for the prevention abd control of nosocomial infections: guideline for surgical wound infections. Am J Infect Control 1986;14:71-80.

MANGRAM AJ; HORAN TC; PEARSON ML et al. Guideline for prevention of surgical site infection, 1999. Hospital infection control practices advisory committee. Infect Control Hosp Epidemiol 1999;20(4):250-78.

ORGANIZAÇÃO MUNDIAL DA SAÚDE. Segundo desafio global para segurança do paciente: cirurgias seguras salvam vidas (orientações para cirurgia segura da OMS); tradução de Marce a Sánchez Nilo e Irma Angélica Durán – Rio de Janeiro: Organização Pan-Americana da Saúde; Ministério da Saúde; Agência Nacional de Vigilância Sanitária, 2009, 211p.

51 Quais as estratégias (*bundles*) para prevenção de infecção de sítio cirúrgico?

Cristiane Pavanello Rodriguez Silva

As estratégias para a prevenção das infecções de sítio cirúrgico (ISC) pela metodologia *bundle*, segundo o *Institute of Healthcare Improvement* (IHI), são realizadas por meio de quatro componentes essenciais de cuidados. Esses componentes são medidas de evidência científica comprovadas, de categoria IA ou IB nos guias internacionais de boas práticas para prevenção das infecções relacionadas à saúde (IRAS), medidas fortemente recomendadas pela qualidade metodológica e quantidade de estudos publicados, em um número de componentes que varia de 4 a 5.

Importante lembrar que a metodologia *bundle* não é simplesmente a aplicação de um *checklist* de atividades, mas um conjunto de estratégias ou medidas que funcionam somente se forem aplicadas em conjunto a todos os pacientes que estão sob o risco de IRAS e que devem ser supervisionadas de forma sistemática por toda a equipe de saúde, por meio de vigilância de processo e intensas ações educativas.

As estratégias ou medidas recomendadas são:

Uso racional de antibióticos

Curso breve de um antimicrobiano, administrado logo antes do início da cirurgia, que não se destina a esterilizar tecidos; na realidade é um adjunto em período crítico para reduzir o *bioburden* de contaminação intraoperatória a um nível que não possa interferir nas defesas do hospedeiro. Deve ser realizado no máximo 1 hora antes da incisão cirúrgica. O antimicrobiano deve ser selecionado conforme guias nacionais e internacionais e suspenso, na sua grande maioria, até 24 horas após a cirurgia (48 horas em cirurgias cardíacas). A segunda dose deve ser

VI. PREVENÇÃO E CONTROLE DE INFECÇÃO DE SÍTIO CIRÚRGICO

administrada em cirurgias com mais de 4 horas, ou se houver perda sanguínea superior de 2.000mL. A adequação de peso corporal também é recomendada.

Tricotomia apropriada

O pelo deve ser mantido no sítio cirúrgico sempre que possível. Se necessário, a tricotomia deve ser realizada no máximo em até 2 horas antes da cirurgia, de forma segura, em área restringida à incisão cirúrgica, sem a raspagem dos pelos com lâminas de barbear, preservando o extrato córneo da pele, preferencialmente com tricotomizadores elétricos que possibilitem a limpeza e uso individual de lâminas descartáveis.

Controle adequado de glicemia em pacientes de cirurgias cardíacas* (realizar controle às 6 horas da manhã)

Realizar controle glicêmico rigoroso da glicemia para manter resultados < 200mg/dL 6 horas antes e no primeiro e segundo dia de pós-operatório, pois há uma relação direta do aumento do risco de infecção cirúrgica com a elevação da glicemia.

Manutenção da normotermia em pós-operatório imediato para pacientes de cirurgia colorretal*

A hipotermia no período intraoperatório aumenta em até seis vezes o risco de ISC, sendo que a recomendação é aquecer ativamente os pacientes que permanecerão sob efeito anestésico $\geq$ 60 minutos, em todo o período perioperatório. O ideal é manter a sala cirúrgica com temperatura entre 22-25°C e 26°C para recém-nascidos (RN) e lactentes, aquecer e umidificar vias aéreas, padronizar equipamentos para aquecimento de fluidos e mantas térmicas, preferencialmente convectivas, que são mais seguras e aquecem rapidamente o paciente com possibilidade de regulagem da temperatura oferecida.

---

*Ensaios clínicos e estudos experimentais, sendo também viável em outros pacientes (agregar valor).

Bibliografia Consultada

CDC. Guideline for Prevention of Surgical Site Infection. Infect Control Epidemiol 1999;20:247-80.

HOW-TO GUIDE. Prevent Surgical Site Infections. Cambridge, MA: Institute for Healthcare Improvement; 2012. Disponível em: www.ihi.org. Acessado em agosto 2012.

KURZ A; SESSLER DI; LENHARDT RA. Perioperative normothermia to reduce the incidence of surgical-wound infection and shorten hospitalization. N Engl J Med 1996;334:1209-15.

ROBERT LMD et al. The Association of Diabetes and Glucose Control with Surgical-Site Infections Among Cardiothoracic Surgery Patients. Infect Control Hosp Epidemiol 2001;22(10):607-12.

52 Uma cirurgia realizada na presença de infecção preexistente, em outro sítio, aumenta o risco de infecção cirúrgica? Qual conduta deve ser adotada?

Jorge Manoel Buchdid Amarante
Maria Claudia Stockler de Almeida

Aumenta sim, por isso devemos, em primeiro lugar, recomendar fortemente o adiamento da cirurgia, quando possível, e tratar a infecção preexistente, assegurando, por marcadores hematológicos, bioquímicos ou de imagem, que fique provada a cura do quadro infeccioso.

O ato cirúrgico é um trauma para os tecidos, o qual acarreta desvitalização e posterior processo de reparação cicatricial dos tecidos. Esse tecido desvitalizado e cicatricial, com menor vascularização, pode tornar-se local propício para o crescimento de bactérias.

É claro que se trata de um trauma esperado e, em especial, a antibioticoprofilaxia é indicada para minimizar o risco de contato de bactérias da microbiota de pele e mucosas com os tecidos lesados no ato cirúrgico. Já foi demonstrado que bactérias que causam infecções à distância podem migrar ("bacteriemia") ao sítio cirúrgico e se propagar nos tecidos cruentos e cicatriciais. Pacientes colonizados por *Staphylococcus aureus* nas fossas nasais apresentam maior risco de infecção de sítio cirúrgico do que os não colonizados. Quando a pele está lesada, há maior quantidade de bactérias do que na pele íntegra, mesmo sem sinais nítidos de infecção. Presença de dermatite implica maior risco de infecção de sítio cirúrgico.

A cirurgia eletiva deve ser programada de tal forma que garanta a segurança do paciente e minimize os riscos de complicações, quer pela agressão traumática dos tecidos no ato cirúrgico, quer pelo com risco de hipotensão e hipoperfusão teciduais, hipoxemia e hipotermia.

Bibliografia Consultada

DEVERICK J et al. Strategies to prevent surgical site infections in acute care hospitals. Infect Control Hosp Epidemiol 2008;29(1)S51-S62.

HOWE CW. Experimental wound sepsis from transient Escherichia coli bacteremia. Surgery 1969;66:570-4.

MANGRAM AJ; HORAN TC; PEARSON ML. Guideline for prevention of surgical site infection. Infect Control Hosp Epidemiol 1999;20(4):247-78.

WERTHEIM HFL et al. The role of nasal carriage in Staphylococcus aureus infections. Lancet Infect Dis 2005;5:751-62.

53 O que investigar diante de um aumento na taxa de infecção de sítio cirúrgico em cirurgias limpas?

Jorge Manoel Buchdid Amarante

Maria Claudia Stockler de Almeida

As taxas de infecção em cirurgias limpas têm como objetivo avaliar as medidas de prevenção de infecção em sítio cirúrgico. É o indicador mais sensível e específico para se avaliar os processos de prevenção, pois nesse grupo de pacientes há menor risco intrínseco às condições do ato cirúrgico, portanto devem ser monitoradas e analisadas mensalmente para se detectar aumento em sua fase inicial e sinalizar possível falha nos processos de prevenção dessa infecção.

No caso de ocorrer infecção em um mesmo procedimento, pode haver uma fonte comum, como instrumental cirúrgico. No caso de ocorrer com o mesmo profissional, pode haver falha na técnica cirúrgica ou eventualmente colonização da rinofaringe do cirurgião pelo agente. Muitas vezes, a análise da causa em eventos sentinelas ou conglomerados de eventos detecta oportunidades de melhorias no serviço.

Uma vez detectado o aumento nas taxas, a primeira medida a ser tomada é avaliar o processo de prevenção de infecção de sítio cirúrgico (ISC) para se detectar possíveis falhas.

Muitas vezes, apenas com a adequação nas medidas de prevenção as taxas já são controladas (Quadro 1).

Infelizmente, em alguns serviços, a alta direção apenas se sensibiliza para disponibilizar maiores recursos para instituir medidas de prevenção após elevação nas taxas. E por vezes, em decorrência ao aumento das taxas, é possível alocar maiores recursos para as medidas de prevenção e podemos aproveitar esses momentos para instituir novas medidas como as mencionadas no quadro 2.

Quadro 1 – Medidas de prevenção de infecção de sítio cirúrgico.

Higiene de mãos
Antibioticoprofilaxia adequada (escolha, início e duração)
Antissepsia adequada do local a ser operado
Tricotomia adequada
Antissepsia de mãos dos profissionais da equipe cirúrgica adequada
Ventilação da sala adequada; número de profissionais na sala (serviços de ensino)
Limpeza e desinfecção de superfícies e artigos de anestesia
Esterilização do instrumental crítico adequado

Quadro 2 – Medidas de prevenção de infecção de sítio cirúrgico mais específicas.

Garantir o uso de tricômetro elétrico com lâmina individualizada
Instituir banho de corpo inteiro no pré-operatório e, no caso de infecção por agente multirresistente, banho de corpo inteiro com clorexidina
Garantir uso de manta térmica para cirurgias prolongadas

Após a avaliação dos processos de prevenção e conclusão de que estejam sendo realizados de maneira adequada, persistindo taxas mais elevadas, para identificar uma fonte comum ou um processo isoladamente inadequado, é possível realizar um estudo de caso controle (Quadro 3).

Muitas vezes, apenas após um estudo de caso controle, geralmente trabalhoso, o qual implica maior consumo de tempo e custos, é possível detectar as causas no aumento das taxas. Na fase do estudo, é importante garantir que todas as medidas de prevenção estejam sendo realizadas igualmente.

Quadro 3 – Estudo de caso controle.

Levantamento bibliográfico de situações de surtos ou aglomerados de eventos similares ao ocorrido
Definição dos casos (doentes/com ISC) e controles (não doentes/sem ISC)
Definição dos possíveis fatores de risco (questionário): procedimento, local e turno em que o procedimento é realizado, instrumental, medicação utilizada, profissionais implicados, entre outros
Análise estatística dos dados encontrados para se demonstrar associação de casualidade entre os fatores de risco e os casos

Bibliografia Consultada

DEVERICK J et al. Strategies to prevent surgical site infections in acute care hospitals. Infect Control Hosp Epidemiol 2008;29(1):S51-61.

OLIVEIRA MAP; PARENTE RCM. Estudos de coorte e de caso-controle na era da medicina baseada em evidência. Bras J Video-Sur 2010;3(3)115-25.

54 Quando administrar o antibiótico profilático no período pré-operatório e quando descontinuá-lo?

Jorge Manoel Buchdid Amarante
Maria Claudia Stockler de Almeida

O objetivo do antibiótico profilático é diminuir o efeito inóculo de bactérias da pele e mucosas no sítio cirúrgico e diminuir o risco de penetração dessas bactérias.

Quando realizamos antissepsia da pele e preparo do colón, temos esse mesmo objetivo, porém, mesmo quando realizados da melhor maneira possível, nunca será possível a eliminação completa dessa microbiota (não ocorre assepsia, a pele do paciente nunca irá para a autoclave). No momento da incisão cirúrgica, níveis séricos de antibiótico são capazes de eliminar bactérias da microbiota da pele e mucosas que possivelmente entrariam em contato com o sítio cirúrgico sob risco de se propagarem. Garantir níveis séricos adequados implica conhecer a farmacologia de cada antibiótico, ou seja, antibióticos com meia-vida mais curta, como as cefalosporinas, devem ser administrados até 60 minutos antes da cirurgia, idealmente no período de indução anestésica. Antibióticos com meia-vida mais prolongada, como quinolonas e vancomicina, devem ser administrados 2 horas antes do procedimento. Dessa forma, o nível sérico e, consequentemente, tecidual serão maiores. Doses mais elevadas do que aquelas utilizadas para tratamento são administradas para aumentar também os níveis séricos mais elevados durante o procedimento. Atentar para pacientes obesos (IMC > 35), com indicação de doses mais elevadas (3g de cefazolina). No caso de haver perda sanguínea maior que 1 litro ou maior duração do procedimento, deve haver suplementação de doses de antibiótico de acordo com a meia-vida de cada agente.

Quadro 1 – Suplementação de dose de antimicrobiano no intraoperatório.

Antibiótico	Dose	Reposição
Cefazolina	1-2g	2/2-5/5h ou Perda sanguínea > 1L
Cefuroxima	1,5g	3/3-4/4h Perda sanguínea > 1L
Ceftriaxona	1-2g	4/4-10/10h Perda sanguínea > 1L
Cefoxetina	1-2g	2/2-3/3h Perda sanguínea > 1L
Metronidazol	0,5-1g	6/6-8/8h Perda sanguínea > 1L
Gentamicina	1,5mg/kg	3/3-6/6h Perda sanguínea > 1L
Ciprofloxacino	400mg	4/4-10/10h Perda sanguínea > 1L
Vancomicina	1-2g	2/2h Perda sanguínea > 1L
Clindamicina	600-900mg	3/3-6/6h Perda sanguínea > 1L
Imipenem	1g	4/4-10/10h Perda sanguínea > 1L

Após o fechamento da pele e certamente não mais que 24 horas após, não há mais a necessidade da "proteção" do antibiótico. E certamente os riscos implicados em uso de antibióticos (diarreia por *Clostridium difficile*, seleção de bactérias resistentes, alergia, entre outros) e custos serão maiores e não compensam mais, uma vez não haver benefício. A presença de drenos não justifica prolongar a duração da profilaxia antimicrobiana. Apenas no caso de cirurgias com colocação de prótese (endovascular, cardíaca, ortopédica) e cardíacas há benefício do uso de antibiótico durante 48 horas.

Bibliografia Consultada

BRATZLER DW et al. Antibiotic timing related to incision. Arch Surg 2005; 140:174-82.

CLASSEN DC et al. The timing of prophylactic administration of antibiotics and the risk of surcal-wound infection. N Engl J Med 1992;326:281-6.

DEVERICK J et al. Strategies to prevent surgical site infections in acute care hospitals. Infect Control Hosp Epidemiol 2008;29(1)S51-61.

STONE HH et al. Antibiotic prophylaxis in gastric, biliary and colonic surgery. Ann Surg 1976;184:443-52.

55 A indicação da profilaxia antimicrobiana é baseada no tipo de cirurgia? Deve ser considerado o potencial de contaminação: limpa, potencialmente contaminada, contaminada ou infectada?

Jorge Manoel Buchdid Amarante
Maria Claudia Stockler de Almeida

A indicação da profilaxia antimicrobiana é baseada no potencial de contaminação dos tecidos que serão lesados no ato cirúrgico e nos estudos que comprovem sua eficácia. Ou seja, para cada cirurgia, foi estudado o benefício ou não da profilaxia antimicrobiana com uma determinada escolha de antimicrobiano. Cirurgias potencialmente contaminadas do trato digestório têm menor risco de infecção quando se usam agentes que tenham ação contra enterobactérias. Cirurgias potencialmente contaminadas do trato respiratório baixo em pacientes colonizados (DPOC, entre outras) têm menor risco de infecção com profilaxia antimicrobiana com agentes que tenham ação contra bactérias gram-negativas e pneumococos. Deve-se buscar na literatura estudos que comprovem a eficácia da profilaxia antimicrobiana para cada tipo de cirurgia. O potencial de contaminação da cirurgia é uma classificação realizada que se relaciona com o risco de desenvolver infecção inerente a cada procedimento por manipular tecidos mais ou menos colonizados e eventualmente infectados. No caso de cirurgia infectada, é realizado tratamento e não mais profilaxia.

Bibliografia Consultada

APECIH – Prevenção de Infecção Cirúrgica. 3ª ed. 2009.

MANGRAM AJ et al. Guideline for prevention of surgical site infection, 1999. Hospital infection control practices advisory committee. Infect Control Hosp Epidemiol 1999;20(4):250-78.

56 Que critérios são utilizados na escolha de um antibiótico para o tratamento de infecção de sítio cirúrgico?

Jorge Manoel Buchdid Amarante
Maria Claudia Stockler de Almeida

Mesmo nas cirurgias não limpas, o principal agente descrito em estudos americanos é o *Staphylococcus aureus* e coagulase-negativa. Ou seja, agentes presentes na microbiota da pele como fonte de infecção é muito importante, em especial no caso de infecção incisional superficial ou profunda. Em relação às escolhas de antimicrobianos com ação contra não *Staphylococcus* spp., é necessário conhecermos o perfil de resistência na unidade.

A escolha de antimicrobiano vai depender do local da infecção: incisional superficial, incisional profunda, órgão e espaço (meningite, abscesso intra-abdominal, entre outras), da gravidade de cada caso e do agente prevalente nas infecções de sítio cirúrgico. Casos mais graves requerem cobertura ampla de todos os possíveis agentes, sempre tentando-se fazer o diagnóstico etiológico. Casos leves de infecção de sítio cirúrgico superficial eventualmente podem ser tratados apenas com cuidados locais, sem uso de antimicrobianos. Sempre que possível, coletar material para exame de cultura afim de, após a obtenção dos resultados, direcionar a escolha do antimicrobiano para o agente isolado. Dessa forma, também é possível conhecer os agentes mais prevalentes na unidade, o que facilita a escolha empírica do antimicrobiano na unidade.

Quando avaliamos caso a caso, além da extensão da infecção, é importante considerar os possíveis agentes colonizantes no local que foi realizada a cirurgia. Ou seja, cirurgias com manipulação da cavidade oral é um local colonizado por bactérias gram-positivas anaeróbias, e cirurgias com manipulação do trato digestório, por bactérias anaeró-

Quadro 1 – Antibióticos utilizados para o tratamento de infecções causadas por *Staphylococcus* sp. com diferentes perfis.

MSSA	Oxacilina
	Cefalexina
CA-MRSA	Clindamicina, SMT/TMP
	Vancomicina
	Linesolida
HA-MRSA	Vancomicina
	Linesolida
	Daptomicina
Staphylococcus coagulase-negativa	Vancomicina
	Linesolida
	Daptomicina

MSSA = *Staphylococcus aureus* sensível à meticilina (oxacilina); CA-MRSA = *Staphylococcus aureus* oxacilinorresistente adquirido na comunidade; HA-MRSA = *Staphylococcus aureus* oxacilinorresistente adquirido no hospital; SMT/TMP = sulfametoxasol/trimetoprima.

bias gram-negativas. Ressalto a importância das bactérias anaeróbias, pois, mesmo com técnicas rigorosas de coleta de material para exame de cultura, são bactérias mais dificilmente cultiváveis. Dependendo da extensão e gravidade da infecção e havendo a possibilidade de infecções polimicrobianas, seria necessária ampla cobertura. É conhecido que infecções por bactérias aeróbias geralmente causam a morte dos indivíduos, enquanto bactérias anaeróbias causam as complicações supurativas (abscessos e coleções), habitualmente poupando a vida do indivíduo.

Bibliografia Consultada

APECIH – Prevenção de Infecção Cirúrgica. 3ª ed. 1999.

MANGRAM AJ et al. Guideline for prevention of surgical site infection, 1999. Hospital Infection Control Practices Advisory Committee. Infect Control Hosp Epidemiol 1999;20(4):250-78.

57 Existe um método eficaz para vigilância de infecção cirúrgica pós-alta?

Claudia Vallone Silva

O estudo SENIC (*Study of the Efficacy of Nosocomial Infection Control*) conseguiu identificar estruturas e processos associados a alto risco de infecção. O estudo concluiu que mais de 32% das infecções poderiam ser evitadas se quatro componentes estivessem presentes no programa de prevenção e controle de infecção: um sistema contínuo de vigilância epidemiológica, esforços ativos para a prevenção e controle, equipe direcionada e treinada para o trabalho com prevenção e controle de infecções e para infecções de sítio cirúrgico, especificamente, retorno ou *feedback* das taxas de infecção de sítio cirúrgico por cirurgião.

A vigilância epidemiológica das infecções de sítio cirúrgico (ISC) é uma das atividades mais importantes da atuação do grupo de prevenção e controle de infecção, pois essa atividade é, por si mesma, uma intervenção, ou seja, está diretamente associada à redução da ocorrência da infecção. Na infecção de sítio cirúrgico, há condições de calcular taxas individuais por especialidade ou mesmo por cirurgiões, o que pode ser considerado medida de prevenção de infecção. As definições quanto a procedimentos cirúrgicos, critérios diagnósticos de infecção e fatores de risco utilizados para ajuste dos casos devem ser bastante discutidas e os conceitos estar claros quando os casos forem discutidos com as equipes e as taxas divulgadas.

Para a vigilância das infecções de sítio cirúrgico, a observação direta do sítio operatório diariamente pelo médico ou enfermeira treinada é o método mais acurado, porém nem sempre pode ser utilizado. O método indireto é o mais frequentemente utilizado e abrange: revisão de laudos de microbiologia e registros médicos, consultas ao paciente ou cirurgião, triagem na readmissão ou reoperações e acompanhamento da evolução. A utilização de antimicrobianos pode ser uma pista importante para o possível diagnóstico de uma infecção de sítio cirúrgico. O diagnóstico da infecção deve ser feito seguindo-se critérios diagnósticos padronizados e a vigilância epidemiológica levar em consideração pistas, pois o exame microbiológico de todas as feridas é trabalhoso e indesejável. É fundamental, portanto, vigilância por busca ativa com contato estreito com os profissionais que realizam os curativos e acompanham a evolução do paciente.

Atualmente, as cirurgias são menos invasivas e os pacientes cirúrgicos recebem alta precocemente, o que dificulta o diagnóstico das ISC. Provavelmente, as taxas de ISC em hospitais que não realizam vigilância pós-alta são menores do que o real. Infecções incisionais superficiais de sítio cirúrgico podem evoluir no domicílio, porém não gerar novas internações ou exames mas infecções incisionais profundas ou de órgão e espaço normalmente exige readmissão hospitalar, o que pode facilitar a identificação durante a vigilância.

Estudos estimam que 19 a 77% das ISC se manifestam depois da alta do paciente, portanto implantar um sistema de vigilância pós-alta é fundamental.

Embora a vigilância pós-alta seja recomendada, não há um método de vigilância reconhecido com total confiança. Métodos diferentes de vigilância pós-alta podem ser empregados: busca ativa para instituições onde o retorno do paciente é para o próprio ambulatório do hospital ou busca passiva por meio de questionário encaminhado ao cirurgião ou ao paciente, telefonema ao paciente, 30 dias depois da alta, encaminhamento de e-mail etc. A colaboração do cirurgião nem sempre é obtida, no entanto, quando o paciente é incluído como fonte de dados, os resultados são diferentes, dependendo das condições socioeconomico-culturais desse e da disponibilidade dos recursos locais.

O melhor método a ser empregado para a vigilância pós-alta é aquele que se adapta melhor a sua instituição. Provavelmente, métodos passivos e ativos devem ser combinados para melhorar a sensibilidade de identificação das infecções pós-alta.

Segundo as estratégias para a prevenção de infecção relacionada à assistência a saúde (IRAS) publicadas pela *Society for Healthcare Epidemiology of America* (SHEA) em 2008 e traduzidas pela APECIH em

2011, práticas de vigilância pós-alta para identificação de ISC devem ser planejadas por até 30 dias, para qualquer cirurgia, e por 12 meses se algum material protético tiver sido implantado durante o procedimento cirúrgico. Essa recomendação tem nível de evidência A-II, ou seja, boa evidência para embasar a implantação.

Em estudo realizado por alguns autores, concluiu-se que o acompanhamento do paciente cirúrgico pós-alta é fundamental, tanto para cirurgias classificadas como limpas, quanto para cesárea e outras cirurgias. Neste estudo, 87,6% das ISC em cirurgias limpas foram diagnosticadas no retorno ambulatorial, geralmente depois de 15 dias do procedimento cirúrgico. No caso de cesárea, detectaram-se 91% das ISC após a alta, e em outras cirurgias, em 32,2% dos casos. Estas ISC foram diagnosticadas geralmente no quinto ao décimo dia pós-procedimento. Com essas informações em mãos, a equipe do hospital traçou uma estratégia para diminuir as ISC: vigilância epidemiológica durante a internação, vigilância epidemiológica pós-alta (retorno ambulatorial) e taxas de infecção calculadas por equipe cirúrgica (*feedback* frequente).

Em 27 de fevereiro de 2009, foi publicada no Diário Oficial da União uma Resolução (RDC nº 8) que dispõe sobre as medidas para a redução da ocorrência de infecções por micobactérias de crescimento rápido (MCR) em serviços de saúde. O Brasil viveu um surto de mais de 2.000 casos de infecção de sítio cirúrgico por esse microrganismo e as investigações apontaram vários problemas em relação ao reprocessamento de materiais e acompanhamento de pacientes. Considerando que a ocorrência de infecções por MCR está associada principalmente à realização de procedimentos cirúrgicos e diagnósticos por videoscopias com penetração de pele, mucosas adjacentes, tecidos subepiteliais e sistema vascular, cirurgias abdominais e pélvicas convencionais, cirurgias plásticas com o auxílio de ópticas, mamoplastias e procedimentos de lipoaspiração, tornam-se obrigatórios o acompanhamento e a identificação de sinais e sintomas sugestivos de infecção por MCR pelos serviços de saúde. Nos primeiros 90 dias, o acompanhamento deve ser mensal. Após esse período, os pacientes devem ser orientados a procurar o serviço de saúde caso ocorra qualquer anormalidade relacionada ao procedimento cirúrgico, até completar 24 meses. Além disso, os casos suspeitos e confirmados de infecção por MCR devem ser informados à autoridade sanitária local e, eletronicamente, pelo formulário de "Notificação de Infecção Relacionada à Assistência à Saúde por Micobacteriose não Tuberculosa".

Bibliografia Consultada

ANDERSON DJ et al. Strategies to prevent surgical site infections in acute care hospitals. Infect Control Hosp Epidemiol. Supplement article: SHEA/IDSA Practice Recommendation. 2008;29(10):51-61.

DESTRA A. Estratégias para prevenir infecções de sítio cirúrgico em hospitais de cuidados agudos. In: Um compêndio de estratégias para a prevenção de Infecções Relacionadas à Assistência à Saúde em Hospitais de cuidados agudos. Associação Paulista de Estudos e Controle de Infecção Hospitalar. APECIH. 2011;(Supl):87-97.

GRINBAUM RS. Como avaliar a ocorrência de ISC no hospital. In: Prevenção de Infecção de Sítio Cirúrgico. Associação Paulista de Estudos e Controle de Infecção Hospitalar. APECIH, 2009, p. 68-71.

NADZAM DM; SOULE BM. Performance measures. In: APIC Text of Infection Control and Epidemiology. 3rd ed. Washington, DC: Association for Professionals in Infection Control and Epidemiology, 2009, p. 1-11.

WON SY; WONG ES. Surgical site infections. In: Mayhall CG. Hospital Epidemiology and Infection Control. 4th ed. Philadelphia: Lippincott Williams and Wilkins, 2012, p. 286-306.

VII

PREVENÇÃO E CONTROLE DE INFECÇÃO DA CORRENTE SANGUÍNEA

58 Qual o impacto da infecção primária da corrente sanguínea com relação a sua prevalência, custo e mortalidade?

Daniela Vieira da Silva Escudero

A infecção primária da corrente sanguínea (IPCS) está entre as mais comumente relacionadas à assistência à saúde. Estudos mostram que cerca de 60% das bacteriemias nosocomiais são associadas a algum dispositivo intravascular. Estima-se que ocorram 41.000 infecções primárias da corrente sanguínea associada a cateter venoso central por ano nos hospitais dos Estados Unidos.

A IPCS está associada à prolongação do tempo de internação e consequentemente ao aumento de custos relacionados à assistência. Em relação aos custos, estes são variáveis, dependentes do país, centro e unidade em que o paciente está internado. Estudos norte-americanos apontam para gasto extra em torno de US$ 50.000,00 por episódio de IPCS; já em países em desenvolvimento o gasto extra é de US$ 5,000 a 14,000 por episódio.

Em relação à mortalidade, a IPCS está associada ao seu aumento, podendo variar entre pacientes, conforme a existência ou não de outros fatores de risco associados (exemplo: internação em unidade de terapia intensiva, onde a mortalidade por IPCS pode atingir até 69%). No Brasil, a mortalidade atribuída às infecções da corrente sanguínea varia de 6,7 a 75% e está diretamente relacionada com antibioticoterapia empírica inicial inadequada e etiologia da infecção.

Bibliografia Consultada

ANVISA. Orientações para Prevenção de Infecção Primária da Corrente Sanguínea – Unidade de Investigação e Prevenção das Infecções e dos Efeitos Adversos. 2010, p. 7.

CENTERS FOR DISEASE CONTROL (CDC). Central Line-Associated Bloodstream Infection (CLABSI) Event. Device-associated Module CLABSI. 2012, p. 1.

HALLAGE NM. Infecção associada ao uso de cateteres vasculares. In: Nicoletti C; Carrara D; Richtmann R. 3ª ed. São Paulo: APECIH, 2005, p. 11.

ROSENTHAL VD et al. Impact of International Nosocomial Infection Control Consortium (INICC) Strategy on Central Line-Associated Bloodstream Infection Rates in the Intensive Care Units of 15 Developing Countries. Infect Control Hosp Epidemiol 2010;31(12)1264-72.

59 Quais são os fatores de risco para infecção da corrente sanguínea?

Daniela Vieira da Silva Escudero

As infecções da corrente sanguínea são multifatoriais e apresentam critérios diagnósticos, fisiopatologia e implicações distintos. Os fatores de risco podem ser divididos entre os do próprio hospedeiro e relacionados à cateterização.

Em relação aos fatores do próprio hospedeiro, podemos citar extremos de idade, gravidade da doença de base e neutropenia.

Os fatores de risco relacionados à cateterização incluem:

- Condição de sua instalação (eletiva ou de urgência) – durante a passagem de um cateter em atendimento de urgência pode ocorrer quebra de técnica ocasionando aumento do risco de infecção.
- Tipo de acesso (periférico ou central) – os cateteres periféricos estão menos frequentemente associados ao desenvolvimento de infecção.
- Tipo do cateter central (longa, curta permanência, implantável ou semi-implantável) – pode-se destacar o uso de cateteres vasculares centrais, principalmente os de curta permanência, como um dos mais frequentes fatores de risco conhecidos. Há dificuldade em se determinar a relação entre o uso do cateter central e a infecção primária da corrente sanguínea (IPCS) e considera-se IPCS associada ao cateter se este estiver presente durante o diagnóstico.
- Sítio de inserção – em adultos, o acesso em subclávia é considerado de menor risco, seguido por jugular e femoral em pacientes com índice de massa corporal > 28,4 como maior risco. Os riscos e benefícios em relação às complicações infecciosas e não infecciosas devem ser considerados caso a caso para a escolha do sítio

de inserção. Em pacientes pediátricos, a utilização de cateter em veia femoral pode ter uma taxa de infecção equivalente aos cateteres não inseridos na femoral.

- Número de lumens – quanto maior sua quantidade maior o risco de infecção.
- Tempo de permanência do cateter – quanto mais prolongada maior o risco de infecção.
- Tipo de solução infundida – como a nutrição parenteral total.

Podemos também citar como fatores de risco para infecção da corrente sanguínea associada a cateter central a hospitalização prolongada antes da cateterização, densa colonização microbiana no sítio de inserção, densa colonização microbiana no *hub* do cateter e cuidado inadequado do cateter.

Bibliografia Consultada

ANVISA. Critérios Nacionais de Infecções Relacionadas à Assistência à Saúde-Corrente Sanguínea. 2009, p. 4.

ANVISA. Orientações para Prevenção de Infecção Primária da Corrente Sanguínea. 2010, p. 7 e 25.

CENTERS FOR DISEASE CONTROL (CDC). Guideline for the Prevention of Intravascular Catheter-Related Infections. 2011, p. 11, 23-8.

HALLAGE NM. Infecção associada ao uso de cateteres vasculares. In: Nicoletti C; Carrara D; Richtmann R. 3ª ed. São Paulo: APECIH, 2005, p. 11.

MARSCHALL J et al. A Compendium of Strategies to Prevent Healthcare-Associated Infections in Acute Care Hospitals. Infect Control Hosp Epidemiol 2008;29:901. Tradução autorizada realizada pela APECIH.

60 Quais os microrganismos mais comumente encontrados nas infecções da corrente sanguínea?

Daniela Vieira da Silva Escudero

O perfil dos microrganismos encontrados nas infecções da corrente sanguínea é diferente quando se comparam hospitais de ensino e os exclusivamente assistenciais; os de pequeno e grande porte; os que possuem ou não unidades de terapia intensiva e diferentes unidades de internação no mesmo hospital.

Os tipos de microrganismos que mais causam a infecção da corrente sanguínea modificaram ao longo do tempo. Nos anos 1970, os bacilos gram-negativos constituíam a principal etiologia, entre 1986 e 1989 os mais frequentemente identificados eram *Staphylococcus* coagulase--negativa e *Staphylococcus aureus*. Essa modificação no perfil etiológico é atribuída ao uso de antimicrobianos com ação contra os bacilos gram--negativos e a implementação do uso de dispositivos vasculares. Durante o período de 1992 a 1999, houve aumento de 8% na identificação de *Enterococcus* spp. Em relação aos bacilos gram-negativos, houve redução de 19% para 14% na sua identificação, comparando os dois períodos, década de 1980 e 1990, acima citados.

Atualmente, dados americanos demonstram que os patógenos mais comumente relatados como causadores de infecção da corrente sanguínea associada a cateter venoso central (ICSAC) são *Staphylococcus* coagulase-negativa, *Staphylococcus aureus, Enterococcus* spp. e *Candida* spp. Os bacilos gram-negativos correspondem a 19 a 21% das notificações. Para todos os patógenos comuns que causam ICSAC, a resistência antimicrobiana é um problema, particularmente em unidades de terapia intensiva (UTIs). Embora nos Estados Unidos o *Staphylococcus aureus* resistente à meticilina (MRSA) agora conte com mais de 50% de todos os *Staphylococcus aureus* isolados em UTI, a incidência de

MRSA em ICSAC diminuiu nos últimos anos, talvez como resultado dos esforços de prevenção. Para os gram-negativos, a resistência antimicrobiana às cefalosporinas de 3ª geração entre *Klebsiella pneumoniae* e *E. coli* tem aumentado significativamente, assim como a resistência ao imipenem e à ceftazidima para *Pseudomonas aeruginosa*, e *Candida* spp. apresenta cada vez mais resistência ao fluconazol. Já nos países em desenvolvimento, a taxa de MRSA, enterobactérias resistentes à ceftazidima, e *Pseudomonas aeruginosa*, com resistência às fluoroquinolonas, foi significantemente maior que a reportada pelos dados americanos. No entanto, a taxa de *Enterococcus* spp. isolados resistentes à vancomicina foi menor.

Bibliografia Consultada

HALLAGE NM. Infecção associada ao uso de cateteres vasculares. In: Nicoletti C; Carrara D; Richtmann R. 3ª ed. São Paulo: APECIH, 2005, p. 12.

O'GRADY NP et al. Guideline for the Prevention of Intravascular Catheter-Related Infections. Centers for Disease Control and Prevention. 2011, p. 23.

O'GRADY NP et al. Guideline for the Prevention of Intravascular Catheter-Related Infections. Center for Disease Control and Prevention. MMWR Recomm Resp, 2002.

ROSENTHAL VD et al. International Nososcomial Infection Control Consortium (INICC) report, data summary of 36 countries, for 2004-2009. Am J Infect Control 2011;1-11.

61 Quais as medidas utilizadas (*bundles*) para prevenção de infecção da corrente sanguínea?

Cristiane Pavanello Rodriguez Silva

As medidas ou estratégias para a prevenção das infecções primárias da corrente sanguínea relacionadas a cateter venoso central (ICSP/CVC) pela metodologia *bundle*, segundo o *Institute of Healthcare Improvement* (IHI), são realizadas por meio de cinco componentes essenciais de cuidados. Esses componentes são medidas de evidência científica comprovadas, de categoria IA ou IB nos guias internacionais de boas práticas para prevenção das infecções relacionadas à saúde (IRAS), medidas fortemente recomendadas pela qualidade metodológica e quantidade de estudos publicados, em um número de componentes que varia de 4 a 5.

Importante lembrar que a metodologia *bundle* não é simplesmente a aplicação de um *checklist* de atividades, mas um conjunto de estratégias ou medidas que funcionam somente se forem aplicadas em conjunto a todos os pacientes que estão sob o risco de IRAS e que devem ser supervisionadas de forma sistemática por toda a equipe de saúde, por meio de vigilância de processo e intensas ações educativas.

As estratégias ou medidas recomendadas são:

Higienização das mãos

A lavagem das mãos ou utilização de álcool gel auxiliam na prevenção e contaminação dos sítios de inserção do cateter venoso central (CVC), bem como das infecções primárias da corrente sanguínea relacionadas a esse dispositivo. Durante os cuidados com o CVC, os momentos apropriados para higienização das mãos são: antes e após a palpação do local de inserção do CVC, antes e após a manipulação do CVC (inserção, troca, reparo, curativo, medicação) e também sempre que as mãos estiverem sujas ou com suspeita de contaminação, antes e após procedimentos invasivos entre pacientes, antes e após a colocação de luvas e após usar o banheiro.

Precauções máximas de barreiras para inserção de CVC

Precaução máxima significa a adesão máxima de barreiras na passagem do CVC pelo responsável pela inserção e assistentes se houver, com higienização de mãos, utilização de gorros, aventais e luvas estéreis, além de máscara cirúrgica ajustada à boca e ao nariz. Do ponto de vista do paciente, precaução máxima significa cobri-lo da cabeça aos pés com campo estéril, deixando uma pequena abertura para o local de inserção do CVC.

Antissepsia com clorexidina alcoólica

Preparar a pele do local de inserção do CVC com clorexidina a 2% em álcool isopropílico a 70% (ainda não disponível no Brasil, somente a 0,5%), deixando a solução secar completamente antes da inserção do CVC, aproximadamente 2 minutos.

Escolha do sítio de inserção adequado – veia subclávia para cateteres não tuneilizados

Estudos demonstraram que em ambientes não controlados o sítio de inserção é um importante fator de risco para infecção da corrente sanguínea primária associada ao CVC, sendo a subclávia a mais bem indicada por apresentar menor risco de infecção, seguida da jugular, e como última opção, a femoral. Devem ser considerados, ainda, outros riscos que não os infecciosos, como complicações mecânicas, estenose e habilidade do profissional responsável pela inserção.

Reavaliação diária da necessidade da utilização do CVC e sua remoção precoce

O risco de ICSP/CVC está fortemente associado ao tempo de uso do CVC. Não há benefício na troca periódica de CVC e sim na sua retirada precoce para a redução e prevenção da ICSP, com avaliação diária da indicação e necessidade da sua utilização. Na vigência de bacterie-mias, é recomendada a troca do cateter para outro sítio de inserção sem a utilização da técnica de fio guia no mesmo local.

Bibliografia Consultada

Guideline for the prevention of intravascular catheter-related infections. CDC. Centers for Disease Control and Prevention. MMWR, August 9, 2002.

HOW-TO GUIDE. Prevent Central Line-Associated Bloodstream Infections (CLABSI). Cambridge, MA: Institute for Healthcare Improvement; 2012. Disponível em: www.ihi.org. Acessado em agosto 2012.

62 Quando é recomendada a coleta de hemoculturas para investigação de infecção da corrente sanguínea? Qual o percentual aceitável de contaminação de coleta? Quais as medidas de controle para manter percentuais de contaminação dentro do aceitável?

Antonia Maria de Oliveira Machado

A hemocultura é o exame microbiológico utilizado no diagnóstico das infecções da corrente causadas por bactérias ou fungos, isto é, no diagnóstico de bacteriemias ou fungemias ou sepse. A coleta de hemocultura é recomendada em pacientes que configurem quadro clínico sugestivo de infecção e suficiente para serem submetidos à internação e que apresentem febre com temperatura > 38ºC ou hipotermia < 36ºC, leucocitose > 10.000/mm^3, especialmente com desvio à esquerda, ou granulocitopenia absoluta < 1.000 leucócitos/mm^3. É importante lembrar que pacientes idosos, imunocomprometidos e recém-nascidos podem não manifestar quadros clínicos típicos de infecções graves. Portanto, a hemocultura é recomendada na suspeita de endocardite infecciosa, febre de origem indeterminada, infecções em pacientes imunocomprometidos (oncológicos, neutropênicos, usuários de corticoide, aids), pneumonias graves, pacientes em uso de cateter venoso central com sinais de infecção da corrente sanguínea e sepse. Este exame deve também ser solicitado no momento em que o paciente esteja recebendo infusão venosa e apresente sinais de bacteriemias. O cuidado no momento da coleta de amostra de sangue é crítico para evitar a contaminação da hemocultura, cuja taxa de contaminação aceitável deve ser > 3%, lembrando que hemoculturas obtidas a partir de dispositivos intravasculares, como cateteres ou *portocaths*, estão associadas às taxas de contaminações maiores, sendo descritos até 10%. Alguns tipos de microrganismos são mais frequentemente associados à contaminação (< 5% de probabilidade de bacteriemia verdadeira), como *Corynebacterium* spp., *Micrococcus* spp., *Bacillus* spp. e *Propionibacterium acnes*, sendo estes da microbiota da pele, o que define a antissepsia adequada fundamental para o processo de coleta da amostra de sangue para cultura, pois é o fator que determina a probabilidade de uma hemocultura positiva ser considerada contaminação ou infecção. Quando o processo analítico do exame é feito por sistemas de monitoração contínua automatizados, é importante salientar que a taxa de contaminação está diretamente relacionada com o processo de coleta da amostra de sangue e inoculação desta nos frascos de hemocultura, se o exame é feito por metodologia manual, é acrescida ainda a possibilidade de contaminação durante o processamento da amostra. Portanto, o laboratório deverá:

1. Estabelecer e divulgar o protocolo para a coleta de hemocultura.
2. Fazer treinamento periodicamente de todos os profissionais envolvidos nesse processo.
3. Fazer avaliação mensal das taxas de contaminação de hemoculturas setorial.

Caso haja aumento na taxa de contaminação de hemoculturas, o laboratório precisa fazer uma avaliação crítica do que está acontecendo, inclusive com a participação da Comissão de Controle de Infecção, levando em consideração:

1. Se há aumento geral dessa taxa ou se esse está relacionado a um determinado ponto de coleta, enfermaria ou UTIs. Aproveitar esse momento para fazer um retreinamento do processo de coleta quando necessário.
2. Se há descuprimento de alguma etapa da coleta da hemocultura, como uso adequado da luva, se a antissepsia do local de punção está correta, se a descontaminação da tampa do frasco de hemocultura está sendo realizada.
3. Se o acondicionamento dos antissépticos (a tintura de iodo a 1-2%, clorexidina, iodo povidine ou álcool 70%) está adequado, observar, inclusive, seu tempo de uso.

A fase pré-analítica da hemocultura é crítica para evitar resultados falso-positivos, induzindo assim ao uso inadequado de antibiótico, por isso o laboratório de microbiologia deverá estabelecer os processos da fase pré-analítica dos exames, orientar todos os profissionais envolvidos, estabelecer metas a serem alcançadas e fazer avaliações críticas periódicas de todas as etapas do exame para que o resultado possa ser utilizado com segurança pelo médico assistente.

Bibliografia Consultada

ANDREA JL. Specimen Colletion Transport, and Acceptability. In: Lynne SG. Clinical Microbiology Procedures Handbook. 3rd ed. Washington DC: ASM Press, 2010.

ARAUJO MRE. Hemocultura: recomendações de coleta, processamento e interpretação dos resultados. J Infect Control 2012;1(1):8-19.

BARON EJ; WEINSTEIN MP; DUNNE Jr WM; YAGUPSKY P. Cumitech 1C: blood cultures. Washington DC: ASM Press, 2005.

NTOBEKO N et al. Guideline for the optimal use of blood cultures. SAMJ 2010:100(12):839-43.

WEINSTEIN MP; DOERN VG. A critical appraisal of the role of the diagnosis of bloodstream infections. J Clin Microbiol 2011;49(9S):S26-9.

63 O que investigar diante de um aumento na taxa de infecção da corrente sanguínea pelo mesmo agente?

Maria Beatriz de Souza Dias

Com exceção do *Staphylococcus* coagulase-negativa, é incomum que haja coincidência dos agentes etiológicos das infecções da corrente sanguínea (ICS) em uma mesma unidade. A percepção contemporânea do aumento dos casos é mais fácil quando o agente etiológico é mais raro, sendo um dos fatores cruciais para o sucesso da investigação. Investigar um surto que se percebeu retrospectivamente é bastante difícil. Geralmente, o próprio laboratório de microbiologia ou o médico responsável pela unidade ou por mais de um dos pacientes envolvidos tem a percepção mais precocemente do que os serviços de controle de infecção. Uma vez que se suspeita de um surto de infecção, é importante:

- Avisar os responsáveis da unidade, diretoria clínica e administrativa da instituição de que parece estar havendo um surto de infecção e que uma investigação terá início imediatamente, com possível necessidade de apoio priorizado de serviços como informática, farmácia, suprimentos, epidemiologia hospitalar. Eventualmente, será necessária a contratação temporária de recursos humanos para acelerar a investigação.
- Compor uma definição de caso que poderá ser aprimorada ao longo da investigação.
- Procurar outros casos por meio da revisão dos dados microbiológicos, alertando o laboratório de microbiologia para que avise imediatamente a CCIH se detectar novos crescimentos do mesmo agente em hemocultura.

- Listar os casos envolvidos com suas características:
  - demográficas;
  - diagnósticos de base;
  - localização por ocasião do início dos sintomas e sua cronologia;
  - dispositivos invasivos em uso, particularmente os acessos vasculares (centrais ou periféricos);
  - procedimentos invasivos a que os pacientes tenham sido submetidos;
  - medicamentos de uso comum entre os casos e que sejam incomuns entre os não casos: geralmente localizados mais facilmente por meio dos custos dos pacientes do que de seus prontuários, pois os custos hospitalares costumam ser priorizados nos sistemas de informatização hospitalar;
  - averiguar novos fornecedores de medicamentos, particularmente aqueles derivados de farmácias de manipulação.
- Elaborar um gráfico com a distribuição dos casos em sua sequência temporal.
- Rever os procedimentos utilizados nos cuidados com os acessos venosos, particularmente os antissépticos, soluções usadas para limpar (*flush*) ou heparinizar o acesso venoso após o uso e a proteção utilizada para os cateteres e suas conexões durante o banho de pacientes. Muitas vezes, essa revisão resulta na correção de alguns desvios no cuidado com resolução do surto, mesmo que não identificadas suas causas.
- Consultar outras CCIHs para verificar se o problema é restrito ao seu hospital ou pode estar envolvendo outras instituições.

Bibliografia Consultada

DIAS MBS et al. Salvage of long term central venous catheters during an outbreak of *pseudomonas* putida and stenotrophomonas maltophilia infections associated with contaminated heparin catheter lock solution. Infect Clin Hosp Epi 2008;29(2):125-30.

ROHSKOPF AG et al. Serratia liquefaciens bloodstream infections from contamination of epoitin alfa at a hemodialysis center. N Engl J Med 2001;344(20): 1491-4.

RUPP ME et al. Outbreak of bloodstream infection temporally associated with the use of na intravascular needleless valve. Clin Infect Disi 2007;44(11):1408-14.

64 Qual a importância do uso de cateter impregnado com antibióticos/antissépticos na prevenção de infecção da corrente sanguínea?

Maria Beatriz de Souza Dias

Em 1990, uma série de tentativas de impregnação do material dos cateteres venosos centrais com antissépticos e/ou antibióticos deu origem a vários estudos clínicos. Os que mais se destacaram foram os cateteres impregnados com clorexidina-sulfadiazina e os com minociclina-rifampicina. Havia uma série de diferenças metodológicas na forma de impregnação, algumas com recobrimento apenas da superfície externa do cateter venoso central (CVC) e outras impregnando a superfície interna e externa. Como mostra a metanálise na figura 1, o CVC que melhor desempenho teve foi o impregnado com minociclina-rifampicina.

Deve-se notar que o benefício da impregnação foi geralmente perdido por eluição da substância ativa após cerca de duas semanas, que é justamente quando passamos a observar o aumento das taxas de infecção relacionadas ao CVC.

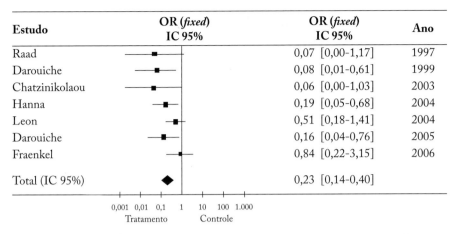

Figura 1 – Metanálise de ensaios cateteres venosos centrais impregnados com rifampicina e miniciclina (tratamento) *versus* sem rifampicina e minociclina (controle): Infecção da corrente sanguínea relacionada ao cateter. Linha vertical = "sem diferença" em infecção da corrente sanguínea entre dois tipos de cateteres. Linha horizontal = intervalo de confiança (IC) 95%. Quadrados = razão de chances (*odds ratio*); a área de cada quadrado denota o tamanho de ensaio. Losango = razão de chances (*odds ratio*) combinada de todos os estudos.

Bibliografia Consultada

FALAGAS ME et al. Impregnated central venous catheters: a meta analysis of randomized controlled trials. J Antimicrob Chemother 2007;59:359-69.

RAAD II et al. Antimicrobial durability and rare ultrastructural colonization of indwelling central catheters coated with minocycline and rifampin. Crit Care Med 1998;26:219-24.

65 Qual a importância de um grupo de discussão para uso e manutenção de cateter venoso central e cateter urinário em um hospital?

Maria Beatriz de Souza Dias

Muitas das infecções associadas à assistência à saúde, esteja o paciente em hospitais de agudos, crônicos ou em sistemas de *home care*, são desencadeadas por dispositivos invasivos que ultrapassam as barreiras físicas à invasão microbiana. Esses dispositivos também facilitam a adesão bacteriana e dificultam a ação de defesas celulares, humorais e de antimicrobianos pela formação de biofilmes, que "protegem" as bactérias. Sem dúvida, essas sondas e cateteres têm um papel muito importante no tratamento de pacientes, porém, muitas vezes, seu uso é maior ou mais prolongado do que o estritamente necessário. A equipe de saúde muito frequentemente prolonga o uso destes dispositivos para o conforto do paciente e próprio, uma vez que o paciente sondado é mais fácil de cuidar do que aquele que necessita ser encaminhado ao banheiro, ou ter a fralda trocada. A habilidade da enfermagem de puncionar veias e mantê-las assim diminuiu bastante a partir do aparecimento dos cateteres venosos centrais (CVCs) nos anos 1970. Muitos hospitais têm reduzido suas equipes assistenciais, diminuindo a razão equipe de enfermagem/paciente por pressões econômicas ou mesmo de disponibilidade de RH.

Portanto, é importante que as indicações de uso desses dispositivos sejam discutidas e normatizadas nas instituições e com a participação da equipe assistencial. Da mesma forma, as indicações de retirada desses dispositivos devem ser normatizadas. É frequente observarmos pacientes com CVCs sem nenhuma medicação por via intravenosa prescrita. Em unidades fechadas, como unidades de tratamento intensivo (UTI), pode e deve ser instituído o questionamento sobre a necessidade da sonda vesical, do respirador, do CVC, da sonda enteral, do cateter de diálise e drenos cirúrgicos, ao menos em uma das passagens de plantão diárias. O sucesso do programa estabelecido por Pronovost et al. (2006) em UTIs de Michigan envolveu esse tipo de ação. Nas unidades abertas, essa tarefa fica mais diluída, mas pode ser assumida pela enfermeira responsável pelo paciente ou como for acordado no grupo de discussão, com respaldo institucional.

Bibliografia Consultada

PRONOVOST P et al. An intervention to decrease catheter-related bloodstream infections in the ICU. N Engl J Med 2006;355:2725-32.

66 Quando é indicada a cultura de ponta de cateter? Quais os tipos de cateter devem ser enviados para o laboratório de microbiologia para realizar cultura e qual a importância clínica da cultura quantitativa?

Antonia Maria de Oliveira Machado

A cultura de ponta de cateter geralmente é feita após sua remoção, para auxiliar no diagnóstico de infecção da corrente sanguínea relacionada ao cateter (ICSRC). A cultura pode ser feita em ponta de cateter venoso central de curta ou longa duração. É fundamental que o laboratório seja informado caso o cateter seja impregnado com antimicrobianos ou antissépticos, pois para a cultura dessa amostra, o meio de cultura deverá conter inibidores específicos. A cultura de ponta de cateter poderá ser semiquantitativa ou quantitativa. A semiquantitativa é realizada pelo método de rolagem de 5cm da extremidade distal do cateter (a intravascular) na superfície do meio de cultura, e a quantitativa, por lavagem do lúmen do cateter ou por sonicação, usando solução salina na preparação do inóculo. Se houver crescimento com a contagem de colônias > 15 unidades formadoras de colônia (UFC) ou contagem > 10^2UFC, respectivamente na cultura semiquantitativa e quantitativa, é indicativo de que o cateter está colonizado e pode estar relacionado com a bacteriemia. É importante lembrar que se houver suspeita de infecção do cateter e secreção no local de sua inserção, deve ser coletada uma amostra dessa secreção para cultura.

Atualmente, a prática da cultura de ponta de cateter para predizer bacteriemias ou fungemias está sendo abandonada pela necessidade da remoção do cateter e da obtenção de um resultado tardio para a introdução da terapia adequada. Hoje, na suspeita de ICSRC, é recomendada a utilização de hemoculturas pareadas, sendo coletada uma amostra da veia periférica e outra do cateter, com o mesmo volume de sangue e ao mesmo tempo, e encaminhadas adequadamente identificadas ao laboratório para o processamento da cultura. O resultado pode ser quantitativo ou interpretação da diferença do tempo de positividade (DTP) entre uma cultura e a outra. Um diagnóstico definitivo de ICSRC requer que haja crescimento do mesmo microrganismo a partir de, pelo menos, uma cultura de sangue coletada de vaso periférico e outra a partir do cateter. Quando a hemocultura é quantitativa, número de colônias obtido através do cateter venoso central deve ser pelo menos três vezes maior do que a contagem de colônias na hemocultura periférica. Quando utilizada a DTP, a positividade da hemocultura da amostra de sangue colhida a partir do cateter venoso central deve ocorrer pelo menos 2 horas antes da positividade da hemocultura colhida do sangue periférico. Hemoculturas quantitativas e/ou DTP devem ser realizadas antes de iniciar a terapia antimicrobiana e com o mesmo volume de sangue de cada amostra.

Bibliografia Consultada

DEIRDRE LC. Aerobic bacteriology. Clinical Microbiology Procedures Handbook. 3rd ed. Washington DC: ASM Press, 2010.

LEONARD AM et al. Clinical practice guidelines for the diagnosis and management of intravascular catheter-related infection: 2009 Update by the Infectious Diseases Society of America. CID 2009;49:1-45.

RAAD II; HANNA HA; DAROUICHE RO. Diagnosis of catheter-related bloodstream infections: is it necessary to culture the subcutaneous catheter segment? Eur J Clin Microbiol Infect Dis 2001;20:566-8.

RICHARD BTJR. Specimen colletion, transport and processin: bacteriology. In: Murray PR et al. Manual Clinical Microbiology. Washington DC: ASM Press, 2007, p. 43.

SMITH RH et al. Should we use intravenous catheter tip cultures in the determination of bloodstream infections? AJIC 2006;34(5):38-9.

67 Que critérios são utilizados na escolha de um antibiótico para o tratamento de infecção da corrente sanguínea?

Maria Beatriz de Souza Dias

Quando se detecta uma bactéria ou fungo em hemocultura é preciso verificar se esta é uma infecção da corrente sanguínea relacionada ao cateter (ICSRC), translocação bacteriana do trato digestório de um paciente neutropênico com mucosite, infecção secundária a uma infecção em outro foco e, principalmente, se há de fato uma infecção relacionada ao isolamento deste agente. Nas últimas décadas, passou a ser frequente a coleta de hemoculturas a partir dos CVC, cujo valor é bastante questionável. Vários autores têm chegado a um valor preditivo positivo (VPP) em torno de 50% para CVCs de curta duração (os passados por punção venosa, geralmente em pacientes de UTI), um pouco mais alto em cateteres de longa duração (os passados cirurgicamente, implantados ou semi-implantados, usados geralmente em pacientes oncológicos) (Tabela 1).

Nas infecções relacionadas ao CVC de curta permanência por qualquer agente e aquelas relacionadas aos CVC de longa permanência causadas por *S. aureus, P. aeruginosa, Candida* spp., micobactérias e alguns outros agentes, a recomendação rotineira é a retirada dos CVC, introdução de novo acesso venoso e início do antimicrobiano empírico. Se a retirada do CVC e novo acesso vascular forem problemáticos por fatores intrínsecos ao paciente, pode-se tentar "tratar o CVC" com "selo" ou *lock* de antimicrobianos, que consiste em preencher o lúmen do cateter venoso com uma solução contendo alta concentração de antimicrobiano e uma concentração próxima a 100UI/mL de heparina (5.000UI/mL para CVCs de hemodiálise).

O antimicrobiano propriamente dito para o tratamento sistêmico do paciente deve ser um agente que atinja alta concentração no foco primário de infecção, caso se trate de uma ICS secundária. Por exemplo,

Tabela 1 – Valor da coleta de hemocultura por cateter.

Tipo CVC (N)	Sensibilidade	Especificidade	VPP	VPN	Padrão-ouro
CVC curta (91)	76	77	56	93	Hemocultura periférica
CVC longa (44)	100	90	80	100	
Todos (135)	86	81	56	95	
CVC curta (91)	89	95	63	99	Verdadeira ICS por
CVC curta (91)	78	97	73	98	*guidelines* e 2 *experts*
CVC curta (91)	82	93	58	98	Verdadeira ICS por clínica
CVC curta (91)	65	96	67	96	+ microbiologia avaliada por 2 *experts* "cegos"

CVC = cateter venoso central; VPP = valor preditivo positivo; VPN = valor preditivo negativo.

se o foco for o pulmão, a escolha deve ser por uma droga com boa concentração no tecido pulmonar. Se a infecção for primária da corrente sanguínea, a droga deverá ter boa concentração sérica. Empiricamente, é importante a cobertura de bactérias gram-positivas, particularmente *Staphylococcus* spp., que são os principais agentes das infecções da corrente sanguínea. No contexto hospitalar ou de uso recente de antimicrobianos, esses costumam ser resistentes à oxacilina. A vancomicina (lembrar de usar dose de ataque de 30mg/kg e ajustar as doses subsequentes ao peso real do paciente 15-20mg/kg/dose de 8/8 ou 12/12h) costuma ser a droga de escolha, eventualmente substituída pela daptomicina. A linezolida, embora tenha excelente espectro contra os *Staphylococcus* spp., só deve ser usada após a confirmação microbiológica. Se o *Staphylococcus* spp. isolado for sensível à oxacilina, esta deve ser a droga utilizada, por ser mais rapidamente bactericida. Empiricamente, as bactérias gram-negativas também devem ser contempladas, pois a mortalidade por ICS depende da precocidade com que se inicie o antimicrobiano correto: uma cefalosporina de 3ª geração pode ser utilizada, ou a associação de betalactâmicos + inibidores de betalactamase.

No contexto de terapia intensiva ou pacientes neutropênicos, deve ser considerada a possibilidade de gram-negativos não fermentadores com o uso de ceftazidima, cefepima, piperacilina + tazobactam ou carbapenêmico (exceto ertapenem). Lembrar que estas drogas apresentam farmacodinâmica, concentração e tempo dependentes e que as doses mais frequentes têm maior probabilidade de manterem-se acima do

MIC da bactéria por mais tempo, proporcionando maior possibilidade de cura. Apesar de modelos matemáticos, o tempo de infusão prolongada não se mostrou superior em estudos clínicos. Se o uso de betalactâmicos foi recente, a droga escolhida deve ser uma quinolona ou um aminoglicosídeo, em que o pico de concentração da droga é a variável mais importante e as drogas poderão ser ministradas em dose única diária.

Algumas UTIs possuem padrão de multirresistência entre os gram-negativos, e as polimixinas B e E têm sido a alternativa terapêutica possível, devendo o prescritor ser muito cuidadoso, pois as doses variam bastante em função da apresentação comercial disponível na instituição. Apesar do excelente desempenho *in vitro* da tigeciclina contra *Acinetobacter* spp., um agente etiológico frequente em UTIs brasileiras, seu nível sérico é muito baixo e deve ser usada com muita cautela, e preferentemente associada a outro agente antimicrobiano. *Candida* spp. são atualmente agentes frequentes, ocupando o quarto lugar em grandes séries americanas.

Em unidades onde o uso do fluconazol profilático é pequeno e no paciente sem uso prévio e não neutropênico, este pode ser a escolha; caso contrário, uma das equinocandinas ou uma formulação lipídica de anfotericina deve ser a terapia preferencial. É importante enfatizar a necessidade de remoção do CVC em candidemias, com o risco de aumento da mortalidade já comprovado se esta conduta não for tomada.

Bibliografia Consultada

BEUTZ M. Clinical utility of blood cultures drawn from central vein catheters and peripheral venipuncture in critically ill medical patients. Chest 2003;123(3) 854-61.

DESJARDIN JA; FALAGAS ME; SNYDMAN D. Clinical utility of blood cultures drawn from indwelling central venous catheters in hospitalized patients with cancer. Ann Intern Med 1999;131(9):641-47.

FDA Drug safety communication: increased risk of death with Tygacil (tigecycline) compared to other antibiotics used to treat similar infections. Disponível em: http://www.fda.gov. Acessado em agosto 2012.

RAAD I; HANNA H; BOKTOUR M et al. Management of central venous catheters in patients with cancer and candidemia. Clin Infect Dis 2004;38:1119-27.

SOUZA DIAS MB et al. The value of catheter drawn blood cultures. In: Conference of the Hospital Infection Society. J Hosp Infect 1998;40(8):1-14.

VIII

PREVENÇÃO E CONTROLE DE INFECÇÃO DO TRATO URINÁRIO

68 Qual o impacto da infecção do trato urinário com relação a sua prevalência, custo e mortalidade?

Edivete Regina Andrioli

A infecção do trato urinário (ITU) é a mais frequente infecção relacionada à assistência à saúde (IRAS), sendo responsável por aproximadamente 30 a 40% dos casos nos Estados Unidos da América. Cerca de 80% das ITU são atribuídas ao cateter urinário. Estima-se que 25% dos pacientes hospitalizados são submetidos a cateterismo vesical em algum momento da internação. Uma vez cateterizado, o risco diário de desenvolver bacteriúria varia de 3 a 7% por dia. Após uma semana de permanência do cateter urinário, o risco aumenta para 25%. Entre os pacientes com bacteriúria, 24% se tornarão sintomáticos e 3,6% desenvolverão bacteriemia.

A mortalidade atribuída à ITU é baixa se comparada com outras infecções, entretanto, aumenta a morbidade e a permanência no hospital. Uma estimativa da incidência anual de IRAS e mortalidade nos hospitais americanos em 2002 demonstrou mais de 560.000 ITU e 13.000 mortes atribuídas a essa doença, com uma taxa de mortalidade de 2,3%. As complicações de ITU associada à sonda vesical incluem bacteriemia, sepse, cistite, pielonefrite, prostatite e, menos frequentemente, endocardite, osteomielite vertebral, artrite séptica, endoftalmite e meningite. Uma questão importante é que o sistema de drenagem urinária é reservatório de bactérias multirresistentes, particularmente em unidades de terapia intensiva, e fonte de infecção para outros pacientes.

O impacto econômico das infecções urinárias foi estudado, sendo de 670 dólares por episódio de ITU, e de 2.800 dólares com bacteriemia secundária. Outro estudo encontrou custo médio de 590 dólares por episódio de ITU, variando, conforme o agente patogênico, de 360 dólares para *E. coli* a 820 dólares para fungos.

Bibliografia Consultada

KLEVENS RM et al. Estimating health care-associated infections and deaths in US hospitals, 2002. Public Health Reports 2007;122:160-6.

SAINT S. Clinical and economic consequences of nosocomial catheter-related bacteriuria. Am J Infect Control 2000;28:68-75.

TAMBYAH PA. The direct costs of nosocomial catheter-associated urinary tract infection in the era of managed care. Infect Control Hosp Epidemiol 2002;23(1): 27-31.

69 Quais são os fatores de risco para infecção do trato urinário?

Edivete Regina Andrioli

A duração da cateterização vesical é o fator de risco mais importante para desenvolver ITU associada à sonda vesical. Outros fatores de risco incluem sexo feminino, idade avançada e ruptura do sistema fechado de drenagem de urina.

Os recentes guias de prevenção de ITU associada a cateter urinário, da *Society for Healthcare Epidemiology of America* (SHEA, 2008), do *Centers for Disease Control and Prevention* (CDC, 2009) e da *Infectious Diseases Society of America* (IDSA, 2009), recomendam evitar a inserção desnecessária de cateteres urinários e reduzir o tempo de sua permanência. Alguns estudos revelaram que 21 a 50% dos cateteres urinários não tinham indicação apropriada ou permaneciam mais que o necessário.

As indicações para inserção de cateter vesical são limitadas e incluem: necessidade de monitorar o débito urinário em pacientes críticos, manejo da retenção urinária aguda e obstrução urinária, manejo da incontinência urinária em pacientes com úlcera de pressão em estágio avançado, uso no período perioperatório em cirurgias de grande porte ou que envolvam o trato urogenital. Excepcionalmente, em paciente em estágio terminal, visando melhorar o conforto.

Para reduzir o tempo de permanência do cateter vesical recomendam-se: revisão diária dos pacientes com cateter vesical e avaliação da necessidade de sua manutenção, criação de lembretes no prontuário escrito ou eletrônico para o médico, implantação de protocolo de retirada do cateter no período pós-operatório, implantação de protocolo de retirada do cateter pela enfermeira em pacientes que preencham critérios específicos.

Bibliografia Consultada

GOULD CV et al. Guideline for prevention of catheter-associated urinary tract infections 2009. Infect Control Hosp Epidemiol 2010;31(4):310-26.

HOOTON TM et al. Diagnosis, prevention and treatment of catheter-associated urinary tract infection in adults: 2009 International Clinical Practice Guidelines From the Infectious Diseases Society of America. CID 2010;50:625-63.

LO E. et al. Strategies to prevent catheter-associated urinary tract infections in acute care hospitals. Infect Control Hosp Epidemiol 2008; 29(S1):41-50.

70 Quais os microrganismos mais comumente encontrados nas infecções do trato urinário associadas ao uso de sonda vesical de demora?

Edivete Regina Andrioli

Os microrganismos mais comuns são provenientes da flora endógena, retal ou perineal, ou exógena, provenientes de equipamentos e mãos contaminados. Os microrganismos entram na via urinária cateterizada por via extra ou intraluminal. Pela via extraluminal são diretamente inoculados na bexiga durante a passagem da sonda vesical ou ascendem pela uretra por ação de capilaridade da mucosa uretral e colonizam a superfície externa da sonda vesical formando o biofilme. Pela via intraluminal, os microrganismos ascendem pela luz da sonda vesical devido à abertura e à contaminação do sistema fechado ou refluxo de urina da bolsa coletora, com formação de biofilme na superfície interna da sonda vesical. O biofilme é uma estrutura complexa, onde coexistem microrganismos de diferentes espécies, que funciona como barreira para ação de antimicrobianos e para a resposta imune do hospedeiro e propicia a transferência de material genético entre as espécies. Com a formação de biofilme na superfície interna ou externa do cateter urinário, a única maneira de eliminá-lo é removê-lo.

Os patógenos mais frequentes, causadores de ITU associada à sonda vesical, relatados pelo NHSN, entre 2006 e 2007, foram *Escherichia coli* (21,4%), *Candida* spp. (21%), *Enterococcus* spp. (14,9%), *Pseudomonas aeruginosa* (10%), *Klebsiella pneumoniae* (7,7%) e *Enterobacter* spp. (4,1%). Uma pequena porcentagem foi causada por outras bactérias gram-negativas e *Staphylococcus* spp. Cerca de 25% das amostras de *E. coli* e 33% das amostras de *P. aeruginosa* eram resistentes a quinolonas. A resistência às cefalosporinas de 3ª geração e aos carbapenens também foi substancial.

Bibliografia Consultada

HIDRON AI et al. NHSN annual update: antimicrobial-resistant pathogens associated with healthcare-associated infections: Annual Summary of Data Reported to the National Healthcare Safety Network at the Centers for Disease Control and Prevention, 2006-2007. Infect Control Hosp Epidemiol 2008; 29(11):996-1011.

71 Quais as medidas utilizadas (*bundles*) para prevenção de infecção do trato urinário?

Cristiane Pavanello Rodriguez Silva

As medidas ou estratégias para a prevenção das infecções de trato urinário (ITU) pela metodologia *bundle*, segundo o *Institute of Healthcare Improvement* (IHI), são realizadas por meio de quatro componentes essenciais de cuidados. Esses componentes são medidas de evidência científica comprovadas, de categoria IA ou IB nos guias internacionais de boas práticas para prevenção das infecções relacionadas à saúde (IRAS), medidas fortemente recomendadas pela qualidade metodológica e quantidade de estudos publicados, em um número de componentes que varia de 4 a 5.

Importante lembrar que a metodologia *bundle* não é simplesmente a aplicação de um *checklist* de atividades, mas um conjunto de estratégias ou medidas que funcionam somente se forem aplicadas em conjunto a todos os pacientes que estão sob o risco de IRAS e que devem ser supervisionadas de forma sistemática por toda a equipe de saúde, por meio de vigilância de processo e fortes ações educativas. As estratégias ou medidas recomendadas são:

Evitar uso desnecessário de cateter urinário

Nenhum dispositivo invasivo deve ser utilizado de forma indiscriminada, sem necessidade absoluta, incluindo os cateteres urinários. Os critérios explícitos devem ser implementados para sua utilização, cujas indicações podem ser: usar criteriosamente em cirurgias, monitorar débito urinário em pacientes críticos, gerenciar retenção urinária grave e obstrução, cuidados de prevenção de úlcera de pressão em pacientes incontinentes, excepcionalmente para seu conforto.

Técnica asséptica para inserção do cateter urinário

Higienizar as mãos rigorosamente, utilizar técnica asséptica e materiais estéreis (luvas e sondas, solução antisséptica para limpeza de meato urinário e gel lubrificante para inserção) e cateter adequado com a drenagem, a fim de diminuir trauma da mucosa uretral.

Manter o cateter urinário conforme as recomendações científicas

Manter sistema fechado de drenagem continuamente, cateter fixado de forma adequada para evitar tracionamento e traumas, bolsa coletora abaixo do nível da cintura todo o tempo, fluxo urinário desobstruído, utilizar cálice medidor de urina individual para cada paciente evitando que a tampa de drenagem se encoste no cálice. Mantenha higiene rigorosa do meato urinário e evite irrigação do cateter, exceto em caso de obstrução e desconexão do cateter do tubo de drenagem, além de não haver benefício na substituição rotineira do cateter urinário de forma periódica para prevenção de ITU.

Rever a necessidade diária do uso do cateter urinário e removê-lo precocemente

O risco de ITU está fortemente associado ao tempo de uso do cateter urinário, sendo fundamental sua retirada precoce para a redução e prevenção da ITU, com avaliação diária da indicação e necessidade da sua utilização.

Bibliografia Consultada

Guideline for prevention of catheter-associated urinary tract infections. CDC. Center Disease Control. Infect Control Hosp Epidemiol 2010;31(4):319-26.

HOW-TO GUIDE: Prevent Catheter-Associated Urinary Tract Infections. Cambridge MA: Institute for Healthcare Improvement; 2011.

(Available at www.ihi.org).

72 O que investigar diante de um aumento na taxa de infecção do trato urinário pelo mesmo agente?

Thais Guimarães

O fator mais importante predisponente para o desenvolvimento de infecção do trato urinário (ITU) nosocomial é o cateterismo urinário, que dificulta os mecanismos de defesa e facilita o acesso de uropatógenos para a bexiga.

O cateter uretral introduz um inóculo de bactérias (coliformes fecais ou da pele do próprio paciente) na bexiga no momento da inserção e facilita a ascensão de uropatógenos do meato para a bexiga através da interface cateter-mucosa. Também permite a propagação de patógenos via intraluminal para a bexiga se o tubo de coleta ou o saco de drenagem se contaminarem, compromete o completo esvaziamento da bexiga e propicia grande frequência de manipulação do sistema onde os patógenos são depositados através das mãos dos profissionais de saúde. Assim, a investigação de um aumento do número de casos de ITU por um mesmo agente deve fazer suspeitar de uma fonte comum de contaminação, sendo necessária a investigação dos seguintes pontos: material e esterilização do cateter urinário, técnica de inserção do cateter, antisséptico utilizado na inserção, contaminação do sistema após a inserção (tubo de coleta, junção do cateter com o sistema de drenagem, junção do sistema de drenagem com a bolsa coletora, presença de válvula antirrefluxo) e mãos dos profissionais de saúde.

Alguns surtos de ITU relatados demonstraram que a fonte comum era procedente de cistoscópios ou instrumentos contaminados durante cirurgias urológicas. Daí a importância também de garantir e atentar para a limpeza correta e desinfecção/esterilização dos instrumentais cirúrgicos.

Bibliografia Consultada

HOOTON TM et al. Diagnosis, prevention, and treatment of catheter-associated urinary tract infection in adults: 2009 International Clinical Practice Guidelines from the Infectious Diseases Society of America. Clin Infect Dis 2010;50:625-63.

NICOLLE LE. Catheter-related urinary tract infection. Drugs Aging 2005;22: 627-39.

73 Existe recomendação de profilaxia antimicrobiana para infecção urinária em pacientes com sondagem vesical de demora?

Thais Guimarães

Profilaxia antimicrobiana sistêmica não deve ser rotineiramente utilizada em doentes com sondagem vesical de demora a curto ou a longo prazo, incluindo os pacientes que irão se submeter a procedimentos cirúrgicos, para reduzir bacteriúria ou ITU devido à preocupação com a resistência antimicrobiana.

Apesar de a utilização de agentes antimicrobianos sistêmicos reduzir ou retardar o início da bacteriúria e do aparecimento da ITU em alguns trabalhos randomizados controlados, os especialistas desencorajaram sua utilização de rotina em pacientes cateterizados devido a custo, potencial de efeitos adversos e de desenvolvimento da resistência antimicrobiana.

Alguns autores sugerem um possível papel para profilaxia antimicrobiana sistêmica em pacientes com cateterismo de curta duração e que possuem alto risco de complicações se uma ITU ocorrer, tais como os granulocitopênicos que irão ser submetidos a procedimentos urológicos ou ginecológicos ou a um procedimento cirúrgico com colocação de próteses. No entanto, nenhum estudo de antibioticoprofilaxia foi realizado em pacientes sondados nesses grupos de risco. Além disso, alguns estudos demonstraram que até 80% dos pacientes hospitalizados com cateter urinário recebem terapia antimicrobiana por outras indicações e a maioria dos pacientes submetidos a procedimentos cirúrgicos recebem pelo menos um curto período de profilaxia antimicrobiana.

Bibliografia Consultada

HOOTON TM et al. Diagnosis, prevention, and treatment of catheter-associated urinary tract infection in adults: 2009 International Clinical Practice Guidelines from the Infectious Diseases Society of America. Clin Infect Dis 2010; 50: 625-63.

SAINT S; LIPSKY BA. Preventing catheter-related bacteriuria: should we? Can we? How? Arch Intern Med 1999;159: 800-8.

WARREN JW. Catheter-associated bacteriuria in long-term care facilities. Infect Control Hosp Epidemiol 1994;15:557-62.

74 Qual o índice aceitável de amostras de urina contaminadas e quais ações devem ser tomadas quando há aumento desse índice?

Antonia Maria de Oliveira Machado

A contaminação da amostra de urina para cultura continua sendo uma armadilha para o diagnóstico de infecção urinária (ITU), às vezes inevitável e bastante variável entre laboratórios, desde índices de 0,8 a 41,7%. Um índice aceitável de contaminação ainda não foi estabelecido, mas o laboratório de microbiologia deve dedicar esforços para minimizar este problema, estabelecendo um índice para seu serviço, geralmente inferior a 5%.

É importante salientar que vários fatores contribuem para o aumento no índice de contaminação da amostra de urina que pode ocorrer desde o preparo do paciente para a coleta da mostra até seu processamento. A maioria das falhas que geram erros no resultado desse exame ocorre na fase pré-analítica, assim como na fase analítica.

É considerada contaminação um resultado cuja cultura apresente mais de três microrganismos diferentes, ou se apenas um pequeno número de bactérias ou várias espécies são isolados em culturas de urina, como *Lactobacillus*, *Corynebacteria* spp., estreptococos alfa-hemolíticos, que pertencem à microbiota vaginal. Infecção polimicrobiana verdadeira é rara, exceto em pacientes com conduto ileal, bexiga neurogênica ou fístula vesicocólica, e naqueles com ITU complicada por cálculo renal e paciente em uso de sonda vesical de demora. Portanto, o laboratório precisa fazer análise crítica e tomar medidas preventivas para que seu índice estabelecido como meta seja alcançado e, se for ultrapassado, medidas corretivas devem ser tomadas.

Para obter melhorias de qualidade necessárias e redução nos erros, é necessário avaliar os processos pré-analíticos e analíticos como um todo, desde preparo do paciente, transporte da amostra até o laboratório e seu processamento. Lembrar que os processos devem ser preestabelecidos e realizado o treinamento dos profissionais envolvidos periodicamente. Nessa avaliação, é importante aplicar metodologias de melhoria de processos, tais como LEAN e Six Sigma.

Para conseguir isso, os laboratórios devem mapear as fases pré-analítica e analítica em sua totalidade, identificar os passos que são potenciais causas da variabilidade desnecessária que podem levar a erros e encontrar formas para removê-los. Ao mesmo tempo, utilizando essa abordagem, é possível reduzir o desperdício desnecessário e obter a eficiência do processo. Quando há aumento no índice de contaminação das amostras de urina, é importante observar:

1. Se há aumento geral ou se este está relacionado a um determinado ponto de coleta, enfermaria ou UTIs. Aproveitar esse momento para fazer um retreinamento do processo de coleta onde for necessário.

2. Se o acondicionamento dos antissépticos está adequado, observar inclusive seu tempo de uso.

3. Se o acondicionamento da amostra está adequado. O frasco deve ser estéril e não permitir vazamento da amostra.

4. Se o tempo de transporte da amostra até o laboratório não foi ultrapassado. Esta etapa é crítica na cultura de urina, pois a única amostra de urina considerada estéril é a coletada através da punção suprapúbica; nos outros métodos de coleta a amostra não é estéril. Considerando que a cultura de urina gera resultado quantitativo, isto é, há contagem de unidades formadoras de colônias (UFC) por mL de urina, é necessário que essa seja semeada em 2 horas para evitar um resultado falso-positivo devido à multiplicação exponencial bacteriana. Caso a semeadura não seja possível dentro desse período, a amostra deve ser refrigerada 2 a 8°C por no máximo 24 horas.

5. Se todo o material utilizado no processamento da amostra é estéril, incluindo as alças e meios de cultura, e se não há quebra de procedimentos nesta fase do processo.

Portanto, o laboratório de microbiologia deverá estabelecer os processos de todas as fases dos exames, orientar todos os profissionais envolvidos, estabelecer metas a serem alcançadas e fazer avaliações críticas periódicas de todas as etapas do exame para que o resultado possa ser utilizado com segurança pelo médico assistente.

Bibliografia Consultada

ANDREA JL. Specimen colletion transport, and acceptability. In: Garcia LS. Clinical Microbiology Procedures Handbook. 3rd ed. Washington DC: ASM: Press, 2010.

BEKERIS LG; JONES BA; WALSH MK; WAGAR EA. Urine culture contamination: a College of American Pathologists Q-Probes study of 127 laboratories. Arch Pathol Lab Med 2008;132(6):913-7.

MILLER JM et al. General principles of specimen colletion and handling. In: Murray PR et al. Manual Clinical Microbiology. Washington DC: ASM Press, 2007, p.43.

VOJISLAV S. Lean Six Sigma Sample Analysis Process in Microbiology Laboratory. Disponível em: http://www.cimgrupa.eu/sr/webfiles/file/Lean%20Six%20 Sigma%20Sample%20Analysis%20Process%20in%20a%20Microbiology%20 Laboratory.pdf. Acessado em julho 2012.

75 Que critérios são utilizados na escolha de um antibiótico para o tratamento de infecção do trato urinário?

Thais Guimarães

A escolha de um agente antimicrobiano deve ser individualizada com base na história do paciente e, principalmente, na topografia da infecção (cistite ou pielonefrite), além de antecedentes de alergia e no conhecimento local da prevalência de resistência na comunidade e no hospital.

A escolha do antimicrobiano tornou-se mais complicada com o aumento da resistência antimicrobiana entre as cepas de *E. coli* uropatogênicas mundialmente. Limiares são sugeridos para a prevalência de resistência na comunidade, acima dos quais um antimicrobiano não é recomendado (20% para sulfametoxazol/trimetoprima e 10% para as fluoroquinolonas).

No entanto, os médicos raramente têm acesso a tais informações, pois as taxas de resistência relatadas no hospital refletem culturas obtidas de pacientes internados ou com infecções complicadas ou recorrentes e provavelmente superestimam as taxas de resistência entre os pacientes com infecções do trato urinário comunitárias. De maneira geral, para cistite os antimicrobianos prescritos rotineiramente visam à resolução rápida dos sintomas e para as pielonefrites o tratamento empírico deve ter amplo espectro de atividade *in vitro* contra os uropatógenos prováveis e ser iniciado rapidamente para minimizar a progressão da doença.

Bibliografia Consultada

GUPTA K; HOOTON TM; NABER KG et al. International clinical practice guidelines for the treatment of acute uncomplicated cystitis and pyelonephritis in women: a 2010 update by the Infectious Diseases Society of America and the European Society for Microbiology and Infectious Diseases. Clin Infect Dis 2011;52(5):e103-20.

HOOTON TM. Uncomplicated urinary tract infection. N Engl J Med 2012; 366:1028-37.

IX

Prevenção e Controle de Pneumonia Hospitalar

76 Qual o impacto da pneumonia hospitalar com relação a sua prevalência, custo e mortalidade?

Adriana Maria da Silva Felix

Entende-se por pneumonia associada à assistência à saúde aquelas que se desenvolvem em ambiente de assistência à saúde e não estão presentes, ou incubadas, no momento da internação. Por ser uma das principais causas de morbimortalidade em pacientes internados e estar associada a elevados custos na medida em que aumenta a demanda terapêutica e tempo de permanência hospitalar, é reconhecida como um importante problema de saúde pública.

Nos Estados Unidos, a cada ano, ocorrem entre 5 e 10 episódios de pneumonia associados à ventilação mecânica por 1.000 admissões. Estas correspondem a 25% de todas as infecções adquiridas em unidades de terapia intensiva, ocupando a segunda colocação entre as mais prevalentes neste cenário, dependendo da população estudada e do método diagnóstico utilizado.

Dados nacionais apontam para uma incidência de 25,6%. A prevalência relatada é de 20,5 a 34,4 casos de pneumonia por 1.000 dias de ventilação mecânica e de 3,2 casos por 1.000 dias em pacientes não ventilados. Há uma variação entre 10 e 50% dos pacientes entubados que podem desenvolver pneumonia, com risco aproximado de 1 a 3% por dia de entubação endotraqueal. É a infecção mais frequente em pacientes com mais de 65 anos de idade e considerada a principal causa de morte nos países em desenvolvimento.

A mortalidade global varia de 20 a 60%, refletindo em grande parte a gravidade da doença de base desses pacientes, a falência de órgãos, bem como as especificidades da população estudada e do agente etiológico envolvido. A letalidade varia entre 33 e 71% e a relação entre caso e fatalidade pode atingir até 55%.

Além disso, há prolongamento estimado em 12 dias do tempo de internação do paciente e aumento de custos (40 mil dólares por episódio).

Bibliografia Consultada

BRASIL. Ministério da Saúde. Agência Nacional de Vigilância Sanitária (ANVISA). Infecções do trato respiratório. Orientações para a prevenção de infecções relacionadas à assistência à saúde. Brasília, 2009, p. 27.

OLIVEIRA TFL et al. Fatores associados à pneumonia nosocomial em indivíduos hospitalizados. Rev Assoc Med Bras 2011;57(6):630-6.

SILVA RTL; LAUS AM; CANINI SRMS; HAYASHIDA M. Avaliação das medidas de prevenção e controle da pneumonia associada à ventilação mecânica. Rev Latim Am Enferm 2011;19(6):1329-36.

77 Quais são os fatores de risco para pneumonia hospitalar associada à ventilação mecânica?

Adriana Maria da Silva Felix

Os fatores de risco para o desenvolvimento de pneumonia associada à ventilação mecânica (PAVM) podem ser agrupados em quatro categorias:

1. Fatores que aumentam a colonização da orofaringe e/ou estômago por microrganismos (exemplo, administração de agentes antimicrobianos, admissão em unidades de terapia intensiva (UTI) ou presença de doença pulmonar obstrutiva crônica).
2. Condições que favorecem aspiração do trato respiratório ou refluxo do trato gastrintestinal (exemplo, entubação endotraqueal, entubações subsequentes, utilização de sonda nasogástrica, posição supina, coma, procedimentos cirúrgicos envolvendo cabeça, pescoço, tórax e abdome superior, imobilização devido a trauma ou outra doença).
3. Condições que requerem uso prolongado de ventilação mecânica com exposição potencial a dispositivos utilizados na assistência ventilatória, bem como a adoção de boas práticas de prevenção de infecção (exemplo, higiene das mãos, aspiração traqueal etc.).
4. Fatores do hospedeiro como idade avançada, desnutrição, gravidade da doença de base.

Bibliografia Consultada

ASSOCIAÇÃO PAULISTA DE EPIDEMIOLOGIA E CONTROLE DE INFECÇÃO HOSPITALAR (APECIH). Prevenção de infecções hospitalares do trato respiratório. 2ª ed. São Paulo, 2005.

CARVALHO CRR. Pneumonia associada à ventilação mecânica. J Bras Pneumol São Paulo 2006;32(4):20-2.

78 Quais os microrganismos mais comumente encontrados nas pneumonias hospitalares?

Adriana Maria da Silva Felix

Qualquer que seja a técnica utilizada, estudos mostram que a maioria dos episódios de pneumonia associada à ventilação mecânica (PAVM) é causada por bacilos gram-negativos entéricos (25%), *Staphylococcus aureus* (20%), *Pseudomonas aeruginosa* (20%), *Haemophilus influenzae* (10%) e *Streptococcus* spp. Algumas publicações têm mostrado que taxas de infecção polimicrobiana podem variar entre 13 e 58%. Porém, vale ressaltar que a distribuição dos agentes patogênicos causadores de PAVM difere de acordo com a localização geográfica, doenças subjacentes e tempo de utilização de ventilação mecânica.

De maneira geral, nas pneumonias precoces (≤ 4 dias de internação), a etiologia assemelha-se àquela da pneumonia adquirida na comunidade (*Streptococcus pneumoniae*, *Haemophilus influenzae*, *Moraxella catarrhalis*, *Staphylococcus aureus* sensível à oxacilina, *Escherichia coli* e outras enterobactérias sensíveis a múltiplos antimicrobianos). Já nas pneumonias tardias (> 4 dias de internação), a etiologia é dependente da presença ou ausência de fatores de risco. As PAVM sem fatores de risco associados em geral são causadas por *Pseudomonas aeruginosa*, *Staphylococcus aureus* resistente à oxacilina (MRSA) e enterobactérias.

Com relação à presença de fatores de risco, as PAVM são causadas por microrganismos multirresistentes, tais como *Pseudomonas aeruginosa*, *Acinetobacter baumannii*, enterobactérias e MRSA. Em relação aos pacientes imunocompetentes, microrganismos como *Candida*, *Staphylococcus* coagulase-negativa e *Enterococos* spp. são, ocasionalmente, encontrados em amostras respiratórias, mas raramente causam PAVM. Apesar de poucos dados disponíveis, alguns pesquisadores consideram esses microrganismos potenciais patógenos causadores de PAVM.

Bibliografia Consultada

ASSOCIAÇÃO PAULISTA DE EPIDEMIOLOGIA E CONTROLE DE INFECÇÃO HOSPITALAR (APECIH). Prevenção de infecções hospitalares do trato respiratório. 2ª ed. São Paulo, 2005.

SOCIEDADE PAULISTA DE INFECTOLOGIA. Diretrizes sobre pneumonia associada à ventilação mecânica (PAV). São Paulo, 2006.

TROUILLET JL. Ventilator-associated pneumonia: a comprehensive review. Hosp Pract (Minneap) 2012;40(12)165-75. Apr. 2012. Disponível em: http://www.hospitalpracticemed.com/doi/10.3810/hp.2012.04.982. Acessado em maio 2012.

79 Quais as medidas utilizadas (*bundles*) para prevenção de pneumonia hospitalar?

Cristiane Pavanello Rodriguez Silva

As medidas ou estratégias para a prevenção da pneumonia hospitalar associada à ventilação mecânica, conhecida como pneumonia associada à ventilação mecânica (PAV) pela metodologia *bundle*, segundo o *Institute of Healthcare Improvement* (IHI), são realizadas por meio de quatro componentes essenciais de cuidados. Esses componentes são medidas de evidência científica comprovadas, de categoria IA ou IB nos guias internacionais de boas práticas para prevenção das infecções relacionadas à saúde (IRAS), medidas fortemente recomendadas pela qualidade metodológica e quantidade de estudos publicados, em um número de componentes que varia de 4 a 5.

Importante lembrar que a metodologia *bundle* não é simplesmente a aplicação de um *checklist* de atividades, mas um conjunto de estratégias ou medidas que funcionam somente se forem aplicadas em conjunto a todos os pacientes que estão sob o risco de IRAS e que devem ser supervisionadas de forma sistemática por toda a equipe de saúde, por meio de vigilância de processo e intensas ações educativas. As estratégias ou medidas recomendadas são:

Elevação da cabeceira da cama entre 30 e 45°

Apesar de não estar totalmente claro, essa medida visa diminuir o risco de aspiração do conteúdo gastrintestinal ou secreção oro/nasofaríngea, o que melhoraria o principal mecanismo fisiopatológico da PAV. Outra razão seria a melhoria na ventilação dos pacientes, podendo auxiliar no esforço ventilatório e diminuição das atelectasias.

Interrupção diária da sedação e avaliação da possibilidade de extubação

Essa medida tem sido fortemente relacionada à redução das taxas de PAV. Pacientes submetidos a interrupções de sedação desenvolveram menores taxas de PAV do que aqueles que foram sedados continuamente. A equipe médica deve avaliar diariamente a possibilidade da diminuição da sedação e sua interrupção com consequente desmame de ventilação mecânica e extubação.

Profilaxia de úlcera péptica

Medicamentos bloqueadores H_2 são preferíveis ao sucralfato, e inibidores da bomba de prótons podem ser uma alternativa eficaz ao uso do sucralfato ou antagonistas do H_2, proporcionando melhor controle do pH gástrico (mecanismo fisiopatológico da PAV). Embora seja questionado que qualquer mecanismo que suprima a acidificação gástrica seja risco para a aquisição do *C. difficile*, para pacientes críticos em ventilação mecânica a profilaxia da úlcera péptica pode ser mais benéfica do que o potencial risco de aquisição de *C. difficile*, assim riscos e benefícios devem ser avaliados.

Profilaxia de trombose venosa profunda (TVP)

Ainda não é totalmente clara a associação da profilaxia de TVP com a redução das taxas de PAV e experiências mostraram intensas reduções. Assim, é recomendada a aplicação de todos os elementos, incluindo a profilaxia da TVP, como anticoagulantes e aparelhos de compressão sequencial.

Bibliografia Consultada

Guideline for Prevention of Healthcare-Associated Pneumonia, 2003. CDC. MMWR 2004;53(RR3):1-36.

HOW-TO GUIDE. Prevent Ventilator-Associated Pneumonia. Cambridge, MA: Institute for Healthcare Improvement; 2012. Disponível em: www.ihi.org. Acessado em julho 2012.

80 Qual a eficácia da descontaminação oral com antissépticos na prevenção de pneumonia relacionada à ventilação mecânica?

Jorge Manoel Buchdid Amarante

Maria Claudia Stockler de Almeida

As medidas de prevenção de infecção pulmonar relacionada à ventilação mecânica devem ser instituídas dentro de um pacote de medidas (Quadro 1).

A rotina de higienização oral nas unidades de terapia intensiva é extremamente dispendiosa em relação a tempo. A limpeza mecânica, idealmente, deve ser realizada a cada 6-8 horas. Adstringentes auxiliam na remoção de placas, porém, quando alcoólicos, lesam a mucosa. O adstringente mais frequentemente utilizado é o Biotene®, devendo-se

Quadro 1 – Medidas de prevenção de pneumonia relacionada à ventilação mecânica.

Higienização das mãos
Decúbito elevado da cabeceira > 30°C (durante o banho > 10°C)
Despertar diário
Protocolo de desmame e uso de ventilação mecânica não invasiva (VNI)
Monitorar insuflação do *cuff* (> 20mmHg)
Avaliar posicionamento da sonda enteral. Desligar a dieta enteral durante procedimento de fisioterapia e banho
Uso com parcimônia de inibidores da bomba de próton (risco de aumentar acidez gástrica, crescimento de bactérias e broncoaspiração)
Protocolo de prevenção de TVP
Vacina contra influenza e pneumococo
Protocolo de higiene da cavidade oral
Uso racional de antimicrobianos na unidade

evitar soluções alcoólicas. Talvez o mais importante seja a remoção mecânica de bactérias. Idealmente, avaliação odontológica também pode auxiliar na remoção de placas bacterianas nos dentes. A inspeção da cavidade oral deve avaliar a presença de sujidade, coloração da mucosa e viscosidade da saliva, muitas vezes avaliada pela equipe de fonoaudiologia com bastante prática. A prática de higiene da cavidade oral pode ser com clorexidina em veículo ou PVPI aquoso. Os estudos com clorexidina são numericamente maiores e mais consistentes e estão relacionados com pelo menos 67-72% de eficácia, enquanto o benefício do PVPI é incerto.

O uso da clorexidina aquosa tem como evento adverso deixar os dentes com coloração escurecida, porém, após seu uso, essa retorna ao normal.

Bibliografia Consultada

CHAN EY; MEADE O; COOK MDJ. Oral decontamination for prevention of pneumonia in mechanically ventilated adults: systematic review and meta-analysis. Br Med J 2007;334:889-90

CHLEBICKI MP; SAFDAR N. Topical chlorhexidine for prevention of ventilator-associated pneumonia: a meta-analysis. Crit Care Med 2007;52(2):595-604.

COFFIN SE et al. Strategies to prevent ventilator-associated pneumonia in acute care hospitals. Infect Control Hosp Epidemiol 2008;29(1):s31-40.

CUTLER CJ; DAVIS N. Improving oral care in patients receiving mechanical ventilation. Am Crit Care 2005;14:389-94.

FOURRIER F et al. Effect of gingival and dental plaque antiseptic decontamination on nosocomial infections acquired in the intensive care unit: a double-blind placebo-controlled multicentre study. Crit Care Med 2005;33(8):1728-35.

LABEAU SO; VAN DE VYVER K; BRUSSELAERS N; VOGELAERS D; BLOT SI. Prevention of ventilator-associated pneumonia with oral antiseptics: a systematic review and meta-analysis. Lancet Infect Dis 2011;11(11):845-54.

ROSS A; CRUMPLER. The impact of an evidence-based practice education program on the role of oral care in the prevention of ventilator-associated pneumonia. Intens Crit Care Nurs 2007;23:132-36.

81 O que investigar diante de um aumento na taxa de pneumonia hospitalar por um mesmo agente?

Jorge Manoel Buchdid Amarante
Maria Claudia Stockler de Almeida

Entre as infecções hospitalares, o diagnóstico de pneumonia é o que tem menor acurácia. As pneumonias de maior prevalência no ambiente hospitalar são aquelas associadas à ventilação mecânica (PAV). A identificação do agente por meio de cultura semiquantativa do escarro ou lavado broncoalveolar também requer técnica rigorosa para garantir sua acurácia. Porém, muitas vezes, as pneumonias hospitalares, em especial as PAVs, são causadas por agentes multirresistentes endêmicos na unidade.

Todos os processos envolvidos na prevenção de PAV devem ser reavaliados. No caso de bactérias multirresistentes, o processo de precaução de contato deve ser reavaliado. Um detalhe importante, às vezes despercebido, é a higienização do cufômetro entre o uso de um paciente e outro. Rever os processos de limpeza e desinfecção e troca de filtros dos respiradores. No caso de o agente persistir, instituir cultura de vigilância e precaução de contato nos pacientes colonizados. Para haver maior controle das medidas de precaução de contato e otimizar os recursos humanos, instituir uma coorte na unidade onde pacientes colonizados e infectados com o mesmo agente são segregados.

Após todas essas medidas, caso não haja controle, realizar um estude caso controle (Quadro 1).

Quadro 1 – Estudo de caso controle.

Levantamento bibliográfico de situações de surtos ou aglomerados de eventos similares ao ocorrido
Definição dos casos (doentes/com ISC) e controles (não doentes/sem ISC)
Definição dos possíveis fatores de risco (questionário): procedimento, local onde é realizado o procedimento, turno no qual o procedimento é realizado, instrumental, medicação utilizada, profissionais implicados, entre outros
Tratamento estatístico dos dados encontrados para se demonstrar associação de casualidade entre os fatores de risco e os casos

Bibliografia Consultada

CALFEE D; JENKINS GS. Use of active surveillance cultures to detect asymptomatic colonization with carbapenem-resistant Klebsiella pneumoniae in intensive care unit patients. Infect Control Hosp Epidemiol 2008;29:966-8.

COFFIN SE et al. Strategies to prevent ventilator-associated pneumonia in acute care hospitals. Infect Control Hosp Epidemiol 2008;29(1):s31-40.

THE CANADIAN CRITICAL CARE TRIALS GROUP. A randomized trial of diagnostic techniques for ventilator-associated pneumoni. N Engl J Med 2006;355:2619-30.

OLIVEIRA MAP; PARENTE RCM. Estudos de coorte e de caso-controle na era da medicina baseda em evidência. Bras J Video-Sur 2010;3(3):115-25.

82 Qual a importância do uso do sistema de aspiração subglótica na prevenção de pneumonia associada à ventilação mecânica?

Milton Soibelmann Lapchick

A aspiração subglótica contínua ou intermitente constitui medida fortemente recomendada para a prevenção contra a pneumonia associada à ventilação mecânica. De acordo com os estudos que dão suporte à medicina baseada em evidências, a aspiração de secreções respiratórias em região subglótica reduz os riscos de microaspirações com acometimento de vias aéreas inferiores, decorrente do acúmulo de secreções entre a mucosa em região subglótica e o balonete do tubo traqueal.

Embora o procedimento seja altamente recomendável como estratégia de prevenção contra a pneumonia associada à ventilação mecânica, o dispositivo para a realização da aspiração subglótica apresenta alto custo, sendo este um fator limitante para sua utilização de maneira universal. Outro aspecto limitante para sua utilização é a falta deste dispositivo para uso em UTI pediátrica.

A utilização da aspiração subglótica constitui parte de um conjunto de medidas preventivas contra a pneumonia associada à ventilação mecânica (*bundle*) empregado em vários hospitais, relacionando-se com redução significativa da incidência de pneumonia associada à ventilação mecânica. Entretanto, a utilização isolada da aspiração subglótica não é relevante como estratégia de prevenção se não forem empregados os outros procedimentos de biossegurança no atendimento de pacientes sob ventilação mecânica invasiva, como as técnicas assépticas para a entubação traqueal, aspiração de secreções e cuidados com a utilização dos artigos de fisioterapia respiratória e assistência ventilatória.

A prática de higiene oral é também um elemento relevante para a prevenção contra a pneumonia associada à ventilação mecânica. A utilização da aspiração subglótica contínua constitui um avanço no âmbito das práticas de prevenção e controle de infecções em pacientes críticos, devendo estar associada às outras medidas básicas e também relevantes.

Bibliografia Consultada

BOUADMA L et al. Long-term impacto a multifaceted prevention program on ventilator-associated pneumonia in a medical intensive care unit. Clin Infect Dis 2010;51(10):1115.

KOLLEF MH; SKUBAS NJ; SUNDT TM. A randomized trial of continuos aspiration of subglottic secretions in cardiac surgery patients. Chest 1999;116(5): 1339.

MUSCEDERE J et al Subglottic secretions drainage for the prevention of ventilator-associated pneumonia: a systematic review and meta-analysis. Crit Care Med 2011;39 (8):1985.

SMULDERS K et al. A randomized clinical trial of intermittent subglottic secretion drainage in patients receiving mechanical ventilation. Chest 2002; 121(3):858.

83 Qual a importância da monitoração da cabeceira elevada na prevenção de pneumonia hospitalar?

Milton Soibelmann Lapchick

Vários estudos com metodologia científica qualificada demonstram o impacto positivo do posicionamento correto do paciente como estratégia de prevenção contra a pneumonia hospitalar. A manutenção correta de pacientes acamados em semidecúbito, comprovadamente, reduz os riscos de broncoaspiração nos hospitalizados e disfágicos. No entanto, a elevação excessiva do decúbito do paciente no leito relaciona-se com o aumento da pressão abdominal e agravamento do refluxo gastroesofágico em pacientes hospitalizados com essa condição clínica. Considerando o paciente idoso e hospitalizado, o posicionamento não adequado do paciente no leito é mais um fator agravante para a broncoaspiração, além da hipocloridria, disfagia e antecedentes de refluxo gastroesofágico.

A manutenção dos pacientes com rebaixamento do nível de consciência em semidecúbito (a menos que existam contraindicações) pode ser realizada com a demarcação na parede ou mesmo por meio da graduação do decúbito em camas hospitalares. Estudos demonstram que o monitoramento diário do posicionamento no leito de pacientes hospitalizados, em semidecúbito, reduziu de maneira estatisticamente significativa a incidência de pneumonia hospitalar em unidades de cuidados semi-intensivos. Este monitoramento pode ser realizado pela enfermagem, equipe de fisioterapia, médicos e profissionais da CCIH (por meio de auditorias internas), de maneira a garantir que este cuidado está sendo empregado de maneira contínua na unidade. Alguns fatores de dificuldade para essa prática incluem desproporção entre profissionais de enfermagem e pacientes no setor, com consequente sobrecarga de trabalho, falta de capacitação e educação permanente da equipe multiprofissional, não realização de auditorias internas para avaliação dos processos relacionados à prevenção e controle da pneumonia hospitalar (com posterior devolutiva e sugestões de melhorias à equipe).

Bibliografia Consultada

DRACULOVIC MB et al. Supine body position as a risk factor for nosocomial pneumonia in mechanichally ventilated patients: a randomized trial. Lancet 1999;354(9193):1851.

OROZCO-LEVI M et al. Semirecumbent position protects from pulmonary aspiration but not completely from gastroesophageal reflux in mechanically ventilated patients. Am J Respir Crit Care Med 1995;152(4 Pt 1):1387.

TORRES A et al. Pulmonary aspiration of gastric contentes in patients receiving mechanical ventilation: the effect of body position. Ann Intern Med 1992; 116(7):540.

84 Quais amostras do trato respiratório podem ser encaminhadas para o diagnóstico microbiológico de infecções respiratórias baixas? Qual amostra clínica é considerada mais eficaz?

Maria Goreth Matos de Andrade Barberino

As infecções do trato respiratório são mais frequentes e, apesar dos progressos diagnóstico e terapêutico, ainda estão entre as principais causas de morte, especialmente na comunidade. São consideradas responsáveis por significativa morbidade e mortalidade. Na maioria dos casos, devido ao envolvimento de diferentes agentes etiológicos e à demora em se estabelecer o diagnóstico, o tratamento é realizado de maneira empírica, baseada nos perfis de sensibilidade já estabelecidos para cada unidade de saúde. Em cerca de 30-60% das pneumonias adquiridas na comunidade, o diagnóstico é apenas clínico ou radiológico, por não ser possível o isolamento do agente etiológico.

Devido às particularidades dessas infecções, elas desempenham um importante papel e impacto socioeconômico significativo. Outro motivo preocupante diz respeito ao aumento progressivo da resistência aos antimicrobianos entre os microrganismos mais frequentemente envolvidos em infecções comunitárias do trato respiratório, aqui se destacando o *Streptococcus pneumoniae*, *Haemophilus influenzae*, *Staphylococcus aureus* e *Moraxella catarrhalis*.

Outros microrganismos podem estar envolvidos, porém menos frequentemente, como, por exemplo, *Chlamydia pneumoniae*, *Mycoplasma pneumoniae* e *Legionella* spp.

Estudos nacionais e internacionais, de vigilância de resistência aos antimicrobianos, bem como dados de resultados de antibiogramas de rotina, têm mostrado que o nível de resistência dessas bactérias diante de diversos agentes antimicrobianos tem aumentado nos últimos anos.

Nas pneumonias associadas a pacientes hospitalizados, os microrganismos mais frequentes são:

- Bacilos gram-negativos: enterobactérias – *Klebsiella* spp., *E. coli, Enterobacter* spp.
- Bacilos gram-negativos não fermentadores: *P. aeruginosa, Acinetobacter baumannii* e outras espécies etc.
- Cocos gram-positivos, principalmente *Staphylococcus aureus.*
- Outros agentes, tais como *Legionella pneumophila* e vírus sincicial respiratório (VSR), aparecem em casos de surto e em pacientes imunodeprimidos, assim como *Aspergillus* spp. e *Pneumocystis carinii.*

Diversas amostras podem ser encaminhadas para o diagnóstico microbiológico das infecções do trato respiratório:

- Amostras aceitáveis – lavado broncoalveolar, escovado brônquico protegido, aspirado traqueal, escarro, biópsia transbrônquica.
- Amostras não aceitáveis – saliva, escarro colhido durante 24 horas e s*wab* endotraqueal.

Entre as técnicas realizadas com endoscópio, o lavado e o escovado broncoalveolar são os mais utilizados. São referidos valores de sensibilidade e especificidade para o lavado broncoalveolar variando de 80-100% e 75-100%, respectivamente, e para o escovado, de 65-100% e 60-100%.

Bibliografia Consultada

Disponível em: www.anvisa.gov.br/servicosaude/manuais/.../mod%20i%202004. doc. Acessado em 10 de setembro 2012.

Disponível em: http://www.projetodiretrizes.org.br/projeto_diretrizes/080.pdf. Acessado em 10 de setembro 2012.

OPLUSTIL CP et al. Procedimento Básicos em Microbiologia Clínica. 3ª ed. São Paulo: Sarvier, 2010.

85 O microrganismo isolado em hemocultura de paciente com pneumonia hospitalar deve ser considerado o agente etiológico dessa infecção?

Milton Soibelmann Lapchick

Pacientes que evoluem com pneumonia hospitalar desenvolvem bacteriemia secundária ao foco pulmonar ou podem apresentar, inicialmente, bacteriemia primária e, posteriormente, infecção pulmonar. No entanto, na coleta de hemocultura e na interpretação de seu resultado devem-se considerar o tempo para positividade da hemocultura e a técnica correta asséptica de coleta de sangue para a realização do exame.

A coleta de hemoculturas deve ser realizada como método diagnóstico microbiológico para a identificação do agente etiológico da infecção. Outros métodos incluem o exame de cultura quantitativa de secreção traqueal e os exames de lavado ou escovado broncoalveolar. Estudos apontam que a positividade da hemocultura em pacientes com diagnóstico de pneumonia hospitalar tem variado de 10 a 30%.

Alguns fatores podem interferir negativamente para a positividade da hemocultura de maneira geral: o uso de antimicrobianos no momento da coleta de sangue para hemoculturas, o volume de sangue coletado inferior ao recomendado por amostra, a etiologia viral das infecções hospitalares. Entretanto, na interpretação do resultado de hemoculturas positivas, obrigatoriamente, deve-se considerar a possibilidade de "pseudobacteriemia" (falsa bacteriemia) decorrente da contaminação do sangue coletado e processado no laboratório de microbiologia.

Falhas nas técnicas assépticas de coleta de sangue para hemoculturas incluem antissepsia não adequada da pele e acesso vascular. No laboratório de microbiologia, problemas decorrentes da contaminação de meios de cultura ou de aparelhos utilizados para a leitura/processamento de hemoculturas também constituem causa de resultados falso-positivos.

São considerados agentes contaminantes de hemoculturas os microrganismos colonizantes da pele ou mesmo aqueles que constituem parte da sua microbiota fisiológica, com destaque para as várias espécies identificadas como *Staphylococcus* coagulase-negativa. Considerando este grupo de microrganismos, pacientes que apresentam pneumonia hospitalar e encontram-se em uso de cateter vascular podem evoluir com bacteriemia primária causada por *Staphylococcus* coagulase-negativa concomitantemente, cabendo ao médico e profissionais da CCIH analisarem criticamente os resultados de hemoculturas e o diagnóstico clínico dos processos infecciosos. O monitoramento dos resultados parciais e definitivos de hemoculturas pela CCIH constitui pista para o diagnóstico microbiológico de infecções hospitalares, pseudobacteriemias e base para o uso consciente de antimicrobianos.

Bibliografia Consultada

ALVARO R et al. Diagnosis of ventilator-associated pneumonia: a systematic review of the literature. Crit Care 2008;12(2):1-14.

BERTON DC et al. Quantitative versus qualitative cultures of respiratory secretions for clinical outcomes in patients with ventilator-associated pneumonia. Cochrane Database Syst Rev 2008.

SILVA J et al. Agentes etiológicos e contaminantes em hemoculturas. Rev Port Ciências Biomédicas 2008;3:18.

86 Que critérios são utilizados na escolha de um antibiótico para o tratamento de pneumonia hospitalar?

Milton Saibelmann Lapchick

Como princípio, a antibioticoterapia deve ser iniciada preferencialmente após a coleta de exames microbiológicos para pesquisa do agente etiológico do processo infeccioso (hemoculturas e coleta de secreção traqueal para cultura quantitativa ou lavado broncoalveolar). Para a escolha do esquema de antibioticoterapia empírica, devemos levar em consideração o perfil de sensibilidade da microbiota causadora de infecções hospitalares, quais os agentes que mais frequentemente causam pneumonia hospitalar, observar os antecedentes de uso de antimicrobianos pelo paciente e quais as classes terapêuticas utilizadas. Esses aspectos têm por objetivo reduzir os riscos de falha terapêutica decorrente do espectro de ação e multirresistência microbiana.

A escolha da antibioticoterapia empírica para tratamento de pacientes com pneumonia hospitalar deve ser de amplo espectro de ação, garantindo cobertura antimicrobiana aos possíveis agentes causadores de pneumonia hospitalar na instituição. De maneira geral, a terapia antimicrobiana deve abranger o espectro de ação contra *Staphylococcus aureus* e bacilos gram-negativos, com destaque para agentes não fermentadores (*Pseudomonas aeruginosa*, *Acinetobacter* spp.) e enterobactérias (como, por exemplo, *Klebsiella* spp.). Atenção deve ser dada para a necessidade de cobertura de agentes produtores de betalactamase de espectro estendido (ESBL) e produtores de carbapenemases.

Outros procedimentos que devem ser observados na escolha do esquema de antibioticoterapia empírica para pacientes com pneumonia hospitalar são os aspectos relacionados à farmacocinética dos antimicrobianos prescritos, verificando-se a concentração dos antimicrobianos em tecido pulmonar e mucosa traqueobrônquica.

Alguns estudos revelaram bons resultados com a terapia antimicrobiana por via inalatória, garantindo maior concentração do medicamento em mucosa e secreções traqueobrônquicas. Um exemplo dessa condição aplica-se aos pacientes com fibrose cística pulmonar e utilização de polimixina B ou aminoglicosídeos por via inalatória para tratamento de pneumonia. A nefrotoxicidade relacionada aos antimicrobianos também é um critério a ser observado na escolha da antibioticoterapia, não sendo infrequente a ocorrência de pneumonia hospitalar e riscos de perda da função renal. A insuficiência renal com indicação de terapia dialítica é um fator de risco para óbito em pacientes críticos.

Outros aspectos relacionados à escolha da antibioticoterapia em pacientes com pneumonia hospitalar envolvem o descalonamento da terapia. Pacientes que se encontram em terapia de amplo espectro de ação com antimicrobianos e com evolução clínica favorável, após a identificação do agente etiológico da infecção em exame microbiológico, devem ser tratados com terapia dirigida ao patógeno isolado em cultura, reduzindo-se o uso de antibióticos de amplo espectro de ação e o agravamento dos riscos de multirresistência microbiana.

Bibliografia Consultada

AMERICAN THORACIC SOCIETY, INFECTIOUS DISEASE SOCIETY OF AMERICA. Guidelines for the management of adults with hospital-acquired, ventilator-associated, and healthcare-associated pneumonia. Am J Respir Crit Care Med 2005;171 (4):388.

BEARDSLEY JR et al. Using local microbiologic data to develop institution-specific guidelines for the treatment of hospital-acquired pneumonia. Chest 2006;130(3):787.

LU Q et al. Nebulized ceftazidime and amikacin in ventilator-associated pneumonia caused by Pseudomonas aeruginosa. Am J Respir Crit Care Med 2011; 184(1):106.

RATTANAUMPAWAN P et al. Randomized controlled trial of nebulized collistimethate sodium as a adjunctive therapy of ventilator-associated pneumonia caused by Gram-negative bacteria. J Antimicrob Chemother 2010;65(12): 2645.

X

PRECAUÇÕES E ISOLAMENTO

87 Quais microrganismos multirresistentes devem ser isolados em instituições de saúde?

Andre Koutsodontis Machado Alvim

Qualquer agente infeccioso transmitido em instituições de saúde pode, dependendo de certas situações, ser alvo de medidas de controle. Isso ocorre porque qualquer agente pode ser ou tornar-se epidemiologicamente importante, ou seja, quando apresenta as seguintes características:

1. Propensão para transmissão dentro da instituição.
2. Resistência a antimicrobianos de primeira linha.
3. Perfis de resistência incomuns dentro da instituição.
4. Dificuldade de tratamento devido à resistência inata ou adquirida a múltiplas classes de antimicrobianos.
5. Associado à doença com grande potencial de gravidade, provocando elevada morbimortalidade.
6. Patógeno recém-descoberto ou reemergente.

Apesar de alguns princípios comuns serem os mesmos, os estudos de revisão indicam que não há estratégia única apropriada a todas as instituições de saúde. Alguns fatores influenciam a escolha das intervenções a serem aplicadas, como:

1. Presença de pacientes de alto risco (por exemplo, submetidos a transplantes de órgãos sólidos ou de medula óssea) ou existência de unidades de cuidados especiais (por exemplo, unidades de terapia intensiva, de queimados ou de diálise).
2. Importância do contexto dos microrganismos multirresistentes dentro da instituição. Um hospital pode ter como problema a ocorrência de *S. aureus* resistente à oxacilina, enquanto em outro pode ser *K. pneumoniae* produtora de KPC. Algumas instituições

não apresentam colonização ou infecção por *Enterococcus* spp. resistentes à vancomicina; outras possuem altas taxas de colonização sem doença; e outras apresentam surtos contínuos desse patógeno.

Desse modo, cada instituição de saúde deve estabelecer quais microrganismos multirresistentes devem ser isolados, com base principalmente nos fatores expostos acima.

A seguir é exposto um modelo de indicações para o estabelecimento de precauções de contato utilizado em alguns hospitais terciários da cidade de São Paulo.

"Paciente que durante a internação apresente cultura de qualquer material clínico comprovando a colonização ou infecção causada pelos seguintes microrganismos multirresistentes":

- *Enterococcus* spp. resistentes à vancomicina e/ou linezolida.
- *Staphylococcus aureus* ou *Staphylococcus* coagulase-negativa resistentes a vancomicina e/ou linezolida.
- *Pseudomonas aeruginosa* ou *Acinetobacter* spp. resistentes a imipenem ou meropenem.
- Enterobactérias resistentes a imipenem, meropenem ou ertapenem.
- Bacilos gram-negativos resistentes à polimixina (com exceção de *Morganella* spp., *Proteus* spp., *Providencia* spp., *Serratia* spp. e *Burkholderia* spp.).

Bibliografia Consultada

Guideline for Isolation Precautions: Preventing Transmission of Infectious Agents in Healthcare Settings 2007. Healthcare Infection Control Practices Advisory Committee (HICPAC). Disponível em: http://www.cdc.gov/ncidod/dhqp/pdf/isolation2007.pdf. Acessado em julho 2012.

Management of Multidrug-Resistant Organisms in Healthcare Settings, 2006. Healthcare Infection Control Practices Advisory Committee (HICPAC). Disponível em: http://www.cdc.gov/hicpac/pdf/MDRO/MDROGuideline2006.pdf. Acessado em julho 2012.

88 Qual critério deve ser utilizado para retirar um paciente do isolamento de contato?

Cely Saad Abboud

As precauções de contato devem ser instituídas no momento em que o paciente desenvolve os sinais ou sintomas da infecção (por exemplo, diarreia, escabiose), mas, quando se trata de microrganismo multirresistente (MDR), muitas vezes se acaba instituindo a precaução de contato quando o resultado da cultura chega às mãos do profissional de saúde.

A introdução das precauções de contato certamente reduz as oportunidades de transmissão da infecção, por este motivo, muitas vezes, coloca-se o paciente em precauções de contato na suspeita até que os resultados das culturas sejam definidos. A grande dúvida é quando estamos autorizados a retirar o paciente desse tipo de precaução.

Segundo o *Centers for Disease Control and Prevention* (CDC), as precauções de contato devem perdurar enquanto risco de transmissão do microrganismo ou duração da doença.

A duração da manutenção de pacientes em precaução de contato por colonização de microrganismos MDR ainda permanece indefinida.

Sabe-se que pacientes podem permanecer colonizados por microrganismos MDR por muitos meses, principalmente os portadores de doenças de base graves, utilização de cateteres, sondas e outros procedimentos invasivos, além de cursos de antibioticoterapia recorrente.

É, portanto, prudente que se assuma que o paciente colonizado por microrganismo MDR permaneça assim por tempo prolongado, e mantê-lo em precaução de contato durante o período de internação seria o mais adequado.

Quando o paciente já estiver sem uso de antibióticos, sem cateteres, livre do ambiente hospitalar, por cerca de 6 a 12 meses, e houver necessidade de reinternação, novas culturas de vigilância devem ser realizadas para avaliar se ele não é mais portador de microrganismo MDR.

Até o momento, não há informação na literatura para uma recomendação definitiva sobre quando retirar o paciente da precaução de contato, no entanto, no *Guidance for Control of Carbapenem-resistent Enterobacteriaceae* (CRE), elaborado pelo CDC, 2012, há relato de que a colonização de enterobactérias resistentes a carbapenem (CRE) em investigação pelo próprio CDC perdurou mais de 6 meses.

Concluindo, cabe as CCIHs e aos SCIHs definir as políticas relativas à precaução de contato em cada instituição.

Bibliografia Consultada

Guidance for Control of Carbapenem-resistant Enterobacteriaceae (CRE). 2012 CRE TOOLKIT. Disponível em: http//www.cdc.gov/hai/pdfs/cre/CRE-guidance. Acessado em agosto 2012.

SIEGEL JD et al. Health Care Infection Control Practices Advisory Committee, 2007 Guideline for isolation Precautions: Preventing Transmission of Infectious Agents in Health Care Settings, 2007.

VIDAL PM et al. Controle de Infecção por Agentes de Especial Interesse nas Instituições de Saúde – Microorganismos Epidemiologicamente Importantes, cap. 6; p. 141-182. APECIH – Precauções e Isolamento, 2012.

89 Pacientes colonizados e/ou infectados por enterobactérias produtoras de betalactamases de espectro estendido ainda devem ser colocados em isolamento de contato?

Ana Cristina Gales

Os genes que codificam as betalactamases de espectro estendido (ESBL) geralmente se localizam em plasmídeos que são elementos genéticos móveis com capacidade de autoduplicação. Dessa maneira, esses genes são capazes de ser multiplicados e transferidos para bactérias da mesma espécie ou até para bactérias de gêneros distintos. Como a frequência de amostras produtoras de ESBL, principalmente *Klebsiella pneumoniae* colonizando ou infectando pacientes hospitalizados, é muito alta em vários hospitais brasileiros, muitos serviços de controle de infecção acham inviável a prática de isolamento de contato desses pacientes e recomendam que não sejam isolados, exceto quando não for possível a contenção de secreção abundante com curativo oclusivo, por exemplo.

Embora não exista uma forte evidência na literatura médica que confirme a importância da adoção do isolamento de contato no controle da disseminação de amostras produtoras de ESBL, o isolamento de pacientes colonizados ou infectados, principalmente naquelas unidades ou instituições, onde esse mecanismo de resistência ainda não se tornou frequente, é fundamental, em minha opinião.

O sucesso do controle de bactérias resistentes no ambiente hospitalar tem sido documentado em todo o mundo, mas principalmente para microrganismos como *Staphylococcus aureus* resistente à oxacilina e *Enterococcus* spp. resistentes à vancomicina. Este sucesso tem sido atribuído ao emprego de várias medidas combinadas como higienização das mãos, uso de precauções de contato, realização de culturas de vigilância, educação dos profissionais de saúde, melhoria da limpeza hospitalar e da comunicação entre as diversas instituições de saúde sobre pacientes colonizados ou infectados por microrganismos multirresistentes.

Idealmente, todos os pacientes teriam que ser isolados antes que houvesse a detecção laboratorial de um organismo multirresistente, já que a contaminação ambiental e/ou transferência desse patógeno para outro paciente pode ter ocorrido anteriormente a esse resultado laboratorial final. Outro detalhe importante é a metodologia selecionada para as culturas de vigilância. A maioria das metodologias empregadas rotineiramente pelos laboratórios de microbiologia não possui a sensibilidade e a especifidade ideais e pacientes colonizados por amostras produtoras de ESBL podem não ser reconhecidos. Dessa maneira, a medida de isolamento pode tornar-se inefetiva.

Como dito anteriormente, embora o gene que codifica a ESBL tenha localização plasmidial, e enterobactérias geneticamente distintas possam adquiri-lo, frequentemente observamos o contrário em hospitais brasileiros, ou seja, a disseminação de clones produtores de ESBL. Este fato enfatiza a importância das medidas de barreira que impeçam a disseminação desse mecanismo de resistência não somente no ambiente hospitalar, mas também para a comunidade. Recentemente, foi publicado um estudo para avaliar prospectivamente as taxas de transmissão de *Escherichia coli* (ESBL-EC) e *K. pneumoniae* (ESBL-KP) produtoras de ESBL entre pacientes índices para outros pacientes que dividiam o mesmo quarto do hospital e para seus contatos domiciliares. Os dados desse estudo indicaram que a taxa de transmissão foi significativamente maior no ambiente domiciliar que no hospitalar. Esse estudo também mostrou que as amostras de ESBL-KP foram mais eficientemente transmitidas no ambiente hospitalar que as amostras de ESBL-EC, sugerindo que o efeito das medidas de controle de infecção hospitalar pode variar entre diferentes espécies e clones produtores de ESBL.

Bibliografia Consultada

CDC Guidelines for Infection Control. Disponível em: https://www.premierinc.com/safety/topics/guidelines/cdc_guidelines.jsp. Acessado em setembro 2012.

HILTY M; BETSCH BY; BOGLI-STUBER K et al. Transmission dynamics of extended-spectrum β-lactamase-producing Enterobacteriaceae in the Tertiary Care Hospital and the Household Setting. Clin Infect Dis 2012;55(7):967-75.

SIEGEL JD; RHINEHART E; JACKSON M et al. Management of Multidrug-Resistant Organisms In Healthcare Settings, 2006. Disponível em: http://www.cdc.gov/hicpac/pdf/guidelines/MDROGuideline2006.pdf. Acessado em setembro 2012.

90 Como proceder com o paciente colonizado e/ou infectado por enterococo resistente à vancomicina, para evitar a disseminação no ambiente hospitalar?

Carmen Paz Oplustil

A contaminação cruzada tem sido considerada a principal causa da disseminação das infecções hospitalares (IH). A via considerada de maior importância nessa troca de microrganismo é por meio das mãos dos cuidadores (enfermeiros e médicos) e pacientes. Entretanto, outro fator importante na disseminação é o ambiente hospitalar, onde podem ser encontrados pacientes colonizados ou infectados por microrganismos multidrogarresistentes. Entre esses pacientes, os principais fatores de risco para a aquisição destes microrganismos, incluindo vancomicina resistente a enterococos (VRE), são: pacientes submetidos a transplante (em 6 meses), hemodiálise, diálise peritoneal, internamento nos últimos 6 meses, pacientes em tratamento oncológico, internamento em UTI por mais de 7 dias e uso de antibióticos (cefalosporinas).

Alguns cuidados são recomandados e padronizados para evitar a disseminação das cepas de VRE pelo hospital.

Coletar *swab* retal e solicitar ao laboratório pesquisa de VRE nas seguintes situações: pacientes transferidos de outras unidades (interna ou externa) com os seguintes fatores de risco: tubo orotraqueal, ferida cirúrgica, drenos, cateter venoso central, internamento prolongado em UTI, uso prévio de antimicrobiano, cirurgia recente. Nestes pacientes deve ser coletado *swab* retal durante três semanas.

Precauções recomendadas para pacientes VRE (+):

- Coorte de pacientes colonizados ou infectados.
- Estabelecer um profissional para cuidar desses pacientes, evitando assim transmissão cruzada.

- Realizar cultura de vigilância semanalmente, até que o resultado seja negativo.
- Orientar os familiares para o uso de precauções de contato.
- Restringir visitas; banheiro privativo.

Para o controle ambiental, algumas medidas devem ser implementadas, como:

- Realizar limpeza ambiental reforçada com detergente/desinfetante das superfícies.
- Utilizar qualquer desinfetante: hipoclorito de sódio a 1%, álcool a 70%.
- Uso exclusivo de estetoscópio, termômetro etc.
- Lavagem das mãos antes e após manipulação do paciente.
- Uso de luvas e capa descartável ao realizar qualquer procedimento no paciente.

O controle da disseminação de microrganismos MDR no ambiente hospitalar pode ser contornado por medidas simples como a lavagem das mãos antes e após contato com o paciente, como também um esclarecimento às equipes sobre o papel das superfícies na disseminação das infecções. Outro fator que pode prevenir a disseminação e considerado uma medida preventiva seria a aplicação de estratégias de engenharia e controle ambiental (utilização de materiais que facilitem a limpeza).

Bibliografia Consultada

http://www.uftm.edu.br/upload/ensino/VRE.pdf

http://www.anvisa.gov.br/servicosaude/IIseminario_2008/vreanvisa_annasara-levin.pdf

OLIVEIRA AC; DAMASCENO QS. Superfícies do ambiente hospitalar como possíveis reservatórios de bactérias resistentes: uma revisão. Rev Esc Enferm USP 2010;44(4):1118-23.

91 Como isolar pacientes com tuberculose em hospitais que não possuem salas de pressão negativa? E nos hospitais que possuem, como deve ser o monitoramento?

Denise Silva Rodrigues

Todo ambiente onde circulam pacientes que produzem aerossóis contendo o *Mycobacterium tuberculosis* oferece risco de transmissão. Segundo as normas do PCNT (Programa Nacional de Controle da Tuberculose), os hospitais devem implementar políticas administrativas e de controle ambiental que visem diminuir o risco de transmissão da infecção.

- Estabelecimento de um quarto individual com a porta fechada e as janelas abertas para pacientes com diagnóstico de tuberculose.
- Evitar internação conjunta de pacientes com tuberculose.
- Dar prioridade para o isolamento de pacientes com baciloscopia positiva.
- Disponibilizar equipamentos de proteção individuais como máscaras cirúrgicas e especiais (respiradores N95).
- Restringir o acesso a esses isolamentos aos funcionários responsáveis.
- Naqueles locais com salas de pressão negativa estes devem permitir a renovação de ar de pelo menos seis vezes por hora.
- O uso do filtro HEPA (*High Efficiency Particulate Air*) deve ser analisado de acordo com o risco de dispersão do ar contaminado do isolamento para as outras áreas do hospital, podendo ser opcional em algumas circunstâncias. Esses filtros, que podem ser colocados no teto, em ductos de exaustão ou em unidades móveis, necessitam de manutenção periódica, com troca do pré-filtro e do elemento HEPA pelo menos uma vez por ano.

Bibliografia Consultada

Guidelines for the investigation of contacts of persons with infectious tuberculosis. MMWR. Vol. 54, 2006.

CENTRO DE VIGILÂNCIA EPIDEMIOLÓGICA. Tuberculose: recomendações para redução do risco de transmissão em serviços de saúde. Vol. 1, 2003.

MINISTÉRIO DA SAÚDE. Manual de recomendações para o controle da tuberculose no Brasil. Vol. 1, 2011.

92 Quais as condutas a serem adotadas para um paciente com diagnóstico de varicela em unidades pediátricas?

Maria Isabel de Moraes Pinto

Diante de um paciente com diagnóstico de varicela, as seguintes condutas devem ser tomadas:

1. Anotar o dia do aparecimento das primeiras lesões do caso índice.
2. Identificar todos os contatos adultos e crianças suscetíveis, ou seja, que não tenham história de infecção prévia ou vacinação e classificá-los em imunocompetentes e imunodeprimidos.
3. Indivíduos imunocompetentes contatantes suscetíveis devem receber a vacina, enquanto os imunodeficientes contatantes suscetíveis devem receber a imunoglobulina humana específica para varicela (VZIG). São também considerados candidatos a receberem a VZIG os seguintes contatantes: gestantes, recém-nascidos hospitalizados com menos de 28 semanas de idade gestacional e prematuros acima de 28 semanas, cujas mães não foram imunes à varicela.
4. Considera-se exposição passível de indicação de profilaxia para varicela quando, no ambiente hospitalar, um indivíduo suscetível dividir a enfermaria com um caso índice de varicela ou tiver entrado em contato direto por período tão curto quanto 5 minutos (alguns consideram ser necessária exposição por, no mínimo, 60 minutos). No caso de zóster, considerar somente indicação de profilaxia se tiver ocorrido contato íntimo como abraçar e tocar. Para recém-nascidos de mães com varicela, considera-se indicação de profilaxia para aqueles cuja mãe iniciou quadro de varicela no período compreendido entre 5 dias antes e 48 horas após o parto. Recém-nascidos de mães com quadro de zóster não precisam receber profilaxia.

5. Caso haja indicação, a vacina para varicela deve ser realizada preferencialmente em 72 horas, mas pode ser feita até 120 horas após o contato. A idade mínima para a vacina varicela é de 9 ou 12 meses, na dependência do produto disponível.

6. Da mesma forma, caso haja indicação, a VZIG deve ser aplicada o mais precocemente possível, até 96 horas após o contato. No caso de não se dispor de VZIG, uma alternativa é o uso de imunoglobulina humana intravenosa (IGIV), que deve ser administrada na dose de 400mg/kg. Se mais de 96 horas tiverem decorrido da exposição, uma outra alternativa à VZIG é a quimioprofilaxia com aciclovir na dose de 20mg/kg/dose quatro vezes ao dia, com dose máxima diária de 3.000mg, começando 7 a 10 dias após a exposição e continuando por sete dias.

7. Os contatos suscetíveis devem receber alta assim que possível. Para os que necessitarem permanecer, seguir orientações de isolamento.

8. Após a administração da vacina, os pacientes não devem usar medicações que contenham ácido acetilsalicílico durante seis semanas.

9. Os imunobiológicos (vacina e VZIG) estão disponíveis nos CRIEs.

Medidas de isolamento

1. Caso índice: isolamento imediato com precauções de contato e para aerossóis até a resolução completa de todas as lesões para crostas. Todos os que entrarem no quarto devem usar máscara N95, avental e luvas para manipular o paciente.

2. Comunicantes suscetíveis: considerando-se os períodos de incubação e transmissão, deve-se realizar o isolamento com precauções de contato e respiratória do 8º ao 21º dia após o aparecimento da primeira vesícula do caso índice. Para os que receberem VZIG, o isolamento estende-se ao 28º dia.

Bibliografia Consultada

AMERICAN ACADEMY OF PEDIATRICS. Varicella-zoster infections. In: Pickering LK, Baker CJ, Kimberlin DW, Long SS (eds). Report of the Committee on Infectious Diseases. Elk Grove Village, IL: American Academy of Pediatrics; Red Book, 2012, p. 774-89.

BRASIL. Ministério da Saúde. Secretaria de Vigilância à Saúde. Programa Nacional de Imunizações. Manual dos Centros de Referência para Imunobiológicos Especiais. Brasília, 2006.

XI

Microbiologia, Antimicrobianos e Multirresistência

93 Qual o papel do laboratório de microbiologia e do microbiologista no controle de infecção hospitalar?

Carmen Paz Oplustil

Tendo em vista que o controle de infecção depende da habilidade de detectar uma infecção quando elas ocorrem, o laboratório de microbiologia e o microbiologista têm papel fundamental nesse trabalho.

São vários os papéis do laboratório de microbiologia no controle de infecções hospitalares, que vão desde a coleta das amostras até a investigação de surtos.

Na coleta dos exames é muito importante que o laboratório padronize metodologias adequadas para coleta das diversas amostras clínicas, evitando, assim, sua contaminação com microrganismos que fazem parte da microbiota normal e que possam ser considerados indevidamente o patógeno responsável pela infecção e consequentemente levar a erros na interpretação do resultado e tratamento inadequado, além de erros na classificação pelo serviço de controle de infecção que pode considerar uma infecção hospitalar e superestimar o índice de infecção na unidade de saúde. Em apoio à CCIH, o laboratório também tem papel fundamental na orientação da coleta de amostras, na identificação correta dos microrganismos e na classificação dos possíveis mecanismos de resistência, a fim de se estabelecer a implantação das medidas necessárias para impedir a proliferação e disseminação de microrganismos multidrogarresistentes presentes em surtos investigados. Nesses casos, cabe ao laboratório preparar-se para apoiar a CCIH na investigação e elucidação do possível surto. Essa investigação inicia-se na hipótese da existência do surto, no planejamento e realização de técnicas fenotípicas e genotípicas para caracterização de possíveis clones envolvidos no surto, além da capacidade de estocar as bactérias para investigações posteriores.

O sucesso do controle das infecções hospitalares depende da capacitação dos integrantes da CCIH, da comunicação com o laboratório e também da implantação pelo laboratório de novas técnicas e testes rápidos para detecção de forma segura e precoce do microrganismo envolvido na infecção, gerando a introdução mais rápida do antimicrobiano para cura do paciente, além de evitar a disseminação de microrganismos multirresistentes por meio da implantação de medidas de controle pela CCIH.

Um bom relacionamento entre o laboratório e o serviço de controle de infecção facilita muito o processo de controle e investigação de infecções hospitalares.

Bibliografia Consultada

BARENFANGER J et al. Optimal performance for clinical microbiolgists and their interaction with infection control staff. Clin Microbiol N 2009;15.

http://www.saude.mg.gov.br/atos_normativos/legislacao-sanitaria/estabeleci
mentos-de-saude/controle-de-infeccao-hospitalar/MANUAL%20MICRO-
BIOLOGIA.pdf

VERSALOVIC J et al. Manual of Clinical Microbiology. 10th ed. American Society for Microbiology, 2012.

94 O que significa diferencial de tempo para positividade e qual o impacto clínico do resultado positivo?

Maria Goreth Matos de Andrade Barberino

As infecções da corrente sanguínea relacionadas ao uso de cateter estão entre as infecções hospitalates mais comuns em pacientes críticos e associadas a altas taxas de morbidade e mortalidade. O diagnóstico preciso dessas infecções é considerado difícil e em muitos casos ocasiona a remoção desnecessária do cateter e a introdução desnecessária de antimicrobianos. Os marcadores clínicos para essa infecção não apresentam em sua maioria boa correlação nem se mostram em muitos casos suficientes para o estabelecimento do diagnóstico clínico, devido a sua baixa sensibilidade e especificidade. Portanto, em muitos casos, o diagnóstico definitivo só é possível com a associação de dados laboratoriais.

Por muito tempo a retirada do cateter com a realização da cultura foi considerada a melhor opção para se estabelecer um diagnóstico preciso de uma infecção da corrente sanguínea relacionada ao uso do cateter, em especial os cateteres venosos centrais de curta permanência. Entretanto, a cultura só pode ser realizada com a retirada do cateter, pois em muitos casos esta remoção era realizada de forma desnecessária e em apenas 20 a 25% dos casos o cateter era considerado responsável pela infecção.

Pensando nestes casos, técnicas consideradas não conservadoras foram implantadas, para diagnosticar a infecção, sem a retirada do cateter. A técnica desenvolvida é o método do diferencial de tempo para positividade (DTP) entre as culturas de sangue obtidas a partir do cateter e sangue periférico. Esse método baseia-se na relação direta entre a carga bacteriana do sangue e do tempo necessário para uma cultura positivar. Se o cateter é a fonte de infecção, o sangue a partir do cateter terá maior carga bacteriana e, portanto, o tempo da positividade da cultura vai ser mais curto em comparação com a positividade da cultura do sangue periférico.

A técnica consiste na coleta de duas amostras de sangue periférico para a realização de hemoculturas e uma amostra de sangue aspirado pelo cateter. Ocorrendo crescimento do mesmo microrganismo nas amostras, sendo que a amostra coletada pelo cateter se torna positiva em um tempo igual ou superior a 120 minutos (DPT) quando comparada à amostra de sangue periférico, é sugestivo de infecção da corrente sanguínea relacionada ao cateter.

A infecção é considerada não relacionada ao cateter quando ocorre positividade da amostra de sangue periférico em que o patógeno isolado é diferente do isolado na ponta do cateter ou quando a cultura da ponta do cateter é negativa ou quando a diferença no tempo de positividade for menor que 2 horas.

Caso ocorra crescimento apenas na amostra coletada pelo cateter, o resultado é considerado inconclusivo para o diagnóstico de ICSRC (infecção da corrente sanguínea relacionada ao cateter), podendo sugerir colonização ou contaminação do catater durante a coleta da amostra.

Bibliografia Consultada

GARCIA X et al. Differential time to positivity of blood cultures: a valid method for diagnosing catheter-related bloodstream infections in the intensive care unit. Med Intens 2012;36(3):169-76.

RAAD I et al. Differential time to positivity: a useful method for diagnosing catheter-related bloodstream infections. Ann Intern Med 2004;140(1):18-25.

WACHOUR A et al. Difference in time to positivity is useful for the diagnosis of catheter-related bloodstream infection in hematopoietic stem cell transplant recipients. Bone Marrow Transplant 2005;35:397-401.

95 Quais cuidados devem ser tomados na coleta e transporte de amostras de ponta de cateter para a realização de cultura quantitativa?

Antonia Maria de Oliveira Machado

A ponta do cateter para cultura é obtida cortando 5cm da sua extremidade distal (intravascular) imediatamente após a remoção, portanto nas mesmas condições assépticas. Colocar a ponta do cateter em recipiente estéril, recomendamos tubo cônico estéril com tampa de rosca. Encaminhar rapidamente ao laboratório, pois a cultura será feita por método quantitativo ou semiquantitativo e a amostra deverá ser processada em 2 horas. Caso não seja possível respeitar esse tempo, a amostra poderá ser refrigerada por apenas 2 horas. Se o transporte da amostra for maior que o preconizado, a cultura poderá gerar um resultado falso-positivo.

Bibliografia Consultada

ANDREA JL. Specimen colletion transport, and acceptability. In: Garcia LS. Clinical Microbiology Procedures Handbook. 3rd ed. Section 2.01. Washington DC: ASM Press, 2010.

LEONARD AM et al. Clinical practice guidelines for the diagnosis and management of intravascular catheter-related infection. Infect Dis Soc Am 2009;49:1-45.

MILLER JM, KRISHER K, HOLMES HT. General principles of specimen colletion and handling. In: Murray PR, Baron EJ et al. Manual Clinical Microbiology. 9th ed. Washington DC: ASM Press, 2007, p. 43.

RAAD II; HANNA HA; DAROUICHE RO. Diagnosis of catheter-related bloodstream infections: is it necessary to culture the subcutaneous catheter segment? Eur J Clin Microbiol Infect Dis 2001;20:566-8.

SMITH RH et al. Should we use intravenous catheter tip cultures in the determination of bloodstream infections? AJIC 2006;34(5):38-9.

96 Quais os principais sítios para coleta de culturas de vigilância?

Maria Goreth Matos de Andrade Barberino

Os microrganismos multirresistentes são considerados um problema clínico, desde a introdução dos antimicrobianos na prática da medicina. Entretanto, o problema tem alcançado níveis sem precedentes nas últimas décadas. Dados do sistema nosocomial de vigilância apontam para maior magnitude do problema nas unidades de terapia intensiva, onde a resistência à meticilina do *Staphylococcus aureus* (MRSA) alcançou níveis acima de 60%, a presença de VRE (enterococo resistente à vancomicina) está em torno de 28%, *Enterobacter* resistente às cefalosporinas de 3ª geração aparecem como responsáveis por cerca de 30% das infecções e *Klebsiella pneumoniae* com até 47% de resistência às cefalosporinas.

Embora a transmissão de MDR (microrganismos multidrogarresistentes) seja mais documentada em unidades de cuidados intensivos, todas as unidades de saúde são afetadas pelo surgimento, transmissão e disseminação de microrganismos MDR. A severidade e extensão das doenças causadas por esses microganismos dependem da população e instituição afetada. Assim, as medidas de prevenção e controle desses microrganismos dependem das características individuais de cada instituição.

Na maioria dos casos de infecções clínicas, as manifestações são semelhantes às causadas por microrganismos sensíveis, entretanto difere nas opções terapêuticas que na maioria das vezes são limitadas.

A introdução e a persistência de um microrganismo MDR em um ambiente dependem da disponibilidade dos doentes vulneráveis, da pressão seletiva pelo uso de antimicrobiano, de maior potencial para transmissão a partir dos pacientes colonizados ou infectados e do impacto da implementação e adesão das medidas de prevenção.

A vigilância dos MDRs ocorre após o isolamento desses microrganismos, a partir de culturas clínicas e detecção de colonização dos pacientes, com formulação de relatórios que podem ser úteis para monitorar o padrão de sensibilidade e prevalência de resistência dos isolados e também para proporcionar aos médicos informações essenciais para a prescrição do antimicrobiano.

A prevenção e o controle dos MDRs requerem uma liderança, seja científica, seja administrativa, aderência das medidas instituídas, além de recursos humanos e financeiros.

Os sítios de coleta dependem do MDR de interesse, sendo que os mais usuais são:

1. MRSA – cultura das narinas.
2. VRE – *swab* retal ou perirretal.
3. BGN (MDR) – *swab* retal, perirretal, orofaríngeo, endotraqueal, inguinal e feridas.

Bibliografia Consultada

http://www.cdc.gov/hicpac/pdf/MDRO/MDROGuideline2006.pdf. Acessado em 9 de setembro 2012.

http://www.cdc.gov/hicpac/pdf/isolation/Isolation2007.pdf. Acessado em 9 de setembro 2012.

STRAUBAUGH LJ; SIEGEL JD; WEINSTEIN RA. Preventing transmission of multidrug-resistant bacteria in health care settings: a tale of two guidelines. Clin Infect Dis 2006;42:828-35.

97 Em laboratórios de hospitais que realizam concentração inibitória mínima como analisar por meio do perfil de sensibilidade mecanismos de resistência?

Carmen Paz Oplustil

O teste de sensibilidade aos antimicrobianos é considerado uma ferramenta inicial (*screening*) para analisar mecanismos de resistência no laboratório de microbiologia. Este teste nem sempre é realizado de forma quantitativa pelos laboratórios, tornando possível a obtenção da CIM (concentração inibitória mínima) para um determinado antimicrobiano. A maioria dos laboratórios de hospitais utiliza métodos automatizados para o teste de sensibilidade e assim realiza a CIM considerada aproximada, isto é, com apenas algumas concentrações (*breakpoint*). Nesses casos, a análise dos mecanismos de resistência pode ser realizada manualmente pela interpretação do microbiologista por meio dos valores das CIMs liberadas pelo equipamento ou o próprio equipamento pode interpretar o resultado utilizando um *software* que a maioria dos equipamentos possui, chamado de sistema experto.

Ao observar os valores da CIM e os resultados da interpretação (sensível, intermediário e resistente), o microbiologista pode acessar o *software* do sistema automatizado, onde pode ser apontado o possível mecanismo de resistência e assim ter a possibilidade de decidir pela realização de testes confirmatórios para detecção do possível mecanismo de resistência desenvolvido ou adquirido pelo microrganismo diante do antimicrobiano ou uma classe deste (exemplo: ESBL, AmpC, resistência induzida a macrolídeo/lincosamida, produção de carbapenemase, entre outros).

Outra função da determinação da CIM é a capacidade de separar classe interpretativa (intermediário de sensível) de alguns antibióticos diante de determinados microrganismos, onde a metodologia de difusão do disco não consegue realizar (exemplo: VAN x *Staphylococcus* spp.).

A CIM também pode ser analisada de forma quantitativa para a possibilidade de instituir um tratamento com uma droga de forma mais segura, pois permite o ajuste da dose por microrganismo e sítio da infecção. Além de poder ajudar na avaliação do comportamento do microrganismo diante da dosagem do antimicrobiano instituída pelo médico, avalia a possibilidade da existência de alguma mudança nos valores que podem levar a desconfiar de aquisição de alguns mecanismos de resistência pelo microrganismo.

Bibliografia Consultada

VERSALOVIC J et al. Manual of Clinical Microbiology. 10th ed. Washington DC: ASM, 2012.

98 Qual a importância de métodos automatizados para o diagnóstico de infecções e/ou perfil de sensibilidade dos microrganismos?

Carmen Paz Oplustil

Os métodos automatizados para o diagnóstico das infecções mais utilizados pelos laboratórios de microbiologia são classificados em: a) sistemas para detecção direta de microrganismos em amostras clínicas (hemocultura); b) sistemas para realização da identificação do microrganismo e determinação do perfil de sensibilidade diante de vários antimicrobianos.

Os métodos de detecção direta são importantes porque possibilitam a detecção rápida de microrganismos em amostras clínicas, por exemplo, de sangue e outros líquidos estéreis. Em geral, esses sistemas permitem a detecção preliminar de patógenos em até 12 horas após a coleta.

Os sistemas que permitem realizar a identificação e determinar o perfil de sensibilidade têm um papel fundamental na caracterização do microrganismo envolvido na infecção e como guia para a instituição precoce do tratamento do paciente, visto que, em geral, os resultados são disponibilizados em algumas horas após a inoculação do microrganismo nestes equipamentos. Outro ponto importante a ser considerado é que esses equipamentos possuem um banco de dados extenso que permite caracterizar os microrganismos no nível de espécie e até subespécie, além de tornar possível a realização de relatórios epidemiológicos, o que pode ser importante no auxílio ao serviço de controle de infecção hospitalar na caracterização de surtos.

Com respeito ao perfil de sensibilidade, é importante destacar que alguns mecanismos de resistência podem não ser detectados corretamente pelos sistemas automatizados, tornando compulsória a utilização pelos laboratórios de metodologias alternativas. Podemos citar também como uma restrição dos sistemas automatizados a detecção de novos mecanismos de resistência, como KPC, NDM e até de VRSA, quando, devido ao número restrito de diluições dos antimicrobianos no painel/cartão, torna o sistema incapaz de detectar corretamente estes mecanismos de resistência, levando à necessidade da utilização de testes adicionais.

Em contrapartida, devemos lembrar que estes sistemas são métodos rápidos e que muitos perfis de resistência (MRSA, ESBL, VRE) são hoje facilmente observados.

Em conclusão, os sistemas automatizados devem ser utilizados com cautela e necessitam da intervenção e interpretação do microbiologista na liberação correta do laudo, sendo este profissional considerado uma peça fundamental associada à tecnologia.

Bibliografia Consultada

VERSALOVIC J et al. Manual of Clinical Microbiology. 10 th ed. Washington DC: ASM, 2012.

99 O que significa programa de uso racional de antimicrobianos? Qual seu objetivo e quais as barreiras encontradas na implementação?

Luci Correa

O programa de uso racional de antimicrobianos pode ser definido como o trabalho multiprofissional voltado para a prescrição criteriosa e adequada desses fármacos em todos os cenários de assistência à saúde, incluindo o ambiente hospitalar, assim como cuidado domiciliar, ambulatorial e instituições de longa permanência.

O uso inadequado dos antimicrobianos acarreta consequências indesejáveis, tais como a ocorrência de efeitos colaterais, indução do surgimento de cepas resistentes e aumento dos custos hospitalares. O uso abusivo desses fármacos tem impacto no desenvolvimento da resistência antimicrobiana, que se constitui em um dos maiores problemas de saúde pública neste milênio. A resistência antimicrobiana tem crescido de forma significativa, enquanto a descoberta de novos antimicrobianos não tem ocorrido na mesma proporção.

O objetivo primário do programa de uso racional de antimicrobianos deve ser a otimização dos efeitos terapêuticos clínicos, minimizando as consequências indesejáveis do uso dessas drogas, tais como a toxicidade, a seleção de microrganismos patogênicos (como o *Clostridium difficile*) e o desenvolvimento de resistência. Na prática, isso significa prescrever um antimicrobiano que seja dirigido ao microrganismo responsável pela infecção, em dose apropriada e com tempo de duração do tratamento adequado.

O objetivo secundário é reduzir os custos sem prejudicar a qualidade do cuidado.

O médico, muitas vezes, deseja prescrever o antimicrobiano corretamente, mas não se recorda das recomendações que devem ser empregadas naquela situação. Portanto, ao realizar a escolha de um antimicrobiano, o médico, idealmente, deveria ter um bom conhecimento sobre as infecções mais comuns, seus agentes etiológicos e as drogas mais adequadas para cada uma delas. Um programa de uso racional de antimicrobianos deve conter intervenções que maximizem a eficiência dessas decisões, como descrito no quadro 1.

Comumente, o programa de uso racional de antimicrobianos é chamado de controle de antimicrobianos, mas cabe ressaltar que apenas os programas que incluem estratégias restritivas exerceriam o controle direto sobre a prescrição dessas drogas.

A recomendação dos principais consensos em relação à equipe responsável pelo programa é de que esta deve contar com a presença do infectologista e o farmacêutico clínico com treinamento em doenças infecciosas e estes devem ser compensados pelo tempo dispensado nesta atividade. Os principais estudos nesta área demonstram a participação ativa e o papel central do farmacêutico na execução do programa. Neste ponto, surge a primeira barreira para a implantação de um programa efetivo, a falta de recursos humanos especializados e, principalmente, a compensação pelo tempo dispensado nesta atividade. Em

Quadro 1 – Principais intervenções para promover o uso racional de antimicrobianos em hospitais.

Medidas educativas

Interação direta

Programa educacional

Guias terapêuticos

Descalonamento da terapia antimicrobiana

Terapia antimicrobiana combinada

Otimização da dose

Conversão da terapia parenteral para oral

Medidas restritivas

Restrição do formulário terapêutico

Auditoria prospectiva com intervenção e realimentação (*feedback*)

Necessidade de pré-autorização para utilização de antimicrobianos específicos

Ficha de solicitação de antimicrobianos

Vigilância informatizada e sistemas de suporte decisional

---

outras palavras, há ainda a escassez de investimentos em nosso meio para a formação de profissionais especializados e de remuneração exclusiva para este trabalho.

Outras barreiras que podem surgir durante a realização do programa incluem a falta de suporte em tecnologia da informação e de capacitação do laboratório de microbiologia. A informatização é essencial na obtenção de relatórios rápidos sobre consumo de antimicrobianos em cada unidade de internação, agentes etiológicos das infecções e perfil de sensibilidade aos antimicrobianos dos isolados em culturas. A falta de interação e de qualidade do laboratório de microbiologia pode impedir que haja a confiança dos médicos em relação aos resultados e reduzir a coleta de exames diagnósticos, como consequência, elevando o número de tratamento empírico. Por outro lado, contar com recursos diagnósticos para vírus respiratórios e entéricos pode reduzir a prescrição de antimicrobianos desnecessários. Quando o patógeno e sua suscetibilidade são determinados, regimes antimicrobianos de menor espectro e mais adaptados podem ser utilizados, otimizando o tratamento e evitando o uso indiscriminado de agentes antimicrobianos.

Bibliografia Consultada

BARTLETT JG. A call to arms: the imperative for antimicrobial stewardship. Clin Infect Dis 2011;53(1)S4-7.

DELLIT TH et al. Infectious diseases society of america and the society for healthcare epidemiology of america. Guidelines for developing an institutional program to enhance antimicrobial stewardship. Clin Infect Dis 2007;44:159-77.

FISHMAN N. Antimicrobial stewardship. Am J Med 2006;119(6A)S53-61.

MACDOUGALL C; POLK RE. Antimicrobial stewardship programs in health care systems. Clin Microbiol Rev 2005;18(4):638-56.

NATHWANI D. Antimicrobial stewardship. In: Mayhall CG. Hospital Epidemiology. 4th ed. Philadelphia: Lippincott, Williams and Wilkins – Wolters Kluwer, 2012, p. 1311-8.

100 Quais antimicrobianos devem ser controlados pelo grupo de racionalização?

Luci Correa

Esta resposta depende das estratégias estabelecidas pelo programa, isto é, controle de determinados antimicrobianos pressupõe a utilização de alguma das medidas restritivas descritas anteriormente. Portanto, a escolha dos antimicrobianos a serem controlados é necessária apenas nas estratégias restritivas.

O número de classes de antimicrobianos controlados também depende das características do hospital e da capacidade da equipe responsável. Por exemplo, em hospitais de baixa complexidade e cirúrgicos, a escolha pode ser focada nos antimicrobianos utilizados na profilaxia cirúrgica. Em hospitais de maior complexidade, com pacientes críticos, os antimicrobianos mais frequentemente considerados de uso restrito são os de maior espectro e de maior custo, tais como carbapenens, oxazolidinonas, equinocandinas e anfotericina B lipossomal. A escolha também pode incluir drogas que podem sofrer alteração na sua forma de administração, especialmente da via intavenosa para a oral, como, por exemplo, ciprofloxacino e outras fluoroquinolonas.

Por fim, a escolha pode estar relacionada ao padrão de resistência presente na unidade ou no hospital. Um exemplo desta situação: em terapia intensiva neonatal com aumento na incidência de enterobactérias produtoras de betalactamase de espectro estendido (ESBL) pode-se optar pela restrição do uso de cefalosporinas.

Bibliografia Consultada

DELLIT TH et al. Infectious Diseases Society of America and the Society for Healthcare Epidemiology of America. Guidelines for developing an institutional program to enhance antimicrobial stewardship. Clin Infect Dis 2007;44:159-77.

101 Como é na prática o uso de antimicrobianos em infusão contínua ou prolongada?

Rodrigo Spineli Macedo
Guilherme Henrique Campos Furtado

A infusão prolongada de antibióticos vem sendo adotada nos últimos anos como medida de otimização do uso dos agentes antimicrobianos, fundamentalmente os betalactâmicos. Como as taxas de suscetibilidade dos microorganismos vêm diminuindo consideravelmente nos últimos anos e o lançamento de novas moléculas por parte da indústria farmacêutica é progressivamente menor, é necessário o melhor uso dos agentes disponíveis.

O uso desse tipo de infusão é baseado nos parâmetros farmacodinâmicos dos agentes, a saber: razão entre concentração máxima do antibiótico/concentração inibitória mínima (CIM) – $C_{máx}$/CIM; tempo da fração livre do antibiótico acima da CIM – T > CIM; razão área sob a curva (ASC)/CIM – ASC/CIM.

Para antibióticos cujo parâmetro farmacodinâmico é $C_{máx}$/CIM (aminoglicosídeos, metronidazol, daptomicina), a infusão prolongada não é necessária, pois o importante nesses casos é atingir a maior razão $C_{máx}$/CIM possível (aminoglicosídeos, por exemplo, devem atingir a razão $C_{máx}$/CIM maior que 10). Isso é possível, pois esses agentes apresentam grande efeito pós-antibiótico (apesar de meia-vida relativamente curta) e a adoção de doses maiores diárias é suficiente para otimizar o tratamento. Geralmente a infusão desses agentes é lenta, com duração entre 30 minutos e 1 hora.

Antibióticos com parâmetro ASC/CIM (vancomicina, fluoroquinolonas, polimixina B, linezolida) geralmente possuem meia-vida plasmática maior do que os agentes descritos anteriormente, levando, assim, a um prolongamento do tempo de excreção e, consequentemente, maior tempo de exposição. Nesse caso, também não seriam necessárias as infusões prolongadas.

Os agentes com parâmetro farmacodinâmico T > CIM (exemplo, betalactâmicos) devem permanecer com sua concentração sérica acima da CIM por grande parte do período de administração, para alcançarem maior eficácia. Isso porque possuem meia-vida plasmática muito curta e reduzido efeito pós-antibiótico. Por isso, a adoção de infusões contínuas de betalactâmicos seria ideal para atingir esse objetivo, principalmente em pacientes críticos.

Contudo, alguns agentes dessa classe não possuem estabilidade físico-química suficiente para permanecerem por longo tempo em temperatura ambiente (exemplo, carbapenêmicos). Para resolver esta questão, a infusão prolongada (entre 3 e 4 horas) é suficiente para produzir efeito bactericida desses agentes. Na prática, a concentração desses antimicrobianos não necessita estar acima da CIM durante 100% do intervalo entre as administrações. Para carbapenêmicos, penicilinas e cefalosporinas, é necessário apenas 40%, 50% e 60-70% do intervalo, respectivamente.

Bibliografia Consultada

ADEMBRI C et al. Linezolid pharmacokinetic/pharmacodynamic profile in critically ill septic patients: intermittent versus continuous infusion. Int J Antimicrob Agents 2008; 31(2):122-9.

LODISE TP; LOMAESTRO B; DRUSANO GL. Piperacillin-tazobactam for Pseudomonas aeruginosa infection: clinical implications of an extended-infusion dosing strategy. Clin Infect Dis 2007;44:357-63.

NIGHTINGALE CH; MURAKAWA T; AMBROSE PG. Antimicrobial pharmacodynamics in theory and clinical practice. New York: Marcel Dekker, 2001.

ROBERTS JA; TACCONE FS et al. Vancomycin dosing in critically ill patients: robust methods for improved continuous-infusion regimens. Antimicrob Agents Chemother 2011;55(6):2704-9.

TANG CB et al. Continuous versus intermittent infusion of polymyxin B in the treatment of infections caused by multidrug-resistant Gram-negative bacteria. Int J Antimicrob Agents 2008;31(1):80-2.

102 Quais os principais mecanismos de resistência de bactérias nosocomiais?

Ana Cristina Gales

As bactérias tornam-se resistentes aos antimicrobianos por meio de quatro mecanismos principais: a) alteração do sítio de ação dos antimicrobianos; b) produção de enzimas inativadoras das moléculas de antimicrobianos; c) perda de porinas, proteínas da membrana externa que servem como canais pelos quais ocorre a entrada do antimicrobiano na célula bacteriana; e d) ejeção do antimicrobiano da célula bacteriana para o meio exterior pela hiperexpressão de bombas de efluxo. No quadro 1 encontram-se listados os principais patógenos nosocomiais em hospitais brasileiros e os mecanismos de resistência encontrados entre eles.

Quadro 1 – Principais patógenos encontrados em hospitais brasileiros e seus mecanismos de resistência.

Patógeno	Antimicrobianos	Principais mecanismos de resistência
S. aureus/ *Staphylococcus* coagulase-negativa	Oxacilina	Alteração do sítio de ligação. Produção da PBP2a, mediada pelo gene *mec*A, que apresenta menor afinidade pela oxacilina e por todos os betalactâmicos, com exceção das cefalosporinas anti-MRSA ainda não disponíveis clinicamente no Brasil
Enterococcus faecalis/E. faecium	Vancomicina Teicoplanina	Alteração do sítio de ligação. Modificação do terminal D-Ala-D-Alanil da cadeia de peptidoglicanos que impede sua ligação ao sítio ativo. Estas modificações são mediadas pelos genes da família Van. Dependendo do tipo de gene *van*, pode haver redução da sensibilidade à vancomicina e à teicoplanina, ou somente à vancomicina
Acinetobacter spp.	Cefalosporinas de 3ª e 4ª gerações	Hiperprodução da enzima cromossomal AmpC

Patógeno	Antimicrobianos	Principais mecanismos de resistência
	Carbapenens	Produção de carbapenemases do tipo metalobetalactamases (MBL; classe B) ou oxacilinases (classe D). A produção de oxacilina-carbapenemases é o principal mecanismo encontrado entre amostras brasileiras
Pseudomonas aeruginosa	Penicilinas de amplo espectro	Hiperprodução da betalactamase cromossomal AmpC Produção de betalactamases de espectro estendido
	Cefalosporinas de 3ª e 4ª gerações	Hiperprodução da betalactamase cromossomal AmpC Produção de betalactamases de espectro estendido Hiperexpressão de bombas de efluxo As carbapenemases geralmente encontradas em amostras de *P. aeruginosa* também são capazes de hidrolisar as penicilinas e cefalosporinas de amplo espectro
	Carbapenens	Hiperprodução da betalactamase cromossomal AmpC associada à hiperexpressão de bombas de efluxo Produção decarbapenemases do tipo metalobetalactamases. No Brasil, as principais MBL são SPM-1 (endêmica em hospitais brasileiros) e variantes do tipo IMP. Outras carbapenemases, como KPC, também têm sido descritas nesse gênero bacteriano
E. coli/K. pneumoniae	Cefalosporinas de 3ª e 4ª gerações	A produção de betalactamases de espectro estendido (ESBL) é o mecanismo mais frequente em hospitais brasileiros. As ESBLs são codificadas por genes plasmidiais de diferentes famílias. O espectro hidrolítico pode variar de acordo com a enzima produzida, ou seja, pode levar à resistência a uma cefalosporina específica ou a todas. No Brasil, as ESBLs do tipo cefotaximase, CTX-M, são as mais frequentes Produção de betalactamases do tipo AmpC, mediadas por genes plasmidiais, pode levar à resistência a estes compostos, mas são pouco frequentes em hospitais brasileiros

Quadro 1 – Principais patógenos encontrados em hospitais brasileiros e seus mecanismos de resistência. (*Continuação*)

Patógeno	Antimicrobianos	Principais mecanismos de resistência
K. pneumoniae	Carbapenens	A produção de ESBL associada à perda de porinas pode levar à resistência aos carbapenens, mas a produção de carbapenemases do tipo KPC é o mecanismo mais frequente e disseminado em hospitais brasileiros. O gene bla_{KPC} geralmente reside em um plasmídeo que pode ser mobilizado entre bactérias da mesma espécie ou até mesmo de gêneros distintos. A produção da carbapenemase KPC leva à resistência também a todos os outros betalactâmicos. Outras carbapenemases, como a MBL do tipo IMP e GES-5, também já foram reportadas em amostras brasileiras
Enterobactérias	Quinolonas	Mutações nos genes que codificam as topoisomerases, sítio de ligação das quinolonas, são responsáveis por causar resistência às fluoroquinolonas. Menos frequentemente é descrita a resistência às quinolonas (baixo grau) consequente à presença dos genes da família Qnr. Geralmente, esses genes são carreados por plasmídeos e impedem a ligação das quinolonas ao seu sítio de ação

Bibliografia Consultada

ARIAS CA; MURRAY BE. The rise of the Enterococcus: beyond vancomycin resistance. Nat Rev Microbiol 2012;10(4):266-78.

BUSH K; FISHER JF. Epidemiological expansion, structural studies, and clinical challenges of new β-lactamases from gram-negative bacteria. Annu Rev Microbiol 2011;65:455-78.

GOULD IM; DAVID MZ; ESPOSITO S et al. New insights into meticillin-resistant Staphylococcus aureus (MRSA) pathogenesis, treatment and resistance. Int J Antimicrob Agents 2012;39(2):96-104.

LIVERMORE DM. Current epidemiology and growing resistance of gram-negative pathogens. Korean J Intern Med 2012;27(2):128-42.

ROSSI F. The challenges of antimicrobial resistance in Brazil. Clin Infect Dis 2011;52(9):1138-43.

103 Como elaborar protocolos de vigilância para bactérias multirresistentes?

Andre Koutsodontis Machado Alvim

Protocolos de vigilância são um importante componente de qualquer programa de controle de bactérias multirresistentes (MR), permitindo a detecção de patógenos emergentes, monitorizando tendências epidemiológicas e medindo a eficácia de determinadas intervenções.

O modo mais simples de vigilância é o monitoramento de amostras microbiológicas (culturas) resultantes de exames solicitados na prática clínica. Esse método é particularmente útil para se detectar o aparecimento de novas bactérias MR não previamente conhecidas naquela unidade de internação ou população. Além disso, esses dados podem ser utilizados para a realização de relatórios de sensibilidade antimicrobiana específicos para cada patógeno, sinalizando mudanças em padrões de resistência conhecidos que podem significar emergência ou transmissão de bactérias MR, além de guiar diretrizes de prescrição de antimicrobianos.

Outro modo ocasionalmente utilizado é a tipagem molecular de amostras selecionadas para confirmar a transmissão de determinado clone de bactéria MR, a fim de aperfeiçoar o entendimento do mecanismo de transmissão e a eficiência de determinadas intervenções.

Finalmente, são utilizadas culturas ativas de vigilância a fim de identificar pacientes que estão colonizados por bactérias MR específicas. Esta estratégia é baseada na observação de que, para alguns patógenos, a detecção de colonização pode ser retardada ou completamente ignorada se realizada apenas pelo método primeiramente citado. Várias instituições utilizam culturas de vigilância quando há emergência de novos patógenos para se definir a epidemiologia desse agente. Além disso, vários estudos concluíram que esse método, combinado com o uso de precauções de contato para os pacientes colonizados, contribuíram diretamente para o declínio ou erradicação da bactéria MR-alvo da ação. Quando a cultura de vigilância é implementada entre os programas de prevenção, devem ser considerados:

1. Estrutura hospitalar adequada, como profissionais capacitados para a coleta das amostras, estrutura de laboratório microbiológico para processá-las, fluxo para comunicação dos resultados aos colaboradores, decisões conjuntas sobre o uso de medidas adicionais que serão tomadas após um resultado positivo, mecanismos para assegurar aderência às medidas de isolamento adicionais.
2. Definição da população-alvo das culturas de vigilância, que devem ser realizadas no contexto da incidência e prevalência dos patógenos MR da instituição e de outras que transferem pacientes a esta.
3. Duração da realização das culturas de vigilância e intervalo entre as coletas.
4. Locais anatômicos de obtenção das amostras, que variam dependendo da bactéria de interesse, como cultura nasal (MRSA), retal (MRSA, VRE e gram-negativos), de feridas (MRSA e gram-negativos) ou de fezes (VRE).
5. Métodos de detecção laboratorial rápidos. Métodos convencionais costumam demorar de dois a três dias. Assim, se as medidas de precaução empíricas são instituídas apenas quando os resultados estão disponíveis, as medidas de contenção podem ser atrasadas; por outro lado, se medidas empíricas são empregadas até que os exames estejam prontos, precauções podem estar sendo instituídas desnecessariamente para muitos pacientes.

Alguns estudos descrevem a realização de culturas de vigilância para profissionais de saúde durante surtos hospitalares. Esta estratégia, contudo, deve ser reservada para ocasiões em que profissionais específicos, infectados ou colonizados, foram epidemiologicamente implicados na transmissão de patógenos, o que não costuma ser frequentemente encontrado.

Bibliografia Consultada

Guideline for Isolation Precautions: Preventing Transmission of Infectious Agents in Healthcare Settings 2007. Healthcare Infection Control Practices Advisory Committee (HICPAC). Disponível em: http://www.cdc.gov/ncidod/dhqp/pdf/isolation2007.pdf. Acessado em setembro 2012.

Management of Multidrug-Resistant Organisms in Healthcare Settings, 2006. Healthcare Infection Control Practices Advisory Committee (HICPAC). Disponível em: http://www.cdc.gov/hicpac/pdf/MDRO/MDROGuideline2006.pdf. Acessado em setembro 2012.

MUTO CA et al. SHEA guidelines for preventing nosocomial transmission of multidrug-resistant strains of Staphylococcus aureus and Enterococcus. Infect Control Hosp Epidemiol 2003;24:362-86.

104 Pacientes em instituições de longa permanência apresentam maior probabilidade de serem portadores de bactérias multirresistentes?

Julio Henrique Onita

Guilherme Henrique Campos Furtado

Uma melhor condição socioeconômica associada à melhor assistência à saúde promove a longevidade de portadores de doenças crônicas. A partir dessa constatação, é necessário um local para abrigar esses indivíduos: as instituições de longa permanência ou casas de repouso. A maioria constitui-se de idosos e doentes com sequelas neurológicas graves, acamados, muitos com dificuldades cognitivas e, em alguns casos, dispositivos invasivos, como, por exemplo, sonda vesical de demora.

Há também nessas instituições utilização de antimicrobianos em grandes quantidades, inclusive parenterais, para o tratamento de quadros infecciosos. Esses, que há alguns anos se restringiam ao uso hospitalar exclusivo, hoje podem ser prescritos para um paciente institucionalizado, evitando assim sua internação.

A emergência de patógenos multirresistentes vem-se tornando cada vez mais frequente nessas instituições. Na América do Norte, há prevalência dos agentes gram-positivos (*Enterococcus* spp. e *Staphylococcus aureus*), com um crescente aumento na incidência de bactérias gram-negativas (família Enterobacteriacea, *Pseudomonas aeruginosa* ou *Acinetobacter* spp.). O que há de comum nessas bactérias exemplificadas é a baixa sensibilidade aos agentes antimicrobianos comuns.

As infecções urinárias, muito comuns em mulheres são, por vezes, complicadas por bexiga de esforço, cateter vesical de longa permanência, insuficiência renal, *diabetes mellitus*, demências e outras sequelas, isso quando não ocorrem em um paciente com todas as comorbidades descritas acima. As primeiras infecções são prontamente tratadas com fluoroquinolonas ou sulfas, porém, a partir de determinado momento, a flora bacteriana constitui-se de agentes cuja virulência se alia à falta de opção terapêutica: as infecções de difícil tratamento. Esse raciocínio aplica-se também a outras síndromes infecciosas como a pneumonia, as sinusiopatias e as escaras. Os moradores destas instituições são, portanto, grandes reservatórios de germes multirresistentes. Os esforços iniciais de contenção focaram no *Staphylococcus aureus* meticilinorresistente (do inglês, MRSA) e no *Enterococcus* spp. vancomicinorresistente (do inglês, VRE). Contudo, nos últimos tempos, a atenção dada aos gram-negativos intensificou-se devido à morbidade e à mortalidade elevadas. Cepas produtoras de enzimas betalactamases com espectro estendido (do inglês, ESBL) têm levado à utilização mais ampla dos carbapenêmicos. A seleção de cepas resistentes a essa classe são, obviamente, motivos de preocupação, por restringir ainda mais o uso de outros antimicrobianos.

Em última análise, os indivíduos institucionalizados, seja qual for o motivo, têm probabilidade maior de portar bactérias multirresistentes.

Bibliografia Consultada

BENENSON S; COHEN MJ; BLOCK C; STERN S; WEISS Y; MOSES AE. Vancomycin-resistant enterococci in long term care facilities. Infect Control Hosp Epidemiol 2009;30(8):786-9.

ENDIMIANI A; DEPASQUALE JM; FORERO S et al. Emergence of $_{bla}$KPC-containing Klebsiella pneumoniae in a long-term acute care hospital: a new challenge to our healthcare system. J Antimicrob Chemother 2009;(64):1102-10.

ESPOSITO S; LEONE S; NOVIELLO S; IANNIELLO F; FIORE M. Antibiotic resistance in long-term care facilities. N Microbiol 2007;(30):326-31.

O'FALLON E; POP-VICAS A; D'AGATA E et al. The emerging threat of multidrug-resistant gram-negative organisms in long-term care facilities. J Gerontol A Biol Sci Med Sci 2009;64A(1):138-41.

O'FALLON E; SCHREIBER R; KANDEL R; D'AGATA E et al. Multidrug resistant gram-negative bacteria at a long-term care facility: assessment of residents, healthcare workers, and inanimate surfaces. Infect Control Hosp Epidemiol 2009;30(12):1172-79.

URBAN C; BRADFORD PA; TUCKMAN M et al. Carbapenem-resistant Escherichia coli harboring Klebsiella pneumoniae carbapenemase ß-lactamases associated with long-term care facilities. Clin Infect Dis 2008;(46):e127-30.

105 Que medidas a CCIH deve tomar para os pacientes que apresentam pesquisa positiva para *Clostridium difficile*?

Anna Sara Shafferman Levin

C. difficile é ingerido sob a forma vegetativa ou de esporos que podem sobreviver por longos períodos no ambiente e atravessar o estômago, resistindo à sua acidez. No cólon, a doença associada a *C. difficile* pode ocorrer se a microbiota normal for alterada pelo uso de antibióticos. A microbiota intestinal atua como uma barreira de colonização contra *C. difficile*. Essa barreira fica comprometida quando a microbiota normal está alterada por tratamentos com antimicrobianos. Depois da colonização, o *C. difficile* produz e libera seus principais fatores de virulência: duas toxinas de alto peso molecular, toxinas A (TcdA) e B (TcdB). TcdA e TcdB são exotoxinas que se ligam às células epiteliais intestinais humanas e responsáveis por inflamação, produção e secreção de fluido e muco, além de lesões à mucosa intestinal.

Os principais fatores de risco para doença por *C. difficile* são:

- O uso de antimicrobianos é o mais importante fator de risco, em especial clindamicina, cefalosporinas de amplo espectro e fluoroquinolonas.
- A internação hospitalar é um importante fator.
- A idade superior a 65 anos aumenta o risco da doença.

A infecção sintomática pode variar desde diarreia leve até quadros graves, como perfuração intestinal e megacólon tóxico, porém a manifestação mais clássica é a colite pseudomembranosa. Acredita-se que possa ocorrer a colonização por *C. difficile* assintomática em 3-5% dos adultos e até 50% dos recém-nascidos. Em adultos internados esta colonização assintomática chega a 25-30%, porém discute-se qual é o papel do paciente assintomático como reservatório e fonte de *C. difficile* no hospital. O diagnóstico da doença é dado pela combinação de quadro clínico associado a um teste de toxina positivo nas fezes, geralmente toxina A e/ou B. O exame colonoscópico pode revelar lesões típicas de colite pseudomembranosa. Mais raramente, pode-se utilizar cultura ou testes moleculares, mas estes não são disponíveis para a rotina clínica. O tratamento da doença faz-se com antimicrobianos como metronidazol ou vancomicina, de preferência por via oral.

Quando detectamos toxina positiva em paciente com sintomas sugestivos de doença por *C. difficile*, como diarreia, as seguintes medidas devem ser tomadas:

- Isolamento de contato do paciente, com quarto privativo ou compartilhado com outros pacientes com *C. difficile*. O isolamento de contato também requer o uso de avental e luvas ao entrar no quarto do paciente.
- O paciente com diarreia não deve utilizar o banheiro comum e sim ter à sua disposição um banheiro próprio.
- Equipamento de um paciente com *C. difficile*, como termômetro, estetoscópio, aparelho de pressão etc., não deve ser compartilhado com outros pacientes.
- Lavagem das mãos em vez de uso de sua higiene com álcool, porque o microrganismo é resistente a álcool.
- Especial atenção à limpeza ambiental, pois o agente na forma de esporos pode manter-se viável no ambiente durante longos períodos (meses) e somente é eliminado com o uso de produtos clorados na concentração mínima de 1.000ppm de cloro. Tem sido estudado o uso de quaternários de amônio e vaporização do ambiente com peróxido de hidrogênio.
- O uso de antimicrobianos, que não os utilizados para tratar a doença, deve ser suspenso assim que possível.
- Devem-se testar todos os pacientes da unidade afetada que estejam com diarreia para verificar a ocorrência de outros casos. Discute-se a necessidade de testar pacientes assintomáticos, embora tenha sido aventada a hipótese de serem um reservatório do microrganismo.

Bibliografia Consultada

KACHRIMANIDOU M; MALISIOVAS N. Clostridium difficile infection: a comprehensive review. Crit Rev Microbiol 2011;37(3):178-87.

VONBERG RP et al. Infection control measures to limit the spread of Clostridium difficile. Clin Microbiol Infect 2008;14(5):2-20.

106 Quando e com que frequência deve ser realizada a cultura de vigilância em pacientes colonizados por bactérias multirresistentes, visando à retirada do isolamento?

Maria Goreth Matos de Andrade Barberino

A cultura de vigilância para microrganismos MDR (multidrogarresistentes), visando à detecção de pacientes colonizados, deve ser realizada para identificar portadores dessas bactérias e tem como objetivo controlar a transmissão e a disseminação para outros pacientes e até para outras unidades de saúde.

A realização da cultura de vigilância ativa é descrita por diversos autores, que, combinada com a instituição de precauções de contato para pacientes colonizados e/ou infectados, pode contribuir para o declínio ou erradicação desses MDR. No entanto, não existe uma definição concreta para o melhor momento de coleta dessas culturas, embora alguns autores descrevem certas situações como sendo importantes para obteção das amostras: na admissão no hospital ou unidade, transferência do paciente para outras unidades (UTI) e alguns serviços de saúde fazem opção por realizar as culturas com uma periodicidade definida (exemplo, semanalmente) para detectar a transmissão dita "silenciosa". Outros serviços realizam as culturas com base na presença de alguns fatores de risco para a colonização por MDR, tais como exposição prévia a antimicrobianos ou a outros pacientes colonizados e internamento prolongado em unidades de alto risco.

Precauções de contato são destinadas a prevenir a transmissão de agentes infecciosos, incluindo microrganismos epidemiologicamente importantes, que estão espalhados por contato direto ou indireto com o paciente ou o ambiente do paciente.

O tempo de utilização das precauções de contato para os pacientes infectados tratados, mas que podem permanecer colonizados, não é bem definido nos guias de controle de infecção, poque o tempo de colonização não é bem estabelecido, podendo o paciente permanecer no estado de portador por períodos prolongados em um ou mais local do corpo, além da possibilidade de falha das culturas de vigilância (aproximadamente 20% é negativa). Alguns trabalhos fazem menção à necessidade de três culturas negativas com intervalos semanais como critério para a interrupção das precauções de contato.

Existe na literatura uma escassez de informações sobre quando retirar as precauções de contato para pacientes colonizados, especialmente para bacilos gram-negativos (BGN)-MDR, possivelmente porque infecção e colonização por estes MDR são frequentemente associadas a surtos.

Bibliografia Consultada

CDC. MMWR Recomm Rep 1995;44(RR-12):1-13.

http://www.cdc.gov/hicpac/pdf/isolation/Isolation2007.pdf. Acessado em 9 de setembro 2012.

http://www.cdc.gov/hicpac/pdf/MDRO/MDROGuideline2006.pdf. Acessado em 9 de setembro 2012.

107 A cultura de vigilância é realmente importante para evitar a disseminação de bactérias multirresistentes?

Anna Sara Shafferman Levin

Resistência antimicrobiana é um grande problema nos hospitais. Ocorre em bacilos gram-negativos, como *Klebsiella pneumoniae*, *Pseudomonas aeruginosa* e *Acinetobacter* spp., e em bactérias gram-positivas, como *Staphylococcus aureus* e enterococos. As consequências dessa resistência são a dificuldade de tratamento de pacientes infectados pela menor opção de tratamentos eficazes e, consequentemente, o aumento de custos.

Acredita-se que para cada paciente em um hospital que tenha infecção causada por bactéria multirresistente há número bem maior de portadores assintomáticos, que podem ser fontes não identificadas para a disseminação do microrganismo. Por exemplo, no Hospital das Clínicas de São Paulo, quando foi identificado o primeiro caso de infecção por enterococo resistente à vancomicina, culturas de vigilância em pacientes críticos demonstraram que a prevalência de portadores assintomáticos era de 16%. Vem daí a ideia de que, se identificarmos os portadores assintomáticos além dos casos clínicos, poderemos realizar medidas para prevenir a disseminação de bactérias resistentes em uma unidade ou hospital, aplicando medidas como isolamento de contato de portadores, reforçando as boas práticas durante seu cuidado e melhorando a higiene das mãos dos profissionais de assistência à saúde.

Essa estratégia tem tido amplo uso e sucesso em países como a Holanda e outros países europeus. Nesses, usa-se a estratégia denominada *search and destroy* (procure e destrua) para o controle de infecções por *S. aureus* resistente à oxacilina (MRSA). Essa estratégia baseia-se em: definição de grupos de risco entre pacientes e profissionais da saúde, isolamento rigoroso de pacientes portadores ou de alto risco, controle de surtos, seguimento dos portadores após a alta hospitalar e eliminação do estado de portador por descolonização, se possível. Com essa estratégia, vários hospitais têm conseguido manter baixa incidência de colonização por MRSA por longos períodos. Um dos problemas é o alto custo: por exemplo, um hospital de 1.200 leitos realizou 51.907 culturas de vigilância em cinco anos e manteve a transmissão nosocomial de MRSA em 6,7 casos por ano. Outro problema é o desconhecimento de qual seria o melhor sítio de cultura para se detectar os portadores. Inicialmente, acreditava-se que as narinas anteriores ofereciam a melhor sensibilidade para MRSA, no entanto, mais tarde observou-se que a cultura de orofaringe aumentaria a sensibilidade em até 18% e hoje já se acredita que mais sítios são necessários, como períneo, ou uma combinação de quatro ou mais sítios. Para bactérias gram-negativas, o sítio ideal de culturas é ainda desconhecido. Um estudo brasileiro demonstrou que, para identificar *P. aeruginosa* e *Acinetobacter* spp., nenhum sítio tinha positividade superior a 47%. Em um programa nacional de controle de *K. pneumoniae* produtora de carbapenemase KPC em Israel, as culturas de vigilância foram em geral realizadas para contatantes de pacientes positivos e portadores eram colocados sob isolamento de contato. Não estão claros quais sítios de vigilância são os ideais para KPC. No entanto, a intervenção que realmente controlou o surto nacional em Israel foi a melhora das práticas de cuidados de pacientes internados. Outro problema das culturas de vigilância é o tempo até o seu resultado. Culturas convencionais demoram de 48 a 72 horas e nesse período é necessário que pacientes suspeitos ou de alto risco sejam mantidos em isolamento. Métodos como ágar cromogênico ou métodos moleculares têm sido mais rápidos, porém não estão disponíveis em todos os hospitais.

Em conclusão, culturas de vigilância podem ser utilizadas como uma das estratégias para o controle de bactérias multirresistentes, no entanto sempre será necessário enfatizar as boas práticas de assistência à saúde, que provavelmente são medidas mais importantes. A presença de bactérias multirresistentes em uma instituição não deve ser vista como um problema isolado, mas sim como um indicador de problemas na qualidade de assistência prestada como um todo.

Bibliografia Consultada

CALFEE DP. Methicillin-resistant Staphylococcus aureus and vancomycin-resistant enterococci, and other gram-positives in healthcare. Curr Opin Infect Dis 2012.

DALBEN MF et al. Swab cultures across three different body sites among carriers of carbapenem-resistant P. aeruginosa and acinetobacter species: a poor surveillance strategy. J Hosp Infect 2010;74(4):395-6.

SCHWABER MJ et al. Containment of a country-wide outbreak of carbapenem-resistant Klebsiella pneumoniae in Israeli Hospitals via a nationally implemented intervention. Clin Infect Dis 2011;52(7):848-55.

VOS MC et al. 5 years of experience implementing a methicillin-resistant Staphylococcus aureus. Search and Destroy Policy at the Largest University Medical Center in the Netherlands. Infect Control Hosp Epidemiol 2009;30(10):977-84.

108 Quando recomendar a coleta de cultura de material de superfícies hospitalares?

Carlos Roberto Veiga Kiffer

Estudos mais antigos, entre as décadas de 1970 e 1980, sugeriam que a contaminação de superfícies em ambientes hospitalares tinha papel periférico na transmissão endêmica de infecções relacionadas à assistência à saúde (IRAS). Todavia, estudos recentes têm demonstrado que talvez esse papel não seja tão periférico assim, particularmente para alguns patógenos mais significativos presentes em superfícies contaminadas. Tais patógenos têm a capacidade de se manter em quantidade suficiente para causar transmissão e sobreviver por períodos prolongados, independentemente de tentativas de desinfecção ou remoção.

Há evidências suficientes demonstrando que superfícies contaminadas contribuem de forma marcante para surtos ou transmissão endêmica de *Clostridium difficile*, enterococos resistentes à vancomicina, *Staphylococcus aureus* resistentes à oxacilina, *Acinetobacter baumannii*, *Pseudomonas aeruginosa* e norovírus. Portanto, procedimentos rigorosos de descontaminação ambiental podem contribuir, de fato, para o controle de surtos. Embora deva haver esforços para a melhoria contínua da limpeza e desinfecção de superfícies para reduzir a carga destes patógenos, não se pode dizer que estratégia de cultivo faça parte dessas medidas.

Os cultivos de superfícies inanimadas ou de objetos de uso hospitalar, embora cabíveis, devem ser utilizados com parcimônia e fundamentalmente como estratégia auxiliar para a identificação de fonte de surto de infecção, não devendo ser aplicados em rotina de controle de descontaminação de superfícies. Logo, coletas de materiais microbiológicos não devem ser feitas ao acaso no ambiente hospitalar. São indicados como parte de investigação epidemiológica, de microrganismos ambientais contaminantes perigosos à saúde, avaliação de processos estéreis, controle de qualidade da água em unidades de hemodiálise e avaliação a curto prazo do impacto de medidas de controle de infecção hospitalar.

Bibliografia Consultada

Guidelines for Environmental Infection Control in Health-Care Facilities. MMWR, June 2003.

OTTER JA; YEZLI S; FRENCH GL. The role played by contaminated surfaces in the transmission of nosocomial pathogens. Infect Control Hosp Epidemiol 2011;32(7):687-99.

WEBER DJ; RUTALA WA; MILLER MB; HUSLAGE K; SICKBERT-BENNETT E. Role of hospital surfaces in the transmission of emerging health care-associated pathogens: norovirus, Clostridium difficile, and Acinetobacter species. Am J Infect Control 2010;38(5 Suppl 1):S25-33.

109 Qual o impacto do uso de clorexidina por via oral na prevenção de infecções nosocomiais?

Carlos Roberto Veiga Kiffer

Recente revisão sistemática da literatura em bases PubMed, CINAHL, Web of Science, CENTRAL, com metanálise aleatória, sugeriu haver redução de prevalência de pneumonia associada à ventilação mecânica (PAV) em adultos sob cuidados orais com clorexidina ou iodo povidine. Outro referido estudo determinou que o uso de clorexidina por via oral em pacientes críticos mostra redução no risco de pneumonia associada à ventilação mecânica (PAV) em 33%, sendo que quando usada a clorexidina a 2% foi encontrada redução de 49%. Além disso, outra revisão sistemática de literatura apontou que a clorexidina em enxágue oral apresentou efeito preventivo significativo no desenvolvimento de mucosite em crianças sob tratamento quimioterápico, com potencial papel importante na redução de lesão oral em crianças com câncer. Embora este último estudo não seja diretamente relacionado a infecções relacionadas à assistência à saúde (IRAS), pode-se depreender de ambas as revisões que, seja por redução e prevalência de PAV em adultos, seja por redução de mucosite em crianças sob risco de IRAS, cuidados orais com clorexidina devem ser rotina em pacientes sob risco em unidades de terapia intensiva ou em tratamento quimioterápico.

Bibliografia Consultada

LABEAU SO; VAN DE VYVER K; BRUSSELAERS N; VOGELAERS D; BLOT SI. Prevention of ventilator-associated pneumonia with oral antiseptics: a systematic review and meta-analysis. Lancet Infect Dis 2011;11(11):845-54.

NASHWAN AJ. Use of chlorhexidine mouthwash in children receiving chemotherapy: a review of literature. J Pediatr Oncol Nurs 2011;28(5):295-9.

110 Há indicação de banho com antisséptico degermante para descolonização de pacientes colonizados por bactérias multirresistentes?

Carlos Roberto Veiga Kiffer

Existem fortes evidências que apoiam a descolonização de pacientes com mupirocina intranasal e banho de clorexidina que serão submetidos a cirurgias cardiovasculares e são portadores de *Staphylococcus aureus* resistentes à oxacilina para a redução do número de pacientes com infecção de sítio cirúrgico. Essa estratégia também é efetiva em pacientes que serão submetidos a cirurgias ortopédicas, porém com menor poder estatístico. Recente revisão sistemática com metanálise de ensaios clínicos controlados e randomizados demonstrou a eficácia de banhos diários com clorexidina na redução da incidência de infecções da corrente sanguínea (ICS) hospitalares em pacientes críticos com permanência acima de cinco dias em unidades de terapia intensiva (UTI), inclusive com redução de ICS relacionada a cateter central.

Além disso, outros estudos têm demonstrado que banhos com clorexidina apresentam nível de evidência IIb na redução de ICS de cateter central e limitação de transmissão de microrganismos resistentes, em particular em pacientes de UTI. Ainda são necessários estudos para determinar a eficácia dos banhos de clorexidina em outros ambientes hospitalares fora da UTI, assim como para melhor determinação de sua frequência, método de aplicação e concentração da clorexidina. Todavia, parece clara a indicação de banhos diários de clorexidina para redução de risco de ICS em pacientes de UTI e para estratégia auxiliar na contenção de transmissão de patógenos multirresistentes nesses ambientes.

Bibliografia Consultada

HERBERT C; ROBICSEK A. Decolonization therapy in infection control. Curr Opin Infect Dis 2010;23(4):340-5.

O'HORO JC; SILVA GL; MUNOZ-PRICE LS; SAFDAR N. The efficacy of daily bathing with chlorhexidine for reducing healthcare-associated bloodstream infections: a meta-analysis. Infect Control Hosp Epidemiol 2012;33(3):257-67.

SIEVERT D; ARMOLA R; HALM MA. Chlorhexidine gluconate bathing: does it decrease hospital-acquired infections? Am J Crit Care 2011;20(2): 166-70.

111 Devido à gravidade das infecções por cepas produtoras de KPC, qual a melhor escolha de antibioticoterapia?

Juliana Oliveira Silva

Guilherme Henrique Campos Furtado

A produção da *Klebsiella pneumoniae* carbapenemase (KPC) por enterobactérias tem-se tornado um problema de importância mundial, visto que a mortalidade relacionada é considerável, em torno de 22 a 72%. Apesar da elevada mortalidade relacionada, o tratamento ideal para as infecções causadas por essas cepas ainda permanece mal definido e dados sobre a evolução clínica, de acordo com a terapêutica instituída, permanecem escassos. Uma vez que tais cepas produtoras de KPC são capazes de hidrolisar não somente carbapenêmicos, e sendo frequentemente resistentes a uma variedade de outros antibióticos, o tratamento efetivo de infecções causadas por esses patógenos é atualmente considerado um desafio na prática clínica.

Os agentes disponíveis para tratamento são frequentemente limitados às polimixinas, aminoglicosídeos e tigeciclina. Dados da literatura em relação à terapêutica utilizada nas infecções por KPC, embora escassos, podem ser utilizados na prática clínica para guiar o manejo dessas infecções. Tais relatos consideram o uso de terapia combinada como a melhor proposta para tratamento, devido à redução de mortalidade quando comparada à utilização de monoterapia. Tigeciclina e aminoglicosídeos estão associados com boa resposta clínica na maioria dos casos, enquanto o uso de polimixinas em monoterapia está relacionado a menores taxas de sucesso clínico.

Contudo, a identificação do melhor regime de tratamento para essas infecções ainda requer mais estudos com análises de características clínicas e avaliação de resultados. Tumbarello et al. (2012) demonstraram a importância e o impacto positivo na evolução clínica dos esquemas terapêuticos que incluíam mais de uma droga com atividade *in vitro* contra o agente isolado. Segundo Hirsch e Tam (2010), há elevadas taxas de sucesso clínico entre pacientes que receberam regimes terapêuticos combinados, incluindo a polimixina. De acordo com Zarkotou et al. (2011), a combinação de drogas antimicrobianas ativas possui significância quando relacionada à sobrevida. O regime contendo três antimicrobianos, com tigeciclina, polimixina e carbapenêmico para o tratamento de infecção da corrente sanguínea por KPC, foi relacionado com a redução da mortalidade, segundo Tumbarello et al. (2012), e demonstra ser o tratamento com maior eficácia para as infecções por KPC, mesmo quando comparado com outras combinações de drogas. Apesar de as cepas produtoras de KPC hidrolisarem os carbapenêmicos, se o isolado possuir IMC $\leq$ 4mg/L para estes agentes, a terapia combinada com um carbapenêmico associado a outra droga ativa (aminoglicosídeo, colistina ou tigeciclina) tem sido relacionada com menor mortalidade comparada com combinações sem a utilização de carbapenêmicos. Os regimes que utilizam aminoglicosídeos em associação deveriam ser reservados para infecções causadas por isolados resistentes à colistina.

Portanto, diante da gravidade da infecção e de acordo com dados existentes na literatura, a terapia combinada seria a melhor opção terapêutica para o tratamento das infecções causadas por cepas produtoras de KPC. Entretanto, são necessários mais estudos, incluindo ensaios clínicos randomizados, que avaliem essas combinações terapêuticas.

Bibliografia Consultada

GRUNDMANN H; LIVERMORE DM; GISKE CG et al. CNSE Working Group. Carbapenem-non-susceptible enterobacteriaceae in europe: conclusions from a meeting of national experts. Euro Surveill 2012;15(46).

HIRSCH EB; TAM VH. Detection and treatment options for Klebsiella pneumonia carbapenemases (KPCs): an emerging cause of multidrug-resistant infection. J Antimicrob Chemother 2010;65:1119-25.

NORDMANN P; NAAS T; POIREL L. Global spread os carbapenemase-producing Enterobacteriaceae. Emerg Infect Dis 2011;17:1791-8.

TUMBARELLO M; VIALE P; VISCOLI C; TRECHARICHI EM et al. Predictors of mortality in bloodstream infections caused by KPC-producing Klebsiella pneumoniae: importance of combination therapy. Clin Infect Dis 2012;55(7):1-25.

ZARKOTOU O; POURNARAS S; TSELIOTI P et al. Predictors of mortality in patients with bloodstream infections caused by KPC-producing Klebsiella pneumoniae and impact of appropriate antimicrobial treatment. Clin Microbiol Infect 2011;17(12):1798-803.

XII

Controle de Infecção em Áreas Especiais

112 O que deve ser considerado na construção de uma unidade para pacientes imunodeprimidos?

Evelyne Santana Girão

Pacientes com imunodeficiências primárias ou adquiridas, incluindo os transplantados e onco-hematológicos, são suscetíveis a diferentes tipos de infecção, configurando importante causa de morbidade e mortalidade nesse grupo. De forma geral, os imunodeprimidos podem ser tratados no mesmo ambiente que outros pacientes, seguindo as mesmas recomendações de arquitetura e construção hospitalar.

Os regimes quimioterápicos mais intensos, como no caso das leucemias mieloides agudas ou transplantes de células-tronco hematopoiéticas (TCTH), estão associados a períodos prolongados de neutropenia, com necessidade de precauções adicionais. Recomenda-se que os pacientes submetidos a TCTH alogênico ocupem quartos individuais e que permaneçam em ambiente protetor, evitando-se assim exposição a fungos ambientais, especialmente *Aspergillus* spp. Esse ambiente protetor é caracterizado principalmente pela utilização de filtros de ar *High* HEPA, fluxo de ar contínuo e pressão positiva. Os filtros HEPA têm a capacidade de remover até 99,97% das partículas em suspensão com, no máximo, $0,3\mu m$ de diâmetro, devendo ser trocados regularmente, seguindo as recomendações do fabricante.

Os estudos analisados, mesmo com nível de evidência fraco, corroboram o uso desses filtros em unidades de TCTH alogênicos, especialmente na ocorrência de surtos de infecções fúngicas ou na presença de construção ou reformas. Os quartos devem possuir um sistema de no mínimo 12 trocas de ar por hora, e o fluxo de ar deve ser unidirecional. Recomenda-se também que haja uma diferença de pressão positiva de ar entre o quarto do paciente e o *hall* de entrada ou corredor de, no mínimo, 2,5Pa (polegadas por medidor de água). Deve haver monitoração contínua da pressão dos quartos, com um sistema de alarme caso haja alguma alteração indesejada. As portas devem possuir fechamento automático para manter constante a diferença de pressão. Janelas de vidro devem ser instaladas tanto nas portas como nas paredes, possibilitando que esses pacientes sejam observados continuamente pela equipe profissional. Os quartos devem ser bem selados, incluindo janelas, portas, tetos, tomadas elétricas e ductos de ventilação para impedir a entrada de poeiras e esporos de fungos. Estratégias para minimizar o acúmulo de poeira ambiental devem incluir a utilização de materiais laváveis em móveis, bancadas e superfícies, em vez de estofados, carpetes e revestimentos porosos.

Alguns estudos demonstraram que um sistema de fluxo laminar de ar pode proteger esses pacientes durante surtos de aspergilose relacionados a construções. No entanto, seu uso rotineiro nos quartos de TCTH não está recomendado por não ter sido relacionado à redução de mortalidade nesses pacientes. Não há recomendações sobre a necessidade de diferença de pressão entre a unidade de TCTH e os prédios adjacentes, apesar de um estudo ter demonstrado que a pressão negativa da unidade de transplante em relação às construções vizinhas contribuiu para um surto de aspergilose invasiva. Centros de TCTH devem ser equipados com gerador de energia e sistema de pressurização de ar reserva para casos emergenciais. Antecâmaras são opcionais, exceto no caso de receptores de TCTH com doenças que necessitem de precauções para aerossóis (exemplo: tuberculose, varicela). Quanto aos receptores de TCTH autólogo e transplante de órgão sólido, assim como os pacientes onco-hematológicos, não há benefício em colocá-los em ambiente protetor, com todos os cuidados citados anteriormente. Plantas e flores secas ou naturais não devem ser permitidas nos quartos de pacientes neutropênicos ou receptores de TCTH ou de órgãos sólidos. Isso se baseia em estudos de tipagem molecular, que evidenciaram cepas indistinguíveis de *Aspergillus terreus* em pacientes com malignidades hematológicas e em plantas do ambiente circunvizinho.

Assim como em todos os serviços de assistência à saúde, os quartos, os consultórios e as salas de procedimentos destinados a pacientes imunossuprimidos devem possuir estrutura adequada para higienização das mãos com pia, dispensadores de sabão líquido e papel-toalha ou dispensadores de álcool gel para uso pela equipe de saúde, acompanhantes e visitantes. É sempre bom lembrar que, em ambiente hospitalar, construções e reformas representam um risco elevado de infecções fúngicas invasivas, principalmente aspergilose. Portanto, antes do seu início, deve ser prevista uma estratégia de proteção desses pacientes, com uso de filtros de ar HEPA, com trocas e verificação periódica, vedação completa dos ambientes através de barreiras físicas impermeáveis, eliminando-se ao máximo o contato com a poeira da construção. E, apesar de todos os cuidados tomados, devem-se sempre evitar construções e reformas em centros de transplante de medula óssea.

Bibliografia Consultada

FREIFELD AG et al. Clinical practice guideline for the use of antimicrobial agents in neutropenic patients with cancer: 2010 Update by the Infectious Diseases Society of America. Clin Infect Dis 2011;52(4):e56-93.

SCHLESINGER A et al. Infection-control interventions for cancer patients after chemotherapy: a systematic review and meta-analysis. Lancet Infect Dis 2009;9:97-107.

SIEGEL JD et al and Healthcare Infection Control Practices Advisory Committee. 2007. Guideline for Isolation Precautions: preventing transmission of infectious agents in healthcare settings. Disponível em: http://www.cdc.gov/ncidod/dhqp/pdf/isolation2007.pdf. Acessado em julho 2012.

TOMBLYN M et al. Guidelines for preventing infectious complications among hematopoietic cell transplantation recipients: a global perspective. ASBMT. Biol Blood Marrow Transplant 2009;15(10):1143-238.

YOKOE D et al. Infection prevention and control in health-care facilities in which hematopoietic cell transplant recipients are treated. Bone Marrow Transplant 2009;44(8):495-507.

113 Quais as principais infecções hospitalares em pacientes imunodeprimidos na visão da CCIH? E quais as principais medidas de prevenção de infecção?

Evelyne Santana Girão

Os pacientes imunodeprimidos necessitam de vários cuidados especiais em relação à infecção hospitalar, pois se trata de uma população suscetível a microrganismos não patogênicos para a maioria da população. A neutropenia prolongada, a quebra de barreiras mucocutâneas secundárias a mucosite, internação prolongada e uso de dispositivos invasivos aumentam substancialmente o risco de infecções relacionadas aos serviços de saúde (IRAS). Essas podem ser adquiridas através de fontes externas, como as mãos dos profissionais de saúde, água contaminada, comida ou ar, ou por meio de colonização endógena, geralmente do trato gastrintestinal.

Muitas medidas têm sido avaliadas para diminuir os riscos dessas infecções, entre elas higienização das mãos, uso de profilaxias antimicrobianas, uso de fatores de crescimento hematopoiéticos, manipulação adequada de cateteres e proteção do meio ambiente com o uso de filtros HEPA. Entre os procedimentos recomendados, a higiene das mãos é a medida isolada mais efetiva na prevenção de IRAS.

Infecções da corrente sanguínea (ICS), pneumonias e diarreias são comumente encontradas nessa população. ICS é uma das principais causas de mortalidade em imunodeprimidos, sendo apontada, em alguns estudos, como a principal causa de óbito em receptores de transplantes de células-tronco hematopoiéticas (TCTH). Medidas eficazes de prevenção de ICS associadas a cateteres venosos centrais (CVC) devem ser adotadas, como o uso de técnica asséptica e paramentação completa durante a inserção dos CVC, manipulação por equipe qualificada, preferência pela veia subclávia e retirada precoce dos CVC. A utilização de clorexidina para antissepsia da pele é fortemente recomendada devido ao seu maior efeito residual e espectro de ação antibacteriano, no entanto não há contraindicação ao uso de outros antissépticos.

A utilização de antibióticos tópicos não tem sido implicada na redução das taxas de ICS, com risco adicional de seleção de bactérias multirresistentes. Da mesma forma, não houve benefício no uso de curativos transparentes de poliuretano em relação aos de gaze no sítio de inserção do CVC. Os pacientes devem evitar banhos de imersão para não contaminar os CVC, e, durante os banhos de chuveiro, recomenda-se a utilização de coberturas impermeáveis para sua proteção.

Estudo retrospectivo na Alemanha, realizado em receptores de TCTH, registrou redução significativa nas taxas de ICS após intervenção com o uso de curativos transparentes, cateteres impregnados com clorexidina e sulfadiazina de prata e campanhas educativas de adesão à higiene das mãos e cuidados adequados com o cateter. Entretanto, as últimas diretrizes do IDSA (*Infectious Disease Society of America*) e do Centro de Controle de Doenças (CDC) de 2011 recomendam o uso de curativos impregnados com clorexidina para cateteres de curta permanência apenas nas situações de alta prevalência de ICS apesar de implantadas todas as medidas básicas de prevenção. As mesmas recomendações estendem-se aos cateteres impregnados com clorexidina-sulfadiazina de prata ou com minociclina-rifampicina, com indicação de uso apenas após a adoção de todas as outras estratégias sem sucesso. Quanto às diarreias em imunodeprimidos, o *Clostridium difficile* é um agente de importância peculiar, devido ao uso frequente de antibioticoterapia de amplo espectro nesses pacientes. Estudos apontam o uso de cefalosporinas de 3ª ou 4ª geração por mais de sete dias como fator de risco significativo nos receptores de TCTH.

A doença também diminui a sobrevida e aumenta o risco de ICS, entretanto o uso de fatores estimuladores de colônia foi fator protetor para a doença. As recomendações de isolamento de contato e pesquisa diagnóstica dos pacientes com quadros diarreicos seguem as normas gerais, pela ausência de estudos controlados específicos para esta população. As pneumonias são comuns nesses pacientes, sendo a terceira causa de IRAS em receptores de TCTH, ocorrendo principalmente nos primeiros 30 dias pós-transplante. As infecções fúngicas invasivas continuam sendo uma importante causa de morbimortalidade entre os pacientes submetidos à TCTH, com incidência que varia de 10-15%.

Atualmente, muitas medidas empregadas inicialmente na sua prevenção já não são mais utilizadas e novos protocolos, com uma grande variedade de estratégias, foram elaborados, porém com resultados ainda controversos. A internação em quartos privativos foi tema bastante abordado nos últimos anos. No entanto, a maioria das evidências vem de estudos não controlados, sendo o mesmo recomendado, "quando possível", para receptores de TCTH. O conceito e a utilização de isolamento protetor (ou isolamento reverso), que consistiam em internação em quartos privativos e uso de avental, máscara e luvas durante a sua manipulação, foram extintos. Foi esclarecido que a utilização de precauções padrão para todos os pacientes e precauções de isolamento baseadas na transmissão era suficiente para a prevenção de IRAS em imunodeprimidos. Contudo, mesmo depois de abolida, muitos centros continuaram adotando essa prática antiga e várias discussões surgiram em relação a sua eficácia.

Desde 2000, até a sua última publicação em 2009, o CDC recomenda a internação em ambiente protetor para receptores de TCTH alogênico, o que inclui medidas de precaução padrão, uso de filtro HEPA, pressão positiva de ar com fluxo direcionado e vedação do ambiente. Vale ressaltar que o ambiente protetor não inclui uso de precauções de barreira adicionais (gorro, luvas, avental) além daquelas recomendadas como precauções universais e que não existem estudos sustentando sua utilização para outros imunossuprimidos, tais como receptores de TCTH autólogos ou de órgãos sólidos. Em relação ao uso de máscaras pelos pacientes, profissionais ou visitantes, não há evidência que embase seu uso sistemático. Os profissionais de saúde devem utilizar máscaras cirúrgicas enquanto equipamento de proteção individual.

Para a redução de transmissão de patógenos veiculados pelo ar, faz-se necessário o rastreamento de profissionais com sintomas de infecção de vias aéreas superiores, a dispensa desses do atendimento ao paciente imunossuprimido e a vacinação anual contra influenza. As diretrizes atuais recomendam que o paciente utilize máscara cirúrgica apenas quando apresentar tosse ou outros sintomas respiratórios. Recomendam também o uso de respiradores especiais (máscaras N95 ou PFF2) pelos pacientes submetidos a TCTH alogênico quando estiverem fora do ambiente protetor, especialmente durante o período de construção, apesar da falta de evidências concretas sobre seu benefício. Profissionais de saúde das unidades de TCTH que têm contato direto com os pacientes não devem utilizar unhas postiças, pois têm sido associadas a surtos de infecções por gram-negativos e *Candida* spp. Na ausência de surtos, não há indicação de realizar culturas de vigilância para bactérias multirresistentes, tanto em pacientes como no ambiente.

Centros com pacientes de alto risco para doenças fúngicas invasivas (exemplo, TCTH) devem monitorizar seus casos de aspergilose. Um aumento maior do que duas vezes a sua taxa de ataque em seis meses deve desencadear investigação ambiental, avaliação de quebra de técnicas de prevenção de infecção pela equipe e análise do sistema de ventilação da unidade.

Bibliografia Consultada

CHABERNY IF. Surveillance with successful reduction of central line-associated bloodstream infections among neutropenic patients with hematologic or oncologic malignancies. Ann Hematol 2009;(88):907-12.

COHEN SH. Clinical practice guidelines for Clostridium difficile infection in adults: 2010 Update by the Society for Healthcare Epidemiology of America (SHEA) and the Infectious Diseases Society of America (IDSA). Infect Control Hosp Epidemiol 2010;(31):431-55.

O'GRADY NP et al. Guidelines for the prevention of intravascular catheter-related infections. Clin Infect Dis 2011;52:e1-32.

SIEGEL JD et al and Healthcare Infection Control Practices Advisory Committee. 2007 Guideline for Isolation Precautions: Preventing Transmission of Infectious Agents in Healthcare Settings. Disponível em: http://www.cdc.gov/ncidod/dhqp/pdf/isolation2007.pdf. Acessado em junho 2012.

TOMBLYN M et al. Guidelines for preventing infectious complications among hematopoietic cell transplantation recipients: a global perspective. ASBMT. Biol Blood Marrow Transplant 2009;15(10):1143-238.

114 Nos casos de isolamento em cultura de urina de jato médio, de levedura que não seja *Candida albicans*, qual a importância em se identificar a espécie e em que situações deve-se realizar teste de avaliação da resistência aos antifúngicos?

Arnaldo Colombo

O isolamento de *Candida* spp. na urina, independente da contagem de colônias obtida, tem significado clínico incerto: contaminação de coleta/processamento, colonização do sistema de sondagem vesical (se presente), colonização do trato geniturinário, infecção baixa ou pielonefrite. Algumas vezes, em pacientes críticos com fatores de risco para fungemia, tendo em vista a limitação de sensibilidade de hemoculturas no diagnóstico de candidemia, a candidúria pode ser a primeira manifestação da sepse por *Candida* spp. Assim, apesar de a grande maioria dos casos de candidúria estar relacionada a episódios de contaminação ou colonização, situações em que não há necessidade da identificação do fungo ao nível de espécie, em alguns casos clínicos específicos este achado deve ser mais bem explorado. Na prática, podemos fazer algumas sugestões:

- Pacientes ambulatoriais não devem ter sua primeira cultura de urina positiva para leveduras identificadas em nível de espécie, a menos que o clínico solicite.
- Havendo resultado positivo, mais de 90% das vezes o médico não vai necessitar da informação da espécie para tratar seu paciente.
- Caso o médico tenha suspeita de infecção urinária por leveduras em paciente ambulatorial, ele deverá confirmar que esta candidúria é persistente e não transitória.

- A maneira mais segura de comprovar a persistência da levedura na urina é realizar duas culturas consecutivas, com intervalo de 24 horas. Nesse caso, havendo a segunda cultura positiva, esta colônia deverá ser identificada em nível de espécie.

Para pacientes hospitalizados, a interpretação da relevância clínica do achado de candidúria (e a decorrente necessidade de definir a espécie) deverá ser feita caso a caso, na dependência de dados clínicos e epidemiológicos. Nesse sentido, algumas populações de risco merecem tratamento especial:

- Sempre identificar em nível de espécie leveduras obtidas de pacientes cujo risco de evolução para infecção sistêmica é alto: pacientes neutropênicos, transplantados renais (três primeiros meses), aqueles que serão submetidos a procedimentos cirúrgicos ou invasivos de trato geniturinário.
- Em pacientes sépticos, sem diagnóstico etiológico, em que a suspeita clínica de candidíase sistêmica esteja presente, sugerir a coleta de hemoculturas e identificar as colônias isoladas da amostra de urina, em nível e espécie. Esse paciente é candidato a ser tratado empiricamente de candidíase invasiva, situação na qual o conhecimento da espécie é importante na escolha terapêutica.

Nesse contexto, na tentativa de criar uma rotina geral no laboratório, uma sugestão é identificar em nível de espécie apenas amostras originárias de cultura de pacientes de maior risco: pacientes de UTI (unidade de terapia intensiva), da onco-hematologia e submetidos a transplantes de órgãos.

Se há controvérsia na definição de quais situações clínicas o diagnóstico de espécie de leveduras encontradas na urina é pertinente, mais difícil ainda é sugerir uma política única de realização de testes de avaliação da suscetibilidade a antifúngicos em amostras de urina. Na tentativa de simplificar o gerenciamento desse problema, pode-se sugerir que em unidades hospitalares, onde há evidências de que a resistência a fluconazol seja um problema relevante, todas as amostras de urina para as quais seja indicada a identificação de espécie da levedura seja também realizado o teste de avaliação da suscetibilidade ao fluconazol.

Em hospitais de menor complexidade, ou onde a resistência a azólicos é inexistente ou baixa (< 5%), deixar a solicitação de testes de suscetibilidade a critério do clínico, que terá condições de avaliar qual o cenário real de risco de seu paciente.

115 Qual é o significado do isolamento de leveduras em culturas de ponta de cateter venoso?

Arnaldo Colombo

A cultura positiva de ponta de cateter venoso em posição central (CVC) não é critério seguro para a definição de fungemia ou doença sistêmica pela mesma levedura, visto que pode haver contaminação do material ao longo de sua coleta/processamento ou mesmo colonização do CVC pela levedura (particularmente em CVC de curta permanência), sem relação obrigatória com infecção da corrente sanguínea.

Técnicas de quantificação de cultura de ponta de CVC foram validadas para auxiliar no diagnóstico de infecção bacteriana relacionada ao CVC, mas sua utilidade em infecções causadas por leveduras está pouco estabelecida.

Na prática, poderíamos sugerir algumas condutas diante de um achado de cultura positiva de CVC:

- Tendo em vista a alta mortalidade das fungemias e suas limitações diagnósticas, sempre reportar ao clínico este achado, para dividir com ele a responsabilidade na interpretação do resultado, levando em conta os dados clínicos e epidemiológicos do paciente em questão.
- Sugerir a solicitação de hemoculturas por punção venosa periférica em pacientes que apresentem alguma evidência clínica de infecção junto com o resultado de cultura positiva.
- Pacientes neutropênicos, recebendo drogas imunodepressoras, com quadro infeccioso em andamento sem diagnóstico etiológico estabelecido, considerar fungemia verdadeira, independente da fragilidade do critério diagnóstico.
- Cenários clínicos outros, interpretar com o clínico caso a caso, na dependência da apresentação clínica do paciente, tempo de internação e estado imunológico do hospedeiro.

116 Quais medidas básicas de segurança o controle de infecção deve adotar diante de uma construção, reforma ou demolição em uma instituição de saúde?

Luciana Baria Perdiz

O fornecimento de um ambiente seguro dentro de uma instituição de saúde é uma obrigação e deve ser parte da estratégia administrativa do hospital. O ambiente de uma unidade de internação deve ser projetado para assegurar um risco mínimo de transmissão de infecção.

Avanços em tratamentos médicos têm mudado a característica dos pacientes que são admitidos nos hospitais. Atualmente, pacientes imunocomprometidos representam uma grande parcela das admissões hospitalares, e isso reflete em uma mudança substancial na característica das instituições de saúde. Da perspectiva do controle de infecção, o objetivo primário deve ser assegurar que os pacientes internados não estejam sob risco maior de infecção do que aqueles que não estão internados.

A instituição de saúde deve estabelecer uma equipe multidisciplinar que inclua uma pessoa do controle de infecção para acompanhar demolições, construções e projetos de reforma. É essencial que, juntamente com a equipe médica e de enfermagem da unidade, os membros da comissão multidisciplinar de áreas estejam envolvidos, desde o início, no projeto de avaliação de qualquer nova construção ou reforma das unidades de cuidado ao paciente. De igual importância é o envolvimento desse grupo de trabalho na avaliação de situações que possam representar risco para segurança do paciente devido à liberação de fungos no meio ambiente. Com isso, devem ser implementadas medidas de controle de infecção para atividades de construção interna: construção de barreiras para prevenir poeira proveniente da área de construção para áreas de cuidado aos pacientes; assegurar que as barreiras sejam impermeáveis aos esporos e fungos; implementar medidas para o controle de poeira nas superfícies e desviar o tráfego de pedestres para fora da área de trabalho; realocar pacientes que estão em salas adjacentes à área de trabalho, dependendo do seu estado imune, da abrangência do projeto, do potencial para geração de poeira ou aerossóis formados pela água, e métodos usados para o controle desses aerossóis.

Realizar medidas de engenharia e de controle de infecção relacionadas ao local de trabalho quando necessário, para construção interna, reparos e renovações: criar e manter pressão negativa do ar em áreas de trabalho adjacentes às de cuidado ao paciente e assegurar que o controle de engenharia necessário seja mantido; selar as janelas das áreas de trabalho; direcionar o tráfego de pedestres proveniente das áreas de construção para longe das áreas de cuidado ao paciente, minimizando a dispersão de poeira. Para reparos maiores que incluam remoção dos tijolos do teto, usar um lençol plástico apropriado para a contenção do pó. Sobre a conclusão do projeto, limpar a área de trabalho de acordo com as normas da instituição e instalar barreiras para contenção de poeira e *debris* antes da remoção da barreira rígida; lavar o sistema de água para limpar os sedimentos provenientes dos canos, minimizando a proliferação de microrganismos levados pela água; restaurar as trocas de ar apropriadas, umidade e diferencial de pressão; limpar ou trocar filtros de ar; descartar os filtros gastos. Inspecionar o sistema de ar condicionado e umidade antes da reocupação e do uso, com ênfase nas salas cirúrgicas, de isolamento e de ambiente protetor.

O grupo também desenvolve um importante papel educacional com os arquitetos, engenheiros e equipe da construção sobre potenciais riscos de infecção e métodos apropriados para reduzi-los. Também é importante que a equipe visite a área da construção regularmente para assegurar que os planos acordados sejam adequadamente cumpridos. É responsabilidade do responsável pelo projeto assegurar que as políticas e procedimentos implementados pela equipe sejam incorporados no contrato.

Bibliografia Consultada

AMERICAN INSTITUTE OF ARCHITECTS. Guidelines for Design and Construction of Hospital and Health Care Facilities. Washington, DC: The American Institute of Architects and the Facilities Guideline Institute, 2010.

APIC. Toolkit: Construction and Renovation. 3rd ed. Washington, DC: Association for Professionals in Infection Control and Epidemiology, 2007.

CENTERS FOR DISEASE CONTROL AND PREVENTION HEALTHCARE INFECTION CONTROL (CDC). Guidelines for Environmental Infection Control in Health-Care Facilities. Atlanta, GA: Centers for Disease Control and Prevention Healthcare Infection Control, 2003.

117 Qual a associação entre construções, reformas e demolições em instituições de saúde e desenvolvimento de aspergiloses em pacientes imunodeprimidos?

Luciana Baria Perdiz

As associações entre construções e desenvolvimento de aspergiloses em pacientes imunodeprimidos e entre a hospitalização e legioneloses são conhecidas há décadas. Portanto, é essencial que, como parte do planejamento do processo de reforma e construção de uma instituição de saúde, a avaliação do risco de controle de infecção deve ser conduzida para determinar o risco potencial de transmissão de microrganismos dentro do hospital. Em geral, os riscos podem ser categorizados como infecções transmitidas pelo ar, água ou pelo ambiente.

Alterações ambientais causadas pela construção, reformas e demolições dentro ou próximo aos hospitais aumentam a quantidade de esporos de *Aspergillus* spp. transportados pelo ar, elevando assim o risco de aquisição de aspergiloses entre os pacientes imunodeprimidos. *Aspergillus* spp. é um fungo ubíquo no ambiente e a doença se segue à exposição de esporos transmitidos pelo ar. Esporos ambientais são considerados sazonais, e uma grande flutuação pode ser observada no ar externo. Embora um caso de aspergiloses relacionado ao cuidado à saúde seja difícil de associar a uma exposição ambiental específica, a ocorrência de casos no mesmo período aumenta a probabilidade de que uma fonte ambiental dentro da unidade de saúde seja identificada e corrigida, portanto é essencial que todas as atividades relacionadas a construções, reformas e demolições sejam planejadas e coordenadas por uma equipe multidisciplinar para minimizar o risco de transmissão aérea de infecção, tanto durante os projetos como depois de sua finalização. A equipe multidisciplinar deve realizar uma avaliação de risco antes de iniciar o projeto, para identificar a potencial exposição de pacientes suscetíveis à poeira e umidade e determinar medidas necessárias para a contenção dessas. Amostras microbiológicas do ar de instituições de saúde permanecem uma questão controversa devido às atuais limitações técnicas e laboratoriais não resolvidas.

Se um caso de aspergiloses, ou outra doença fúngica oportunista transmitida pelo ar, for adquirido durante ou imediatamente após o processo de construção, reforma ou demolição, algumas medidas devem ser implementadas: verificar se a pressão diferenciada nas zonas de construção e as salas de ambiente protetor estão apropriadas para cada cenário, implementando medidas de engenharia corretivas para restaurar o diferencial apropriado de pressão conforme necessário. Conduzir uma busca prospectiva dos casos adicionais de aspergiloses e intensificar uma revisão epidemiológica retrospectiva dos achados laboratoriais e médicos do hospital. Se não existir evidência epidemiológica de transmissão progressiva da doença, conduzir uma avaliação do ambiente para encontrar e eliminar a fonte. Coletar amostras da potencial fonte de infecção usando um coletor apropriado para coleta de volume de ar em vez de placas de coleta. Se tanto uma fonte ambiental de fungo transmitido pelo ar quanto um problema de engenharia como filtração ou pressão diferenciada forem identificados, realizar medidas corretivas para eliminar a fonte ou via de entrada. Se uma fonte ambiental de fungo transmitido pelo ar não for identificada, reveja as medidas de controle de infecção, controle de engenharia, para identificar áreas potenciais para correção ou melhoramento.

Bibliografia Consultada

AMERICAN INSTITUTE OF ARCHITECTS. Guidelines for Design and Construction of Hospital and Health Care Facilities. Washington, DC: The American Institute of Architects and the Facilities Guideline Institute, 2010.

APIC. Toolkit: Construction and Renovation. 3rd ed. Washington, DC: Association for Professionals in Infection Control and Epidemiology, 2007.

CENTERS FOR DISEASE CONTROL AND PREVENTION HEALTHCARE INFECTION CONTROL (CDC). Guidelines for Environmental Infection Control in Health-Care Facilities. Atlanta, GA: Centers for Disease Control and Prevention Healthcare Infection Control, 2003.

118 Quais os principais fatores de risco para candidemia em recém-nascidos?

Marcelo Luiz Abramczyk

Os recém-nascidos, particularmente os prematuros, apresentam fatores de risco intrínsecos propícios para o aumento de risco de infecções, como imaturidade do sistema imune, com baixos níveis de anticorpos de circulação materna, que ocorre principalmente no terceiro trimestre da gravidez, a opsonização e a função do sistema complemento, importantes para defesa contra infecções, também se encontram reduzidas. A barreira epitélica por ser fina e delicada, facilmente rompível, promove mínima proteção contra a invasão de microrganismos.

Outros fatores de risco para candidemia em recém-nascidos incluem:

- Prematuridade (principalmente idade gestacional menor de 32 semanas), colonização por *Candida* spp. em pele, genitália, orofaringe ou trato gastrintestinal.
- Múltiplos sítios de colonização por *Candida* spp.
- Utilização de antimicrobianos de amplo espectro (devido ao aumento da densidade de colonização fúngica).
- Utilização de nutrição parenteral prolongada por mais de cinco dias.
- Uso de soluções lipídicas por mais de cinco dias.
- Peso de nascimento menor que 1.500g.
- Utilização de procedimentos invasivos (cateter central, ventilação mecânica).
- Abordagens cirúrgicas.
- Utilização de bloqueadores H_2.
- Tempo de permanência em unidade de terapia intensiva.
- Outras condições clínicas, como enterocolite necrotizante, choque e hipóxia neonatal, também estão associadas a maior risco de infecção.

Bibliografia Consultada

FEJA KH et al. Risk factors for candidemia in critically ill infants: a matched case-control study. J Pediatr 2005;147(2):156-61.

KAUFMAN DA. Strategies to prevent invasive candidal infection in extremely preterm infants. Clin Perinatol 2010;37(3):611-28.

MAHIEU LM et al. Number of sites of perinatal candida colonization and neutropenia are associated with nosocomial candidemia in the neonatal intensive care unit patient. Pediatr Crit Care Med 2010;11(2):240-5.

SAIMAN L et al. Risk factors for candidemia in neonatal intensive care unit patients. The national epidemiology of mycosis survey study group. Pediatr Infect Dis J 2000;19(4):319-24.

SPILLOPOULOU A et al. Neonatal intensive care unit candidemia: epidemiology, risk factors, outcome, and critical review of published case series. Mycopathologia 2012;173(4):219-28.

119 Como iniciar uma investigação de surto por *Legionella pneumophila* e quais medidas são importantes para o controle em uma unidade de pacientes imunodeprimidos?

Evelyne Santana Girão

A legionelose, mais conhecida como a doença dos legionários, é uma infecção respiratória aguda provocada por bactérias do gênero *Legionella* que se transmite por via aérea, através da inalação de gotículas de água (aerossóis) contaminadas. São bacilos gram-negativos comumente encontrados em ambientes aquáticos naturais (como lagos, rios, lençóis freáticos), também podendo colonizar sistemas artificiais de abastecimento de água, sistemas de ar condicionado (torres de resfriamento, condensadores e umidificadores), equipamentos de terapia respiratória, bem como todos os dispositivos que acumulem água e possam produzir aerossóis.

A maioria dos casos da doença é causada pela *L. pneumophila* sorogrupo 1, porém outros sorogrupos e outras espécies também são patogênicos. A existência de nutrientes na água (nomeadamente biofilmes), sua estagnação e fatores físico-químicos, como temperatura elevada, pH, umidade relativa e corrosão das condutas, são condições favoráveis à multiplicação desse agente. Não há transmissão inter-humana da doença, no entanto a *Legionella* pode manter-se viva por meses ou anos em águas paradas aquecidas e poluídas biologicamente, infectando amebas, outros protozoários e bactérias.

Surtos de legionelose são cada vez mais frequentes, principalmente na Europa. As populações mais suscetíveis são idosos, pneumopatas, receptores de transplantes e usuários crônicos de corticoides. A colonização de torres de resfriamento e bandejas de ar condicionado foi identificada como uma das principais fontes de disseminação em surtos hospitalares.

O isolamento e a identificação desse agente baseiam-se no seu crescimento em meios de cultura seletivos, tipagem sorológica por meio de imunofluorescência, aglutinação pelo látex e técnicas moleculares através do PCR. O teste do antígeno urinário é um método simples, rápido, com sensibilidade de 74% e especificidade de 99%. Sua maior desvantagem é a incapacidade de detectar adequadamente sorogrupos distintos do tipo 1. A cultura é o padrão-ouro, no entanto outros métodos podem ser usados para aumentar sua sensibilidade e especificidade, visto que essa pode ser negativa devido à baixa concentração de bactérias no ambiente e condições metabólicas desfavoráveis.

Em casos de surto por *Legionella* spp., deve-se realizar uma investigação epidemiológica e ambiental completa para determinar a provável fonte ambiental de contaminação. Nos locais suspeitos (exemplo, rede de abastecimento de água, torneiras, chuveiros, ar condicionado, vaporizadores, aerossóis e caixas d'água) recomenda-se a coleta de amostras para a identificação de cepas semelhantes às dos pacientes. Enquanto a fonte da contaminação não for identificada, deve-se evitar que os pacientes tomem banho, utilizem as torneiras ou a água suspeita de contaminação para escovação dos dentes ou lavagem de equipamentos. Após sua identificação, devem-se fazer limpeza mecânica e descontaminação de todo o sistema. As técnicas mais utilizadas são: tratamento térmico, ionização com cobre e prata, irradiação com ultravioleta e coloração.

O método de choque térmico foi avaliado por vários autores que, após um mês desse procedimento, atingida temperatura de 60-77ºC, ainda encontraram a bactéria nas amostras de água estudadas, sugerindo mecanismos protetores como a associação com biofilme. Outro método avaliado foi a aplicação de irradiação ultravioleta no sistema de distribuição de água dos hospitais, com resultados mostrando ser mais eficiente do que o choque térmico. Uma alternativa é a hipercloragem dos sistemas de água, apesar das suas desvantagens relacionadas ao alto custo, seu poder corrosivo para as canalizações e produção de resíduos carcinogênicos. Quanto à ionização com cobre e prata, os trabalhos evidenciaram que se trata de um método eficiente e seguro quando respeitadas as concentrações máximas recomendadas. Alguns autores recomendam que seja feita vigilância com coleta periódica de amostras até 12 meses após a contenção do surto.

Medidas de prevenção de legionelose hospitalar foram publicadas, especialmente direcionadas aos centros de transplantes de células-tronco hematopoiéticas (TCTH). Nessas unidades, recomenda-se o uso de água estéril para preencher os reservatórios de aparelhos de nebulização e para enxágue destes e de outros equipamentos respiratórios semicríticos após sua limpeza ou desinfecção. É contraindicado o uso de umidificadores de ar de grandes volumes geradores de aerossóis, a menos que esses sejam esterilizados ou submetidos à desinfecção de alto nível diário, com preenchimento apenas com água estéril. Fontes decorativas não devem ser instaladas nessas unidades. Culturas de rotina periódicas para espécies de *Legionella* em amostras de água de centros TCTH devem ser realizadas. No entanto, a metodologia ideal de vigilância, como sua frequência e o número de amostras, ainda não foi definida e o custo-efetividade dessa estratégia também não foi avaliado. Da mesma forma ainda não foi estabelecida a concentração segura de *Legionella* na água potável, devendo-se ter como objetivo sua ausência nos sistemas de água.

Bibliografia Consultada

CARRATALA J; GARCIA-VIDAL C. An update on Legionella. Curr Opin Infect Dis 2010;23:152-7.

TOMBLYN M et al. Guidelines for preventing infectious complications among hematopoietic cell transplantation recipients: a global perspective. ASBMT. Biol Blood Marrow Transplant 2009;15(10):1143-238.

TRIASSI M et al. Clinical end environmental distribution of Legionella pneumophila in a university hospital in Italy: efficacy of ultraviolet disinfection. J Hosp Infect 2006;62:494-501.

World Health Organization (WHO). Legionella and the prevention of legionellosis. WHO, 2007.

120 Qual o impacto de um surto de influenza em profissionais de saúde para uma instituição hospitalar?

Nancy Cristina Junqueira Bellei

Os vírus respiratórios são uma importante causa de infecção dentro de unidades hospitalares e os profissionais de saúde envolvidos no cuidado direto dos pacientes são um vetor em potencial para o transporte e a transmissão do vírus.

Os profissionais da saúde também se enquadram no grupo de risco para a aquisição de infecção por influenza devido a sua maior exposição a pacientes infectados. Alguns casos de infecção assintomática por esse vírus em pacientes e profissionais da saúde previamente expostos a indivíduos com a doença confirmada já foram relatados em vários estudos. Assim, mesmo indivíduos assintomáticos com a gripe sazonal ou com a gripe por H1N1 2009 podem excretar o vírus e potencialmente transmitir a doença a outros indivíduos.

Estudos com diferentes populações mostram que cerca de um terço dos infectados pela influenza sazonal são assintomáticos. Em estudo realizado na UNIFESP, a taxa de influenza assintomática em profissionais de saúde do Hospital São Paulo foi de 10%. Taxas mais elevadas de soroconversão, em profissionais não vacinados, já foram reportadas, entre 5,6 e 83%, variando de acordo com a distribuição geográfica e a função e setor de trabalho desses profissionais.

A vacinação para a influenza é utilizada anualmente como uma das principais formas de prevenção da doença. A vacinação dos profissionais de saúde contra influenza é essencial, pois, além de proteger o próprio profissional durante epidemias e pandemias de influenza, protege seus pacientes de transmissão nosocomial e reduz o absenteísmo em períodos de maior fluxo de pacientes. Além da vacinação, o uso de outras medidas de proteção deve ser valorizado como a lavagem das mãos e o uso de máscaras cirúrgicas.

Investigações em surtos hospitalares por influenza no Hemisfério Norte detectaram taxa de ataque de 10-59% entre estes profissionais. Os surtos nosocomiais ocorrem durante períodos de maior atividade de influenza na comunidade.

Diversos estudos reportam a transmissão nosocomial de influenza entre pacientes de risco. A transmissão nosocomial já foi reportada para o novo vírus pandêmico H1N1 2009. Um surto com oito casos de influenza A (H1N1)pdm09 foi reportado em um hospital de oncologia pediátrica na Itália. Outro estudo realizado no México reporta casos de transmissão nosocomial de influenza de enfermeiros e residentes para pacientes com diagnóstico de leucemia e tumor cerebral.

Sabe-se que os pacientes pertencentes a grupos de risco, como os cardiopatas crônicos, pneumopatas, imunodeprimidos, portadores de distúrbios metabólicos, idosos e crianças menores de 2 anos de idade, além das gestantes, apresentam maior risco de pneumonia após a infecção por influenza. Assim, a transmissão de influenza em instituições hospitalares pode determinar o aumento das taxas de pneumonias e maior mortalidade entre esses pacientes. Apesar de os profissionais de saúde saberem da possibilidade de transmitir gripe para os pacientes e de esses sofrerem complicações graves, a taxa de vacinação entre eles é baixa e as medidas preventivas nem sempre são tomadas corretamente. É fundamental incentivar a vacinação anual dos profissionais de saúde, lembrando que os títulos de anticorpos protetores adquiridos após a imunização com a vacina trivalente (influenza A H3N2, A H1N1 e influenza B decaem após 6-12 meses depois da aplicação da vacina).

Bibliografia Consultada

CHIRONNA MA et al. Nosocomial outbreak of 2009 pandemic influenza A (H1N1) in a paediatric oncology ward in Italy, october – november 2009. Euro Surveill 2010;15(1):pii:19454.

MELCHIOR TB Avaliação da detecção de influenza em amostras clínicas de pacientes assintomáticos e sintomáticos no período pandêmico e pós-pandêmico. São Paulo/SP – Brasil, 2012. Dissertação (Mestrado) – Infectologia, Universidade Federal de São Paulo.

SALGADO CD et al. Influenza in the acute hospital setting. Lancet Infect Dis 2002;2(3):145-55.

SAVAS E. Knowledge, attitudes and anxiety towards influenza A/H1N1 vaccination of healthcare workers in Turkey. BMC Infect Dis 2010;10:281.

SIERRA JO et al. Asymptomatic infection by influenza AH1N1 virus in healthcare workers: MARBEGRIP study, preliminary results. Rev Esp Salud Publica 2011;85(1):63-71.

121 Em uma situação de surto de gripe A/H1N1, quais os fatores a serem considerados na elaboração de um plano de contingência?

Nancy Cristina Junqueira Bellei

Após a documentação de surto por influenza confirmada laboratorialmente, diversas medidas devem ser realizadas para mitigar o impacto e a perpetuação do surto no ambiente hospitalar. A transmissão do vírus influenza A(H1N1)pdm09 pode ocorrer por diferentes vias: gotículas liberadas através de espirros e tosse de indivíduos infectados que entram em contato com membranas das mucosas; inalação de partículas infecciosas suspensas no ar e contaminação das mãos em fomentos com material respiratório e posterior contato com as mucosas.

O período de maior transmissibilidade ocorre nas 24 horas que antecedem o início do quadro clínico até 24 horas após a defervescência. Embora na comunidade essa regra possa ser utilizada para isolamento dos indivíduos supostamente infectados, em ambiente hospitalar ou situações especiais com o possível contato com pacientes de risco, a recomendação é o isolamento por sete dias, período em que a excreção viral diminui de forma importante, porém crianças e imunodeprimidos podem excretar o vírus por períodos prolongados.

É importante identificar os casos de síndrome gripal definidos como doença aguda (duração máxima de sete dias), apresentando febre de início súbito, mesmo se referida e tosse ou dor de garganta e pelo menos um dos sintomas: cefaleia, mialgia ou artralgia e na ausência de outros diagnósticos. Os profissionais de saúde doentes devem ser afastados do trabalho e pacientes devem ser tratados de preferência nas primeiras 48 horas. Em surto nosocomial, principalmente em unidades com pacientes de risco, o tratamento deve ser iniciado mesmo após as 48 horas. Os casos de síndrome respiratória aguda grave, ou seja, síndrome gripal que apresente dispneia ou saturação de O_2 menor que 95% em ar ambiente ou sinais de desconforto respiratório deverão ser internados, notificados, tratados imediatamente e o material de secreção respiratória coletado para envio e confirmação laboratorial. Para reduzir a transmissão intra-hospitalar, todo caso confirmado deve ser isolado ou mantido em coortes de pacientes e as precauções padrão e para gotículas mantidas por mínimo sete dias ou até o término do tratamento. Os pacientes confirmados não devem receber visitas, evitar a mobilidade e utilizar máscara cirúrgica se o transporte for necessário. Deve-se oferecer a vacinação para os pacientes e contatos não vacinados, incluindo o profissional da área de saúde (PAS).

A vigilância dos casos novos de sintomáticos respiratórios deve ser mantida diariamente, até uma semana após o registro do último caso, período que também deve ser considerado para todas as demais intervenções de controle do surto. A quimioprofilaxia com oseltamivir está indicada para os trabalhadores da área da saúde não vacinados que realizaram procedimentos invasivos (geradores de aerossóis – IOT, necropsia, coleta de material respiratório, aspiração traqueal, broncoscopia) ou na manipulação de secreções de um caso suspeito ou confirmado de infecção por influenza, sem o uso adequado de EPI (N95 por exemplo). Além desses casos, os pacientes não vacinados e com fatores de risco para complicações por influenza se expostos a pacientes suspeitos de influenza nas últimas 48 horas devem receber profilaxia antiviral.

Bibliografia Consultada

BATISTA E et al. Clinical aspects of pandemic 2009 influenza A (H1N1) virus infection. N Engl J Med 2010;362(18):1708-19.

Boletim Epidemiológico do MS, março/2012 volume 43. Disponível em: http://www.cdc.gov/flu/professionals/infectioncontrol/institutions.htm

CHENG VC et al. Prevention of nosocomial transmission of swine-origin pandemic 116 influenza virus A/H1N1 by infection control bundle. J Hosp Infect 2010;74(3):271-7.

Writing Committee of the WHO Consultation on Clinical Aspects of Pandemic (H1N1) 2009.

122 Quais são os avanços no diagnóstico laboratorial das viroses respiratórias?

Celso Granato

A virologia clínica passa por uma fase de grande desenvolvimento e o diagnóstico laboratorial das viroses respiratórias está bastante inserido nesse contexto.

Até há cerca de cinco anos, o diagnóstico era baseado fundamentalmente na técnica de imunofluorescência direta (IFD), que permitia a detecção de sete vírus distintos (influenzas A e B, sincicial respiratório, parainfluenzas 1, 2 e 3 e adenovírus).

Nos últimos anos, têm sido descritos muitos vírus com relevante papel patogênico e, nesse processo de melhoria e amplificação do perfil de vírus detectados, ficou claro que havia também necessidade de aumento da sensibilidade para a identificação de vírus cuja detecção já era contemplada na IFD, porém com baixa sensibilidade.

Assim, passaram a ser usados testes moleculares, de início isoladamente e, mais recentemente, em formato multiplex, para permitir rapidez, alta sensibilidade e automação.

Assim, em função de limites de acesso a novas metodologias e elevados custos das técnicas moleculares, ainda são amplamente difundidas as técnicas clássicas, como a IFD, porém cada vez mais ganham espaço as técnicas moleculares, nas quais se destaca o PCR multiplex, seguido de hibridização em chip de DNA. Esse recurso, da forma como é feito atualmente, permite a detecção de 17 vírus distintos (influenzas A, B e C, além do H1N1 suíno, parainfluenzas 1, 2, 3 e 4, sincicial respiratório A e B, metapneumovírus, adenovírus, rinovírus, coronavírus – 2 tipos –, enterovírus, bocavírus).

Além disso, cada um desses agentes é detectado com sensibilidade superior àquela que a IFD apresentava. Passaram a ser, então, relativamente comuns as identificações de coinfecções com 2, 3 e por vezes até mais vírus simultaneamente.

Bibliografia Consultada

BHAT N; O'BRIEN KL et al. Use and evaluation of molecular diagnostics for pneumonia etiology studies. Cin Infect Dis 2012;54(Suppl 2):S153-8.

OPLUSTIL CP; ZOCCOLI CM; TOBOUTI NR; SINTO SI. Procedimentos Básicos em Microbiologia Clínica. 3ª ed., São Paulo: Sarvier, 2010.

VERSALOVIC J; CARROLL KC; FUNKE G et al. Manual of Clinical Microbiology. 10th ed., Washington, DC: American Society for Microbiology, 2011.

123 Há vantagens no uso de PCR em relação à antigenemia para citomegalovírus no diagnóstico de infecções por esse vírus em pacientes imunodeprimidos?

Celso Granato

Depende. Em paciente com grau de imunodepressão relativamente discreta, a antigenemia, por ser menos sensível, permite a identificação apenas de infecções clinicamente relevantes. O uso de técnicas moleculares nesses casos poderia levar a um superdiagnóstico e, eventualmente, supertratamento, pois sua sensibilidade elevada levaria à identificação de DNA viral circulante que poderia ser combatido pela resposta imune relativamente preservada do paciente.

Por outro lado, em grandes imunodeprimidos (HIV soropositivos, transplantados de medula, entre outros), o uso de técnicas moleculares pode ser muito benéfico, por identificar mais precocemente essas infecções, que serão mais rapidamente tratadas e evitarão consequências graves para os pacientes.

Assim, cada caso deve ser avaliado separadamente. Casos de pouca imunodepressão beneficiam-se menos das técnicas moleculares, pois o resultado da antigenemia traz mais significado clínico. Pacientes com imunodepressão grave beneficiam-se dessa maior sensibilidade da PCR, por exemplo, e têm vantagens clínicas evidentes.

Bibliografia Consultada

DREW WL. Laboratory diagnosis of cytomegalovirus infection and disease in immunocompromised patients. Curr Opin Infect Dis 2007;20(4):408-11.

OPLUSTIL CP; ZOCCOLI CM; TOBOUTI NR; SINTO SI. Procedimentos Básicos em Microbiologia Clínica. 3ª ed., São Paulo: Sarvier, 2010.

VERSALOVIC J; CARROLL KC; FUNKE G et al. Manual of Clinical Microbiology. 10th ed., Washington, DC: American Society for Microbiology, 2011.

124 Quais condutas a serem adotadas para o profissional de saúde de unidades pediátricas durante surtos de vírus respiratórios na comunidade?

Marcelo Luiz Abramczyk

Para a prevenção adequada de transmissão hospitalar de vírus respiratórios é importante a realização do diagnóstico etiológico da infecção.

Os principais vírus respiratórios identificados em surtos na comunidade são: vírus sincicial respiratório e influenza; outros vírus, com certa relavância, incluem o metapneumovírus e o adenovírus.

Epidemias na comunidade, principalmente em relação ao vírus sincicial respiratório e influenza, ocorrem, geralmente, no inverno e outono, sendo estas consideradas estações da doença.

A higienização adequada das mãos é isoladamente a principal medida de controle na transmissão do vírus sincicial respiratório. Outras medidas de controle em relação a esse vírus incluem utilização de luvas (possivelmente por maior aderência à higienização das mãos) e utilização de máscaras, fundamentalmente, quando em contato próximo ao paciente, como aspiração de secreções nasofaríngeas ou exame de orofaringe. O paciente deve ser mantido prioritariamente em precauções de contato. Até o momento não está indicada a utilização de imunoglobulina específica ou anticorpo monoclonal para prevenção ou controle de surtos hospitalares.

Em relação ao influenza, além da higienização adequada das mãos, os pacientes devem ser mantidos em precauções por gotículas. A vacinação dos profissionais de saúde é importante medida de prevenção de infecção e posterior transmissão do vírus.

Outras medidas recomendadas para controle ou prevenção de surtos hospitalares são:

- Estabelecer mecanismos pelos quais profissionais de saúde sejam prontamente alertados sobre aumentos de casos na comunidade.
- Estabelecer mecanismos pelos quais profissionais de saúde possam informar prontamente aos departamentos locais e estaduais de saúde sobre aumentos de casos nos serviços de saúde.
- Durante períodos de maior prevalência de sintomas de doenças respiratórias virais na comunidade, utilizar técnicas de diagnóstico rápido em pacientes admitidos no hospital com risco de infecções virais graves (crianças, imunocomprometidos, cardiopatas e pneumopatas).
- Internação do paciente:
  - quarto privativo quando possível ou coorte;
  - realizar prontamente testes rápidos em pacientes admitidos;
  - limitar transporte e movimentação do paciente: se necessário, assegurar-se de que as precauções para minimizar o risco de contaminação de superfícies e equipamentos estejam sendo realizadas;
  - restringir profissionais de saúde com sintomas respiratórios de cuidar de lactentes e outros pacientes de risco para infecções virais;
  - quando factível, realizar teste rápido em profissionais de saúde com sintomas respiratórios que trabalhem em unidades de risco;
  - limitar visitas de pessoas com sintomas respiratórios em unidades de risco.

Bibliografia Consultada

FIORE AE et al. Prevention and control of seasonal influenza with vaccines: recommendations of the Advisory Committee on Immunization Practices (ACIP). MMWR Recomm Rep 2009;58(RR-8):1-52.

GOINS WP et al. Health care-acquired viral respiratory diseases. Infect Dis Clin North Am 2011;25(1):227-44.

LESSLER J et al. Identifying the probable timing and setting of respiratory virus infections. Infect Control Hosp Epidemiol 2010;31(8):809-15.

SALGADO CD et al. Preventing nosocomial influenza by improving the vaccine acceptance rate of clinicians. Infect Control Hosp Epidemiol 2004;25(11): 923-8.

TABLAN OC et al. Guidelines for preventing health-care-associated pneumonia, 2003: recommendations of CDC and the healthcare infection control practices advisory committee. MMWR Recomm Rep 2004;53(RR-3):1-36.

125 Vacina contra o rotavírus tem segurança e eficácia comprovada? É indicada na vigência de surtos de rotavírus? Pode ser feita em qualquer idade?

Maria Isabel de Moraes Pinto

Há atualmente duas vacinas rotavírus licenciadas no Brasil: uma oral viva atenuada monovalente feita a partir de rotavírus humano, que deve ser aplicada em duas doses, e uma outra também oral com vírus vivos atenuados pentavalente feita com recombinação de rotavírus bovino humano.

Ambas as vacinas previnem a hospitalização e a morte devido a quadros graves de doença causada por rotavírus.

Devem ser aplicadas aos 2 e 4 meses de idade (no caso da vacina monovalente) e aos 2, 4 e 6 meses de idade (no caso da vacina pentavalente). A idade mínima de aplicação da primeira dose são 6 semanas, com idade máxima de 14 semanas e 6 dias. A idade máxima da segunda dose da vacina monovalente é de 5 meses e 15 dias. Para a vacina pentavalente, a idade máxima de aplicação da última dose é de 8 meses. O intervalo mínimo de aplicação entre as doses de qualquer uma das preparações é de quatro semanas.

A vacina rotavírus é segura e pode ser administrada em recém-nascidos prematuros, desde que se respeitem as idades acima descritas. Crianças que convivem no domicílio com gestantes e indivíduos imunodeficientes também podem receber a vacina, pois a transmissão do vírus vacinal de indivíduos imunizados para seus contatos é incomum e, na maioria das vezes, este risco é mínimo se comparado ao risco de infecção pelo vírus selvagem na ausência de vacinação. Por outro lado, devido a esse risco potencial, a vacina não deve ser aplicada em ambiente hospitalar.

A vacina é contraindicada em crianças com história de reação anafilática após a primeira dose da vacina rotavírus ou a algum dos componentes da vacina. É também contraindicada em crianças com diagnóstico de imunodeficiência combinada grave ou de intussuscepção.

Há raros casos relatados na literatura de intussuscepção associada à vacina rotavírus.

Não há dados que comprovem a indicação da vacina rotavírus para interrupção de surtos do vírus selvagem.

Bibliografia Consultada

AMERICAN ACADEMY OF PEDIATRICS. Rotavirus infections. In: Pickering LK, Baker CJ, Kimberlin DW, Long SS (eds.). Red Book: 2012 Report of the Committee on Infectious Diseases. Elk Grove Village, IL: American Academy of Pediatrics, 2012, p. 626-9.

LANZIERI TM et al. Impact of rotavirus vaccination on childhood deaths from diarrhea in Brazil. Int J Infect Dis 2011;15(3):e206-10.

SAFADI MA et al. Hospital-based surveillance to evaluate the impact of rotavirus vaccination in São Paulo, Brazil. Pediatr Infect Dis J 2010;29(11):1019-22.

126 Quais são as duas novas drogas que têm sido utilizadas no tratamento da hepatite C? Quais as indicações, eficácia e eventos adversos mais comuns?

Antonio Eduardo Benedito Silva

A hepatite C crônica é uma doença silenciosa que pode levar à cirrose hepática e ao câncer de fígado após anos de infecção. Os objetivos do tratamento visam a negativação da viremia e a progressão da doença.

Os resultados do tratamento são variáveis e vão depender basicamente de características do HCV, principalmente do seu genótipo. Nas infecções pelos genótipos 2 e 3, as taxas de sucesso variam em torno de 80%. Naqueles com infecção pelo genótipo 1, os resultados giravam em torno de 50% até a descoberta de duas novas drogas, boceprevir e telaprevir, que adicionadas ao esquema padrão, interferon peguilado e ribavirina, melhoraram sua eficácia.

Em meados de 2011, o FDA norte-americano aprovou as duas drogas para virgens de tratamento e para aqueles que não teriam tido sucesso na primeira tentativa.

No Brasil, esta aprovação pela ANVISA ocorreu ainda em 2011, mas as drogas ainda não estão disponíveis na rede pública.

Os resultados obtidos com cada uma das nas novas drogas no retratamento da infecção são muito animadores, principalmente quando o tratamento anterior teve sucesso, porém com recaída.

Nessa situação, recaída pós-término do tratamento, ao se comparar os resultados da repetição do tratamento anterior com o novo tratamento, incluindo o boceprevir, há um aumento de 46% no seu sucesso (75% *vs.* 29%), chegando a cifras de 75% de resposta virológica sustentada, hoje aceito como cura da infecção e com a possibilidade de menor tempo de tratamento (< 48 semanas, que é o tempo de tratamento atual).

Naqueles que tiveram resposta parcial no primeiro tratamento, o retratamento, incluindo o boceprevir, chega a cifras de 52% *vs.* 7%, se repetir o mesmo tratamento sem a nova droga, enquanto se for adicionado o telaprevir o sucesso é de 59% *vs.* 15% do tratamento anterior.

Bibliografia Consultada

BACON B et al. Boceprevir for previously treated chronic HCV genotype 1 infection. N Engl J Med 2011;364:1207-17.

JACOBSON IM et al. Telaprevir for previously untreated chronic hepatitis C virus infection. N Engl J Med 2011;364:2405-16.

POORDAD F et al. Boceprevir for untreated chronic HCV genotype 1 infection. N Engl J Med 2011;364:1195-206.

ZEUZEM S et al. Telaprevir for retreatment of HCV infection. N Engl J Med 2011;364: 2417-28.

XIII

CONTROLE DE INFECÇÃO E SERVIÇOS DE APOIO

127 Quais são os requisitos mínimos para funcionamento de uma sala de desinfecção de endoscópios? Existe alguma contraindicação para a realização de endoscopia na mesma sala onde se prepara o material para esse procedimento?

Kazuko Ushikawa Graziano

A legislação mais atual sobre o assunto é a Consulta Pública nº 30, de 17 de junho de 2011, publicada no DOU de 01/07/2011, que estabelece os "requisitos mínimos necessários ao funcionamento dos serviços que realizam procedimentos endoscópicos com via de acesso ao organismo por orifícios exclusivamente naturais".

Na Seção IV – Infraestrutura Física/Recursos Materiais, no Art. 24 – consta que o serviço de endoscopia deve possuir sala para processamento de equipamentos distinta da sala de procedimento. O Art. 38 especifica que esta sala de processamento deve possuir:

I – bancada com uma cuba para limpeza e uma cuba para enxágue com profundidade e dimensionamento que permitam a imersão completa do equipamento, mantendo a distância mínima de 0,3m (zero vírgula três metros) entre as cubas;

II – ponto de água com filtro de, no mínimo, 5μ (cinco micrômetros) ou ponto de água purificada para enxágue; e

III – recipiente para descarte de resíduos biológicos.

Dando continuidade, o Art. 39 estabelece que "devem dispor de posto de utilização de ar comprimido medicinal ou oxigênio para secagem dos equipamentos". Determina a necessidade de um espaço livre de circulação de 1m² (um metro quadrado). Caso o serviço utilize processo automatizado de desinfecção, a área física deve atender aos requisitos técnicos necessários para a instalação do equipamento conforme indicação do fabricante do equipamento.

Em relação ao sistema de ventilação da sala de processamento, deve atender aos seguintes requisitos:

I – garantir vazão mínima de ar total de $18,00m^3/h/m^2$ (6 trocas de ar por hora);

II – manter um diferencial de pressão negativo entre os ambientes adjacentes;

III – prover exaustão forçada de todo ar da sala com descarga para o exterior da edificação;

IV – o ar de reposição deve ser suprido por insuflação de ar exterior, com filtragem mínima classe G3.

Assim, considerando a complexidade estrutural exigida pela legislação somada aos riscos químicos decorrentes do vapor orgânico emanado pelos germicidas, os estabelecimentos de saúde que realizam procedimentos endoscópicos terão que se mobilizar para criar uma área específica para o processamento, distinto da área de atendimento ao paciente.

Bibliografia Consultada

BRASIL. Ministério da Saúde. ANVISA. Consulta Pública nº 30. Dispõe sobre requisitos mínimos necessários ao funcionamento dos serviços que realizam procedimentos endoscópicos com via de acesso ao organismo por orifícios exclusivamente naturais. Brasília, 2011.

BRASIL. Ministério da Saúde. ANVISA. Resolução RDC nº 15. Dispõe sobre requisitos de boas práticas para o processamento de produtos para saúde e dá outras providências. Brasília, 2012.

BRASIL. Ministério da Saúde. ANVISA. Resolução RDC nº 185. Dispõe sobre classificação dos produtos médicos, segundo o risco intrínseco que representam à saúde do consumidor, paciente, operador ou terceiros envolvidos. Brasília, 2001.

BRASIL. Ministério da Saúde. ANVISA. Resolução RDC nº 156. Dispõe sobre o registro, rotulagem e reprocessamento dos produtos médicos e dá outras providências. Brasília, 2006.

BRASIL. Ministério da Saúde. ANVISA. Resolução Específica 2.605. Apresenta a lista com os produtos que não podem ser reprocessados. Brasília, 2006.

BRASIL. Ministério da Saúde. ANVISA. Resolução Específica 2.606. Dispõe sobre as diretrizes para elaboração, validação e implantação de protocolos de reprocessamento de produtos médicos e dá outras providências. Brasília, 2006.

GRAZIANO KU; SILVA A; PSALTIKIDIS EM. Enfermagem em Centro de Material e Esterilização. São Paulo: Manole, 2011, p. 417.

128 Podemos fazer a desinfecção de endoscópios com ácido peracético mesmo que este aparelho já tenha sido reprocessado com glutaraldeído?

Kazuko Ushikawa Graziano

Todo endoscópio flexível danifica-se ao longo da sua utilização com quebra da sua integridade, prejudicando seu desempenho visual. Há fabricantes de óptica flexível que recomendam sua revisão a cada 1.200 procedimentos realizados, recomendação esta nem sempre cumprida pelos responsáveis por esses equipamentos.

O glutaraldeído, ainda muito utilizado em nosso meio para desinfecção de alto nível de ópticas flexíveis, tem como uma das suas características fixar a matéria orgânica nas superfícies de biomateriais, o que *a priori* "vedaria" as microfissuras do equipamento formadas pela suas várias reutilizações. Já o germicida ácido peracético tem propriedades opostas ao glutaraldeído quando em contato com matéria orgânica: remove-a! Concluindo, se o endoscópio é bem conservado ou é novo não há risco em mudar do germicida glutaraldeído para ácido peracético. Caso contrário, há necessidade de passar por uma revisão em serviço técnico especializado. Em tempo, há várias formulações disponíveis de ácido peracético. Portanto, há que se atentar para a escolha de formulações compatíveis com ópticas flexíveis, claramente asseguradas pelo fabricante do ácido peracético.

Bibliografia Consultada

BRASIL. Ministério da Saúde. ANVISA. Consulta Pública nº 30. Dispõe sobre requisitos mínimos necessários ao funcionamento dos serviços que realizam procedimentos endoscópicos com via de acesso ao organismo por orifícios exclusivamente naturais. Brasília, 2011.

BRASIL. Ministério da Saúde. ANVISA. Resolução RDC nº 15. Dispõe sobre requisitos de boas práticas para o processamento de produtos para saúde e dá outras providências. Brasília, 2012.

BRASIL. Ministério da Saúde. ANVISA. Resolução RDC nº 185. Dispõe sobre classificação dos produtos médicos, segundo o risco intrínseco que representam à saúde do consumidor, paciente, operador ou terceiros envolvidos. Brasília, 2001.

BRASIL. Ministério da Saúde. ANVISA. Resolução RDC nº 156. Dispõe sobre o registro, rotulagem e reprocessamento dos produtos médicos e dá outras providências. Brasília, 2006.

BRASIL. Ministério da Saúde. ANVISA. Resolução Específica 2.605. Apresenta a lista com os produtos que não podem ser reprocessados. Brasília, 2006.

BRASIL. Ministério da Saúde. ANVISA. Resolução Específica 2.606. Dispõe sobre as diretrizes para elaboração, validação e implantação de protocolos de reprocessamento de produtos médicos e dá outras providências. Brasília, 2006.

GRAZIANO KU; SILVA A; PSALTIKIDIS EM. Enfermagem em Centro de Material e Esterilização. São Paulo: Manole, 2011, p. 417.

129

É de conhecimento que para todos os produtos médicos de classificação "risco 1", registrados pela ANVISA, não são exigidos documentos de testes ou conformidades com normas nacionais para registro.

Como fazer para saber se o produto "risco 1" tem ou não qualidade? Onde buscar normatização para isso?

Kazuko Ushikawa Graziano

A RDC 185 de 22/10/2001 classifica os produtos médicos, segundo o risco intrínseco que representam à saúde do consumidor, paciente, operador ou terceiros envolvidos, nas classes I, II, III ou IV. Todos os produtos médicos não invasivos estão na classe I. Segundo o Anexo III.C da RDC nº 185, o relatório técnico do produto risco 1 deve conter as seguintes informações:

1. Descrição detalhada do produto médico, incluindo os fundamentos de seu funcionamento e sua ação, seu conteúdo ou composição, quando aplicável, assim como relação dos acessórios destinados a integrar o produto.
2. Indicação, finalidade ou uso a que se destina o produto médico, segundo indicado pelo fabricante.
3. Precauções, restrições, advertências, cuidados especiais e esclarecimentos sobre o uso do produto médico, assim como seu armazenamento e transporte.
4. Formas de apresentação do produto médico.

Segundo consulta feita da Gerência de Tecnologia em Equipamentos Médicos (GQUIP)/Gerência Geral de Tecnologia de Produtos para Saúde (GGTPS) da Agência Nacional de Vigilância à Saúde (ANVISA), não se pode generalizar de que não há necessidade de exigir documentos de testes ou conformidades com normas nacionais para registro. Depende do tipo do produto/equipamento. Por exemplo, para camas hospitalares elétricas é exigido Certificado de Conformidade Inmetro, de acordo com as normas técnicas NBR IEC 60601-1 (segurança elétrica), NBR IEC 60601-1-2 (compatibilidade eletromagnética) e NBR IEC 60601-2-38 (capacidade de carga etc.).

Assim, existindo normas nacionais e laboratórios capacitados, é exigido sim testes de conformidade.

Pautado na RDC 185/2001, o consumidor do produto (na pessoa de um técnico especializado competente para tal ou comissão especialmente constituída) deve analisar as informações obrigatórias conforme a legislação, auditar o fabricante se for possível quanto às boas práticas de fabricação, trocar experiências com outros usuários do produto e consultar literaturas independentes.

Bibliografia Consultada

BRASIL. Ministério da Saúde. ANVISA. Consulta Pública nº 30. Dispõe sobre requisitos mínimos necessários ao funcionamento dos serviços que realizam procedimentos endoscópicos com via de acesso ao organismo por orifícios exclusivamente naturais. Brasília, 2011.

BRASIL. Ministério da Saúde. ANVISA. Resolução RDC nº 15. Dispõe sobre requisitos de boas práticas para o processamento de produtos para saúde e dá outras providências. Brasília, 2012.

BRASIL. Ministério da Saúde. ANVISA. Resolução RDC nº 185. Dispõe sobre classificação dos produtos médicos, segundo o risco intrínseco que representam à saúde do consumidor, paciente, operador ou terceiros envolvidos. Brasília, 2001.

BRASIL. Ministério da Saúde. ANVISA. Resolução RDC nº 156. Dispõe sobre o registro, rotulagem e reprocessamento dos produtos médicos, e dá outras providências. Brasília, 2006

BRASIL. Ministério da Saúde. ANVISA. Resolução Específica 2.605. Apresenta a lista com os produtos que não podem ser reprocessados. Brasília, 2006.

BRASIL. Ministério da Saúde. ANVISA. Resolução Específica 2.606. Dispõe sobre as diretrizes para elaboração, validação e implantação de protocolos de reprocessamento de produtos médicos e dá outras providências. Brasília, 2006.

GRAZIANO KU; SILVA A; PSALTIKIDIS EM. Enfermagem em Centro de Material e Esterilização. São Paulo: Manole, 2011, p. 417.

130 Quais indicadores de processo são considerados mais importantes em uma central de processamento de materiais?

Kazuko Ushikawa Graziano

Responsável técnico competente que possibilite o cumprimento da missão do Centro de Material e Esterilização (CME), que é fornecer material "permanente" seguramente reprocessado, garantindo que os parâmetros preestabelecidos para o processamento (materiais seguramente limpos, desinfetados/esterilizados, livres de biofilmes, endotoxinas e outros pirógenos e substâncias tóxicas utilizadas no processamento) foram atingidos e que são reproduzíveis, conferindo segurança na prática utilizada.

Estrutura física adequada na dimensão e fluxo para viabilizar os processos de trabalho e de acordo com a legislação vigente (RDC 15/2012).

Incorporação do conceito de barreira técnica por todos que atuam no CME, citado no Art. 4º da Seção III da RDC 15/2012: barreira técnica – conjunto de medidas comportamentais dos profissionais de saúde visando à prevenção de contaminação cruzada entre o ambiente sujo e o ambiente limpo, na ausência de barreiras físicas.

Recursos humanos adaptados para atividades nas diversas áreas do CME (recepção e limpeza, inspeção e preparo, esterilização e armazenamento/distribuição).

Classificação correta dos materiais segundo o risco potencial de causar infecções em críticos, semicríticos e não críticos para direcionar os procedimentos seguros para descontaminação destes de um uso a outro.

Valorização da limpeza como núcleo central do processamento dos materiais: alocação de colaborador competente e com autonomia para rejeitar materiais impossíveis de serem limpos; supervisão constante do gestor da CME nesta área; protocolos operacionais padrão (POP) para limpeza de materiais de conformação complexa; não sobrecarregar o colaborador nos horários de trabalho mais intenso no expurgo providenciando recurso humano adicional; escolher os insumos e artefatos que facilitem a limpeza manual; prover de lavadora por jato d'água sob pressão para materiais de conformação simples; prover de lavadora ultrassônica com retrofluxo para material de conformação complexa, especialmente os canulados; água potável e purificada para enxágue; equipamentos de proteção individual (EPIs) seguros e confortáveis.

A eficácia da limpeza deverá ser avaliada por inspeção visual com lentes intensificadoras de imagem (de pelo menos 8 vezes de aumento – RDC 15/2012), complementada por testes químicos racionalmente definidos.

Manipular os materiais após a limpeza com luvas livres de talco e com o uso de máscara para conservar o material limpo e livre de sujidade que possa interferir na eficácia da esterilização ou desinfecção.

Não processar na CME materiais comercializados como de uso único, exceto os validados pela instituição.

Reprocessar todo material externo, seja pertencente a empresas consignadoras de material, seja de propriedade dos médicos, antes de disponibilizar para as intervenções em paciente.

Utilizar somente embalagens com propriedades de barreira microbiana garantida: papel grau cirúrgico, papel crepado, SMS (*Spunbonded/Meltblown/Spunbonded*), *Tyvek* e tecido de algodão padronizado (NBR 13734/96) e com controle do número de reúsos. Incorporar o paradigma do prazo de validade de esterilidade relacionado a eventos (dano à embalagem e à selagem) e não a data arbitrariamente definida.

O transporte e o armazenamento do material esterilizado devem obedecer aos princípios de não danificar as embalagens e a selagem. O transporte destes deve ser feito sempre protegido por embalagem protetora (por exemplo, em recipiente desinfetado de plástico rígido com tampa) e o armazenamento deve ser sem empilhamentos com um mínimo de manuseio.

Atenção especial à validação e à qualificação da instalação e desempenho da autoclave em parceria com a engenharia clínica da instituição e empresas especializadas desde a instalação predial, instalação elétrica, instalação hidráulica, instalação da rede de vapor (se for o caso), até qualificação térmica da autoclave vazia e com diferentes cargas em conformidade à periodicidade recomendada pela NBR/ISO 17665-1 (pelo menos anual).

Autoclaves com câmara interna de capacidade maior que 100 litros devem ter bombas que realizem pulsos de pré-vácuo (normalmente três pulsos).

Monitorar o alcance das condições de esterilização com indicadores químicos classe 5 (para ciclos não expandidos), classe 6 (para ciclos expandidos) e indicador biológico na frequência recomendada pela legislação vigente (RDC 15/2012).

Abandonar a esterilização química (RDC 8/2009) e o uso de estufa (RDC 15/2012).

Utilização criteriosa do ciclo *flash* (sem embalagem e sem secagem) de autoclavação.

Abandonar a desinfecção química para materiais de inaloterapia e assistência ventilatória migrando para termodesinfecção.

Caso utilize solução de glutaraldeído a 2% para desinfecção de alto nível, controlar a contaminação da solução com *M. massilienses* INCQS 00594.

No reúso da solução de desinfetante químico, avaliar a concentração do germicida e o pH se este for pH dependente, como é o caso do glutaraldeído.

Na desinfecção química, garantir a imersão completa do material semicrítico, o contato do germicida nos lumens dos materiais canulados, o cumprimento do tempo de exposição recomendado no rótulo e enxágue abundante com água de qualidade compatível com a semicriticidade do material. Por exemplo, para um broncoscópio não basta a água ser potável, mas recomenda-se um enxágue final com água purificada (destilada ou osmose reversa, preferencialmente esterilizada).

Bibliografia Consultada

BRASIL. Ministério da Saúde. ANVISA. Consulta Pública nº 30. Dispõe sobre requisitos mínimos necessários ao funcionamento dos serviços que realizam procedimentos endoscópicos com via de acesso ao organismo por orifícios exclusivamente naturais. Brasília, 2011.

BRASIL. Ministério da Saúde. ANVISA. Resolução RDC nº 15. Dispõe sobre requisitos de boas práticas para o processamento de produtos para saúde e dá outras providências. Brasília, 2012.

BRASIL. Ministério da Saúde. ANVISA. Resolução RDC nº 185. Dispõe sobre classificação dos produtos médicos, segundo o risco intrínseco que representam à saúde do consumidor, paciente, operador ou terceiros envolvidos. Brasília, 2001.

BRASIL. Ministério da Saúde. ANVISA. Resolução RDC nº 156. Dispõe sobre o registro, rotulagem e reprocessamento dos produtos médicos e dá outras providências. Brasília, 2006.

BRASIL. Ministério da Saúde. ANVISA. Resolução Específica 2.605. Apresenta a lista com os produtos que não podem ser reprocessados. Brasília, 2006.

BRASIL. Ministério da Saúde. ANVISA. Resolução Específica 2.606. Dispõe sobre as diretrizes para elaboração, validação e implantação de protocolos de reprocessamento de produtos médicos e dá outras providências. Brasília, 2006.

131 Como resolver o problema da reutilização da pinça *ultracision*, considerada material de uso único, mas reutilizada diversas vezes em algumas instituições de saúde devido ao alto custo?

Kazuko Ushikawa Graziano

A resposta inicial é que a situação citada caracteriza inconformidade com a legislação vigente que regulamenta sobre o assunto (RDC 156/2006 complementada pela RE 2605/2006 e RE 2606/2006), e isso implica responsabilidades previstas pela Lei nº 6.437, de 20 de agosto de 1977, que, no Art. 2º, estabelece as sanções respectivas para infrações à legislação sanitária federal:

Art. 2º – Sem prejuízo das sanções de natureza civil ou penal cabíveis, as infrações sanitárias serão punidas, alternativa ou cumulativamente, com as penalidades de:

I – advertência;

II – multa:

   – infrações leves: de R$ 2.000,00 a R$ 75.000,00,

   – infrações graves: de R$ 75.000,00 a R$ 200.000,00,

   – infrações gravíssimas: de R$ 200.00,00 a R$ 1.500.000,00.

VIII – interdição parcial ou total do estabelecimento;

   X – cancelamento de autorização de funcionamento da empresa;

   XI – cancelamento do alvará de licenciamento do estabelecimento.

Adicionalmente, é essencial resgatar que materiais comercializados como de uso único são fabricados de matéria-prima termossensível (plásticos e elastômeros) e por esse motivo só admitem métodos de esterilização a baixa temperatura (óxido de etileno, vapor a baixa temperatura e formaldeído e vapor/plasma de peróxido de hidrogênio).

Nesses métodos, diferentemente do calor pela esterilização por autoclave, o agente esterilizante não "atravessa" a eventual sujidade acumulada no material (são materiais não desmontáveis e, portanto, de limpeza eficaz duvidosa), o que redunda na sobrevivência dos microrganismos que permanecem protegidos pela matéria orgânica e inorgânica ou em forma de biofilmes. Considerando a criticidade da pinça *ultracision* quando comparada, por exemplo, com a caneta de bisturi elétrica, o risco de transmissão de microrganismos de um paciente a outro é alto e há motivos contundentes para a enfermagem que atua em centro de material e esterilização não reprocessá-lo. Atualmente, todo estabelecimento de saúde que não consegue custear um material de uso único como tal deve substituí-lo por um "permanente", que é feito de aço inoxidável totalmente desmontável para a limpeza completa (fricção de todas as suas superfícies), seguida de autoclavação que consensualmente é o método mais seguro de esterilização. Todo arsenal cirúrgico para videocirurgia laparoscópica está disponível na versão instrumental "permanente" (desmontável e autoclavável).

Bibliografia Consultada

BRASIL. Ministério da Saúde. ANVISA. Consulta Pública nº 30. Dispõe sobre requisitos mínimos necessários ao funcionamento dos serviços que realizam procedimentos endoscópicos com via de acesso ao organismo por orifícios exclusivamente naturais. Brasília, 2011.

BRASIL. Ministério da Saúde. ANVISA. Resolução RDC nº 15. Dispõe sobre requisitos de boas práticas para o processamento de produtos para saúde e dá outras providências. Brasília, 2012.

BRASIL. Ministério da Saúde. ANVISA. Resolução RDC nº 185. Dispõe sobre classificação dos produtos médicos, segundo o risco intrínseco que representam à saúde do consumidor, paciente, operador ou terceiros envolvidos. Brasília, 2001.

BRASIL. Ministério da Saúde. ANVISA. Resolução RDC nº 156. Dispõe sobre o registro, rotulagem e reprocessamento dos produtos médicos e dá outras providências. Brasília, 2006

BRASIL. Ministério da Saúde. ANVISA. Resolução Específica 2.605. Apresenta a lista com os produtos que não podem ser reprocessados. Brasília, 2006.

BRASIL. Ministério da Saúde. ANVISA. Resolução Específica 2.606. Dispõe sobre as diretrizes para elaboração, validação e implantação de protocolos de reprocessamento de produtos médicos e dá outras providências. Brasília, 2006.

132 Que tipo de indicadores físicos, químicos e biológicos são utilizados pela central de processamento de materiais para garantir a segurança no processo de esterilização dos materiais?

Vânia Regina Gouveia

Os indicadores físicos, químicos e biológicos são recursos que permitem monitorizar o processo de esterilização. Eles indicam se o processo foi eficiente por meio da leitura e interpretação de condições necessárias preestabelecidas. Cabe lembrar que esses recursos devem ser utilizados de forma combinada e complementar, entretanto, para a garantia do processo de esterilização, faz-se necessário sua validação. Portanto, monitorizar é diferente de validar o processo.

Indicadores físicos – consistem nos registros, manual ou automatizado, dos parâmetros do processo de esterilização atingidos. Esses são preestabelecidos, devem ser avaliados a cada ciclo de esterilização e incluem tempo, temperatura e pressão. Variações no tempo de aquecimento podem ocorrer de acordo com a configuração da carga, entretanto o tempo de exposição para esterilização deve ser consistente com o estabelecido. Os registros dos parâmetros atingidos devem ser verificados, sejam eles manuais ou automatizados, ao final de cada ciclo.

Indicadores químicos – equivalem a tiras de papel impregnadas com tinta termocrômica que mudam de cor quando expostas aos parâmetros tempo e temperatura de esterilização. Esses indicadores são classificados de 1 a 6, conforme normas da ISO. Classe 1, trata-se de um indicador de processo, utilizado na face externa do item esterilizado, empregado para identificar se ele passou ou não pelo processo de esterilização, exemplos: fita adesiva zebrada ou indicador na embalagem de papel-grau cirúrgico, entre outros. Classe 2, indicador teste específico, utilizado para avaliar o equipamento de esterilização a vapor saturado sob pressão com pré-vácuo, empregado para identificar a eficácia na remoção do ar de dentro do equipamento, exemplo: teste de Bowie-Dick. Classe 3, indicador de um único parâmetro do processo de esterilização, utilizado para avaliar a temperatura. Classe 4, indicador multiparâmetros, utilizado para medir dois ou mais parâmetros do processo de esterilização. Classe 5, também chamado integrador desenhado para reagir quando todos os parâmetros do processo de esterilização são atingidos, utilizado no interior de caixas de instrumental cirúrgico. Classe 6, também chamado de simulador desenhado para reagir quando todos os parâmetros do processo de esterilização são atingidos. A diferença deste para o de classe 5 consiste na reação que só é atingida quando 95% do ciclo de esterilização foi concluído.

Indicadores biológicos – relacionam-se a preparações padronizadas de microrganismos esporulados na concentração de 10^6 contidos em papel-filtro, empregados para avaliar o nível de esterilidade atingido, utilizados rotineiramente em cargas de esterilização contendo materiais implantáveis e no mínimo semanalmente em equipamentos validados. Existem indicadores biológicos de primeira, segunda e terceira gerações, sendo que os de primeira geração são pouco utilizados e consistem em tiras de papel impregnadas com esporos bacterianos que são inseridas no interior das embalagens e submetidas ao processo de esterilização. A seguir são encaminhadas ao laboratório, onde são manipuladas de forma asséptica e incubadas para verificar a viabilidade microbiana. O resultado final, geralmente, é dado com sete dias. Os indicadores biológicos de segunda geração são os mais conhecidos e consistem em tiras de papel-filtro impregnadas com esporos bacterianos, acondicionadas em um frasco, juntamente com uma ampola contendo meio de cultura. Após a esterilização, esta ampola é quebrada e o líquido mistura-se com a tira de papel. A seguir, esse frasco é incubado por 48 horas a 56°C e a leitura é feita a cada 6 horas até completar 48 horas. Se houver crescimento microbiano, a coloração do líquido inicialmente roxo se altera para amarelo e significa que o processo de esterilização não foi efetivo. Os indicadores biológicos de terceira geração têm apresentação semelhante aos de segunda, entretanto são incubados em uma incubadora específica cuja leitura é feita entre 1 e 3 horas por meio de um método que detecta a presença de uma enzima por fluorescência. Se for detectada, significa que provavelmente o processo de esterilização não foi eficiente, então o indicador deve permanecer incubado até 48 horas para verificar se haverá crescimento bacteriano. Mas isso já sinaliza que o equipamento pode estar com problemas de funcionamento e aquele lote não deve ser liberado para uso.

Em termos práticos, para se considerar o material cirúrgico esterilizado, é necessário, em primeiro lugar, identificar se o item possui um indicador visual que passou pelo processo de esterilização, ou seja, o químico classe 1. Em segundo lugar, conhecer as medidas de controle do processo de esterilização implantadas pelo centro de material e esterilização (CME) que consistem na validação do processo de esterilização e monitorização dos ciclos de esterilização. Assim, os profissionais terão segurança na utilização de materiais cirúrgicos esterilizados. Como proceder diante de falhas identificadas pelo processo de monitoração por indicadores? Indicadores físicos que apresentam falhas para atingir os parâmetros do processo de esterilização mostram a necessidade de manutenção especializada do equipamento. Indicadores químicos permitem ao usuário determinar imediatamente se o item passou pelo processo de esterilização e se os parâmetros do processo foram atingidos. Se o indicador químico classe 1 não apresentou mudança de cor, provavelmente o item não passou pelo processo de esterilização, portanto este não deve ser utilizado. Se o teste de Bowie-Dick, que é um indicador químico classe 2, apresentar manchas na viragem da cor, que deveria ser completa, significa que o equipamento precisa de manutenção especializada. Portanto, o equipamento só poderá ser liberado após manutenção corretiva e testes favoráveis. Os indicadores químicos internos, ou seja, aqueles inseridos no interior dos pacotes, serão lidos apenas no momento de abertura e uso do material, portanto o usuário deve estar orientado para aceitar ou recusar o material, bem como comunicar esse resultado ao responsável pelo setor. Um indicador químico interno que apresente falha não significa que toda a carga não está estéril. Outros itens da mesma carga devem ser avaliados e, caso apresentem resultados aceitáveis, a carga restante pode ser utilizada. Os integradores ou os emuladores (classes 5 e 6, respectivamente) são os indicadores químicos que eu recomendaria para uso no interior das caixas de instrumental cirúrgico. A leitura do indicador biológico é feita no CME e falha indica que todos os itens presentes na carga do ciclo, cujo indicador biológico deu positivo, devem ser rejeitados ou considerados não estéreis. As recomendações para a monitoração do ciclo de esterilização com indicador biológico são diversas e só existe unanimidade entre os especialistas na recomendação de seu uso em cargas contendo materiais implantáveis. Há CMEs que monitoram uma carga diária e outras que empregam semanalmente. Importante lembrar que o material implantável só deve ser liberado para uso após a leitura do indicador biológico, portanto se for indicador biológico de primeira geração, após resultado final pelo laboratório de microbiologia; se indicador biológico de segunda geração, após a leitura final em 48 horas, e se indicador biológico de terceira geração, após a leitura realizada em 3 horas.

Bibliografia Consultada

CALICCHIO LG; LARANJEIRA PR. Controle da esterilização: monitoramento e validação do processo. In: Padoveze MC; Graziano KU et al. Limpeza, desinfecção e esterilização de artigos em serviços de saúde. São Paulo: APECIH – Associação Paulista de Estudos e Controle de Infecção Hospitalar, 2010.

REICHERT M; YOUNG JH. Sterilization technology for health care facility. 2nd ed. Gaithersburg: Aspen Publishers Inc, 1997.

133 Qual a diferença entre esterilização por calor seco, calor úmido e esterilização química?

> **Vânia Regina Gouveia**

A esterilização é a destruição "completa" de microrganismos viáveis e para tal aplicamos um agente esterilizante. Existem várias tecnologias de esterilização e podemos diferenciá-las pelo agente esterilizante para a ação antimicrobiana. A escolha do agente deve ser feita baseada na análise de compatibilidade entre agente esterilizante e matéria-prima do artigo. Vamos considerar que a diferença entre os agentes de esterilização consiste no mecanismo de ação antimicrobiana de cada um deles, a saber:

- O calor seco oxida os componentes essenciais para os microrganismos.
- O vapor saturado sob pressão coagula as proteínas, desnatura as enzimas e proteínas estruturais da célula microbiana.
- Entre os agentes químicos, o óxido de etileno provoca uma reação de alquilação que interfere com o metabolismo dos microrganismos.
- O plasma de peróxido de hidrogênio interage com os componentes celulares essenciais como enzimas e ácidos nucleicos e interrompe o metabolismo dos microrganismos.
- O vapor baixa a temperatura e o formaldeído inativa os microrganismos pela alquilação dos grupos amino e sulfidril das proteínas e dos anéis dos átomos de nitrogênio das bases purina.
- O glutaraldeído provoca a alquilação dos radicais sulfidril, hidroxil, carboxil e do grupo amino dos microrganismos, alterando o DNA, o RNA e a síntese proteica.
- O ácido peracético age pela desnaturação das proteínas, ruptura da parede celular e oxidação das proteínas, enzimas e outros metabólicos.

Convém observar que, apesar de os esterilizantes químicos por imersão estarem descritos nos guias, além de disponíveis comercialmente, a atual legislação brasileira, RDC 8/2009, não permite a esterilização química por imersão de instrumentais cirúrgicos e diagnósticos para videoscopias. Além disso, em 2010 a ANVISA, por meio da RDC 33, proibiu o registro de novos produtos esterilizantes, bem como estabeleceu novas regras para os produtos existentes.

Bibliografia Consultada

BRASIL. Ministério da Saúde. Agência Nacional de Vigilância Sanitária (ANVISA). Resolução da Diretoria Colegiada nº 8, de 27 de fevereiro de 2009. Dispõe sobre as medidas para redução da ocorrência de infecções por Micobactérias de Crescimento Rápido – MCR em serviços de saúde. Diário Oficial da União, Brasília 02 de março de 2009, seção 1.

BRASIL. Ministério da Saúde. Agência Nacional de Vigilância Sanitária (ANVISA). Resolução da Diretoria Colegiada nº 33 de 16 de agosto de 2012. Dispõe sobre a proibição de registro de novos produtos saneantes na categoria "esterilizantes" para aplicação sob a forma de imersão, a adequação dos produtos esterilizantes e desinfetantes hospitalares para artigos semicríticos já registrados na ANVISA e dá providencias. Diário Oficial da União, Brasília 18 de agosto de 2010, seção 1, p.41.

CENTERS FOR DISEASE CONTROL AND PREVENTION (CDC). Guideline for Disinfection and Sterilization in Healthcare Facilities, 2008. Rutala, WA; Weber, D.J. and the Healthcare Infection Control and Practices Advisory Committee (HICPAC). Disponível em: http://www.cdc.gov/hicpac/pdf/guidelines/Disinfection_Nov_2008.pdf. Acessado em junho de 2012.

PADOVEZE MC; GRAZIANO KU et al. Limpeza, desinfecção e esterilização de artigos em serviços de saúde. São Paulo: APECIH – Associação Paulista de Estudos e Controle de Infecção Hospitalar, 2010.

YOUNG JH. New sterilization technologies. In: Reichert M; Young JH. Sterilization Technology For Health Care Facility. 2nd ed. Gaithersburg: Aspen Publishers Inc, 1997.

134 Por que o processo de limpeza de artigos deve preceder os procedimentos de desinfecção e esterilização?

Vânia Regina Gouveia

Porque a limpeza reduz a carga microbiana, além de remover resíduos orgânicos e inorgânicos que interferem nos processos seguintes de desinfecção ou de esterilização, desempenhando papel de barreira aos agentes.

Resíduos orgânicos possibilitam a formação de biofilme na superfície dos materiais, especialmente aqueles com lúmen. Resíduos inorgânicos favorecem a corrosão, a quebra ou obstrução dos materiais. Portanto, a limpeza do material utilizado pelo paciente deve ser realizada o mais breve possível e, quando não for possível, é recomendado que o material seja umedecido para prevenir o ressecamento de sangue, tecidos e outros fluidos corporais que dificultam a limpeza. Alguns fatores interferem no processo de limpeza, como, por exemplo, a qualidade da água, a complexidade dos artigos e os dispositivos que auxiliam a realização da limpeza.

Quanto à qualidade da água, a *Association for the Advancement of Medical Instrumentation* (AAMI) recomenda sua monitoração mensal, bem como estabelece os parâmetros a serem avaliados para os vários tipos de água, tais como potável, mole, deionizada e de alta pureza, empregados em diferentes fases da limpeza dos artigos. Quanto mais complexos os artigos, maior a dificuldade para realizar a limpeza. Considera-se complexo aquele artigo que possui lúmen, ranhuras, articulações, superfície irregular, porosa ou rugosa, junções, encaixes etc.

O centro de material e esterilização (CME) deve estabelecer protocolo de limpeza considerando a complexidade dos artigos. Quanto aos dispositivos que auxiliam a limpeza, considera-se desde as escovas, esponjas, tecidos até os detergentes e as máquinas lavadoras. Ressalta-se que a limpeza automatizada não dispensa a limpeza manual, então acessórios como escovas e esponjas são essenciais e podem ser descartáveis ou não, mas devem ser inspecionados e substituídos periodicamente. Os detergentes devem ser compatíveis tanto com o material que será limpo quanto com a máquina empregada para a limpeza automatizada. Essa pode trabalhar com ondas ultrassônicas ou com fases de pré-enxágue, limpeza e termodesinfecção.

A verificação da limpeza faz-se necessária e deve ser realizada por meio de avaliação de contaminação residual. A inspeção visual é simples e, quando realizada com o auxílio de lentes de aumento, detecta partículas e sujidades residuais, entretanto resíduos orgânicos e biológicos não são detectados.

Atualmente, estão disponíveis comercialmente testes que detectam a presença desses resíduos, entretanto não estão bem estabelecidos os parâmetros de referência. É indiscutível que a limpeza é o primeiro passo para procedimentos de desinfecção ou esterilização, entretanto, mais estudos são necessários para definir como monitorizar esse processo.

Bibliografia Consultada

AAMI – Association for the Advancement of Medical Instrumentation. Technical Information Report 34. Water for the reprocessing of medical devices. Arlington, Virginia, 2007.

CENTERS FOR DISEASE CONTROL AND PREVENTION (CDC). Guideline for Disinfection and Sterilization in Healthcare Facilities, 2008. Rutala WA; Weber DJ. and the Healthcare Infection Control and Practices Advisory Committee (HICPAC). Disponível em: http://www.cdc.gov/hicpac/pdf/guidelines/Disinfection_Nov_2008.pdf. Acessado em junho 2012.

GRAZIANO KU et al. Critérios para avaliação das dificuldades na limpeza de artigos de uso único. Rev Latino-Am Enferm Ribeirão Preto, v. 14, n. 1, fev. 2006. Disponível em: www.scielo.br/pdf/rlae/v14n1/v14n1a10.pdf. Acessado em junho 2012.

RIBEIRO SMCP. Limpeza. In: Padoveze MC; Graziano KU et al. Limpeza, desinfecção e esterilização de artigos em serviços de saúde. São Paulo: APECIH – Associação Paulista de Estudos e Controle de Infecção Hospitalar, 2010.

Sociedade Brasileira de Enfermeiros de Centro Cirúrgico, Recuperação Anestésica e Centro de Material e Esterilização – SOBECC. Práticas Recomendadas SOBECC. 5ª ed. São Paulo: SOBECC, 2009.

135 Como proceder na desinfecção de alto nível nos circuitos respiratórios?

Vânia Regina Gouveia

A desinfecção de alto nível pode ser realizada por meio de agentes físicos ou químicos, que consistem, respectivamente, em calor e desinfetantes, a saber: glutaraldeído, ortoftalaldeído, compostos clorados, peróxido de hidrogênio e ácido peracético.

Os circuitos respiratórios são dispositivos semicríticos e requerem no mínimo desinfecção. Entre as medidas gerais para prevenção de pneumonia bacteriana associada à assistência à saúde recomendadas pelo órgão americano *Centers for Disease Control and Prevention* (CDC, 2003) e reforçadas pelas diretrizes da *Society for Healthcare Epidemiology of America* (SHEA, 2008) está o cuidado com os equipamentos e dispositivos de assistência ventilatória. Esse cuidado consiste em esterilização a vapor ou desinfecção de alto nível por termodesinfecção à temperatura acima de 70ºC por 30 minutos.

Dispositivos sensíveis ao calor podem ser submetidos à esterilização por métodos que utilizam baixa temperatura. Convém observar que não há menção à desinfecção de circuitos respiratórios por meio de agentes químicos, mas, caso esta seja empregada, há recomendação de enxágue rigoroso com água esterilizada ou água filtrada por filtro de porosidade 0,2m. Caso o enxágue seja feito com água de torneira, complementar com um enxágue com álcool isopropílico e posterior secagem forçada. Em 2012, a Agência Nacional de Vigilância Sanitária (ANVISA) publicou uma resolução que proíbe à desinfecção de alto nível de circuitos respiratórios por meio de agentes químicos à base de aldeídos. Portanto, a desinfecção de alto nível pode ser realizada por meio de agentes químicos autorizados ou por termodesinfecção, em equipamentos com temperatura de no mínimo 70ºC e tempo de exposição de 30 minutos. Convém considerar que a desinfecção de alto nível por meio de agentes químicos, exceto aldeídos, requer criterioso enxágue com água de qualidade controlada.

Bibliografia Consultada

BRASIL. Ministério da Saúde. Agência Nacional de Vigilância Sanitária (ANVISA). Resolução RDC no 15, de 15 de março de 2012. Dispõe sobre requisitos de boas práticas para o processamento de produtos para saúde e dá outras providências. Diário Oficial da União, Brasília, 19 de março de 2012. Seção 1, p. 43-6.

CENTERS FOR DISEASE CONTROL AND PREVENTION (CDC). Guideline for Disinfection and Sterilization in Healthcare Facilities, 2008. Rutala WA; Weber DJ and the Healthcare Infection Control and Practices Advisory Committee (HICPAC). Disponível em: http://www.cdc.gov/hicpac/pdf/guidelines/Disinfection_Nov_2008.pdf. Acessado em junho 2012.

COFFIN SE et al. Strategies to prevent ventilator-associated pneumonia in acute care hospitals. Infect Control Hosp Epidemiol 2008;29:S31-40.

TABLAN OC; ANDERSON LJ; BESSER R; BRIDGES C; HAJJEH R. Guidelines for preventing health-care-associated pneumonia, 2003: recommendations of CDC and Healthcare Infection Control Practices Advisory Committee. MMWR 2004;53(RR 3):1-36.

136 Quando se deve fazer a opção pela esterilização de artigos usando plasma de peróxido de hidrogênio?

Vânia Regina Gouveia

O método mais antigo e comprovadamente eficaz de esterilização é o vapor saturado sob pressão. A evolução tecnológica proporcionou o desenvolvimento de artigos simples e complexos fabricados de material sensível ao calor. Daí a busca por tecnologias que empreguem a baixa temperatura para esterilizar artigos médico-hospitalares. Portanto, quando o artigo requer esterilização e é sensível ao vapor saturado sob pressão, buscam-se tecnologias de esterilização que empregam baixa temperatura, a saber: óxido de etileno, plasma de peróxido de hidrogênio e vapor de baixa temperatura e formaldeído. Estão disponíveis, comercialmente, estas três opções e não apenas o plasma de peróxido de hidrogênio como método de esterilização que emprega baixa temperatura.

Um estudo que comparou o custo das três metodologias de esterilização por baixa temperatura concluiu que o plasma de peróxido de hidrogênio, além de ser mais econômico, é mais rápido. Convém lembrar que a esterilização por plasma de hidrogênio possui algumas restrições, sendo a principal a baixa difusibilidade do agente esterilizante, que não penetra em artigos que possuem lúmen estreito e comprimento longo.

A avaliação dessa tecnologia, disponível no portal do órgão americano *Food and Drug Administration* (FDA), autoriza a esterilização por plasma de peróxido de hidrogênio, de artigos feitos de aço inoxidável com lúmen $\geq$ 0,7mm e comprimento $\leq$ 50cm em um ciclo padrão e para artigos de polietileno ou teflon, um ciclo para endoscópios com lúmen $\geq$ 1mm e comprimento $\leq$ 85cm. Então, de forma objetiva, a opção pela esterilização por plasma de peróxido de hidrogênio ocorrerá quando o artigo for sensível ao calor, não conter celulose em sua composição e se enquadrar nas dimensões estabelecidas pelo órgão regulador americano.

Bibliografia Consultada

ADLER S; SCHERRER M; DASHNER FD. Costs of low temperature plasma sterilization compared with other sterilization methods. J Hosp Infect 1998; 40:125-34.

FOOD AND DRUG ADMINISTRATION (FDA). U.S. Department of Health & Human Services. 510(k) Premarket notification. Sterrad NX Sterilizer Express Cycle. March 2011. Disponível em: http://www.accessdata.fda.gov/cdrh_docs/pdf9/K092622.pdf. Acessado em junho 2012.

GOVEIA VR; PINHEIRO SMC; GRAZIANO KU. Métodos de esterilização por baixa temperatura e novas tecnologias. Rev Latino-am Enfermagem 2007; 15(3). Disponível em: http://www.scielo.br/pdf/rlae/v15n3/pt_v15n3a02.pdf. Acessado em junho 2012.

137 Qual a importância da interação entre a CCIH e o serviço de nutrição hospitalar?

Audrey de Castro

Do ponto de vista hospitalar, o CCIH permeia, além das áreas assistenciais que lidam diretamente com paciente, também pelas áreas dos serviços de apoio, sendo elas: hotelaria (recepções de atendimento, serviço de higiene, rouparia, lavanderia, serviço de nutrição, hospitalidade), manutenção, segurança e terceirizados. Tem como finalidade garantir maior segurança ao paciente e também ao profissional da saúde.

O trabalho em conjunto do CCIH com o serviço de nutrição vem contribuir para que sejam evitadas as contaminações causadas por alimentos que foram comprados, manipulados, armazenados e distribuídos de formas inadequadas de acordo com as recomendações da ANVISA através de suas legislações. Por meio dessa união é que se fará a determinação das ações e rotinas do serviço de alimentação.

Para a realização desse trabalho em conjunto, são necessários alguns levantamentos iniciais como:

- Controle de saúde dos colaboradores.
- Controle microbiológico da água e alimentos produzidos – por meio das análises microbiológicas.
- Estrutura física – *layout*.
- Recursos tecnológicos – equipamentos.
- Tipos de serviços – alimentação por via oral, enteral e fórmulas lácteas.
- Modelos de cardápio.
- Qualificação dos fornecedores – visita técnica.
- Manuais de procedimentos operacionais implementados – controles.
- Controle de resíduos gerados pelo setor de nutrição.

Todos os materiais educacionais desenvolvidos aos colaboradores para capacitá-los ao trabalho com segurança, bem como a análise dos pontos críticos de controle devem ser validados pelo CCIH, muitas vezes todo este material é desenvolvido em conjunto.

As auditorias devem ser frequentes da CCIH ao serviço de alimentação para que sejam identificados possíveis pontos de melhorias e também evidenciados esse trabalho de parceria. Todos os pontos de melhorias devem ser tratados em formato de planos de ações e acompanhados em os prazos estipulados. Dessa forma, podemos garantir a segurança alimentar dos colaboradores e dos pacientes que dependem dos cuidados destes.

É importante lembrar que os pacientes, na maioria das vezes, têm seu sistema imunológico diminuído, assim como crianças e idosos. Assim, todo o cuidado com a prevenção é fundamental para o sucesso do trabalho da CCIH e serviço de alimentação.

Bibliografia Consultada

BOEGER MA. Gestão em Hotelaria Hospitalar. São Paulo: Atlas, 2003, p. 54-83.

EVANGELISTA J. Tecnologia de Alimentos. 6ª ed. São Paulo: Atheneu, 2003, p. 285-429.

LOBO A. Manual de Estrutura e Organização do Restaurante Comercial. 2ª ed. São Paulo: Atheneu, 2008, p. 5-22.

MOTA BEM. Perguntas e Respostas para Concursos. São Paulo: Atheneu, 2003, p. 56-66.

RIBEIRO S. Gestão e Procedimentos para Atingir Qualidade. São Paulo: Varela, 2005, p. 23-7.

138 Qual deve ser a estrutura mínima para funcionar um serviço de nutrição e dietética?

Audrey de Castro

Sabe-se que, atualmente, a hotelaria hospitalar contribuiu para a inserção da gastronomia hospitalar e fazer com que o conceito de alimentação hospitalar não seja mais sinônimo de alimentação ruim (Fig. 1).

A nutrição clínica tem como objetivo trabalhar o paciente de forma individualizada respeitando suas necessidades nutricionais, hábitos regionais, religião, doença e desenvolvendo para ele um plano alimentar para que a nutrição de produção traduza na prática todo esse esquema alimentar, ajudando assim a recuperação ou mantendo o estado nutricional do paciente. E alinhadas a esse conceito a gastronomia vem contribuir para que novos processos de cocção, ingredientes, cortes, combinações sejam empregados para que o momento da alimentação seja um dos prazeres durante o período de internação hospitalar.

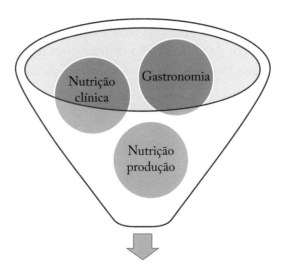

Figura 1 – Plano alimentar personalizado.

Para que todo esse conceito seja aplicado, o setor deve contar com uma estrutura mínima necessária para também garantir a segurança alimentar, sendo elas:

- Estrutura física – nessa fase, é necessário que se tenha a separação de todos os fluxos para que não corra o risco da contaminação cruzada. Deve-se pensar nas seguintes áreas para recebimento de mercadorias e conferência, área para guardar os alimentos perecíveis e estocáveis (lembrar que produtos químicos devem ficar separados dos alimentos). Caso não haja câmaras suficientes para cada grupo de alimentos, como hortifrúti, carnes, laticínios e alimentos prontos, deve-se seguir a seguinte recomendação: produtos já prontos em prateleiras superiores e regular a câmara para a temperatura mais restritiva. Outras áreas importantes são: pré-preparo de carnes e hortifrúti, a mesma regra deve ser seguida e, caso não haja espaço necessário para que seja feito separadamente, realizar o pré-preparo dos alimentos em horários diferentes (não se esquecer de monitorar a limpeza com agentes químicos para que não sejam transferidos microrganismos de um alimento para o outro). A área de cocção deve conter equipamentos como fogão, fornos, para que o alimento seja preparado em condições satisfatórias de temperatura eliminando assim todo risco de contaminação alimentar.

- Recurso tecnológico – atualmente os equipamentos utilizados em grandes serviços de alimentação contam com ferramentas em que exista uma preocupação com a melhora da qualidade oferecida no nível de segurança e também na manutenção do valor nutricional dos alimentos ofertados. Como exemplo: forno combinado, resfriador, embaladora a vácuo, processadores de alimentos. Estes recursos combinados entre si possibilitam a aplicação do conceito *cook chill*, onde a segurança alimentar e o aproveitamento total dos alimentos produzidos garantem maior rentabilidade às instituições, bem como a segurança alimentar por meio do monitoramento adequado em cada etapa do processo.

- Recurso humano – controle de saúde junto com a medicina do trabalho irá definir como está a saúde do manipulador de alimentos, para que ele não seja um veiculador de qualquer contaminação através de alimentos. Para tanto, são necessários exames de fezes a cada 6 meses, outro fator importante é não deixar que o manipulador com algum tipo de doença transmissível trabalhe na manipulação de alimentos, como resfriado, conjuntivite. Vale lembrar que para o sucesso total de todo o processo o quadro de nutricionistas deve também estar envolvido para desenvolver manuais operacionais com a finalidade de se padronizar todo o atendimento ao paciente, seja ele por meio do manual de dietas ou das fichas técnicas.

- Controle microbiológico – mensalmente, é importante encaminhar para um laboratório amostras de alimentos produzidos na instituição, assim como análise da superfície onde são preparados e de seus manipuladores. A orientação para a lavagem das mãos com frequência e a cada troca de atividade deve ser levada a sério, pois se sabe que grande parte das contaminações é transmitida através das mãos. Deve ser retirada uma amostra de tudo o que se é produzido, para se houver algum tipo de suspeita pode ser rastreado por meio da análise microbiológica. As amostras são armazenadas por 72 horas e após esse período, se não houver necessidade, poderão ser desprezadas.

- Montagem de cardápio – para que seja feito um trabalho com excelência, deve-se conhecer inicialmente o perfil do público que é atendido dentro da instituição, como tipo de especialidade, perfil socioeconômico e cultural. Após essa análise, será desenvolvido um cardápio que atenda não só esses quesitos, mas também os recursos internos como físico, tecnológico, humano e financeiro da instituição. Deve-se considerar a sazonalidade dos alimentos para garantir melhor qualidade de nutrientes, bem como melhores preços. Conhecimento dos conceitos gastronômicos básicos também é fundamental, para que se consiga implementar novos pratos para que o conceito de que alimentação do hospital pode sim ser muito boa.

- Padronização de processos – cada vez mais tem-se a concorrência das instituições de saúde; para isso é necessário que se façam alguns trabalhos para fidelizar os pacientes, como receituário padrão (todas as receitas realizadas no serviço seguem uma forma de preparo igual a cada execução, pois garante-se assim se o paciente quiser repetir o prato ele esteja com o mesmo sabor e apresentação) e manual de dietas (deve conter o que está liberado dentro de cada tipo de dieta, sendo ela geral, branda, leve, pastosa, batida, líquida, com ou sem sal, com ou sem açúcar).

Bibliografia Consultada

BOEGER MA. Gestão em Hotelaria Hospitalar. São Paulo: Atlas, 2003, p. 54-83.

EVANGELISTA J. Tecnologia de Alimentos. 6ª ed. São Paulo: Atheneu, 2003, p. 285-429.

LOBO A. Manual de Estrutura e Organização do Restaurante Comercial. 2ª ed. São Paulo: Atheneu, 2008, p. 5-22.

MOTA BEM. Perguntas e Respostas para Concursos. São Paulo: Atheneu, 2003, p. 56-66.

RIBEIRO S. Gestão e Procedimentos para Atingir Qualidade. São Paulo: Varela, 2005, p. 23-7.

139 Quais os indicadores de qualidade prioritários para a CCIH em serviço de nutrição e dietética?

Audrey de Castro

Para medir e controlar um serviço de alimentação, deve-se acompanhar alguns indicadores diariamente e outros a cada período estipulado pela comissão (Quadro 1).

Para cada indicador, deve-se ter um plano de contingência, um plano de ação caso não seja atingida a meta. Dessa forma, haverá uma contribuição para que se garanta a qualidade necessária na confecção dos alimentos e consequentemente na segurança alimentar dos usuários do serviço.

Quadro 1 – Sugestão de indicadores que podem ser acompanhados.

Periodicidade	Indicador
Diário	Controle de temperatura de recebimento dos alimentos perecíveis
	Controle de temperatura das câmaras e geladeiras do setor
	Controle de tempo e temperatura do preparo de alimentos perecíveis
	Controle de temperatura de cocção dos alimentos
	Controle de temperatura de distribuição de alimentos servidos a pacientes e colaboradores
Mensal	Controle das análises microbiológicas dos alimentos, superfície e manipuladores
	Manutenção da área física
	Consumo de sabonete líquido para lavagem das mãos
Semestral	Controle dos exames periódicos dos colaboradores que manipulam alimentos

Bibliografia Consultada

BOEGER MA. Gestão em Hotelaria Hospitalar. São Paulo: Atlas, 2003, p. 54-83.

EVANGELISTA J. Tecnologia de Alimentos. 6ª ed. São Paulo: Atheneu, 2003, p. 285-429.

LOBO A. Manual de Estrutura e Organização do Restaurante Comercial. 2ª ed. São Paulo: Atheneu, 2008, p. 5-22.

MOTA BEM. Perguntas e Respostas para Concursos. São Paulo: Atheneu. 2003, p. 56-66.

RIBEIRO S. Gestão e Procedimentos para Atingir Qualidade. São Paulo: Varela, 2005, p. 23-7..

140 Como deve ser realizado o controle microbiológico das refeições servidas para os pacientes internados em instituições de saúde?

Audrey de Castro

O controle deve iniciar antes mesmo de o alimento chegar à instituição, ou melhor, é necessário que haja uma fiscalização por parte da instituição no fornecedor onde se deve avaliar condições físicas, controles dos manipuladores, exames microbiológicos dos alimentos produzidos pela empresa fornecedora, carro de transporte, condições de armazenamento.

Existe uma recomendação de temperatura de alimentos perecíveis para garantir a conservação dos alimentos (Quadro 1).

É importante controlar a data de validade dos alimentos usando a seguinte recomendação: o primeiro que vence é o primeiro que sai. A desinfecção dos alimentos que serão utilizados crus como verduras, legumes e frutas também é fundamental para o controle, onde devem ser colocados em remolho com hipoclorito na diluição necessária para o tamanho da vasilha e/ou cuba a ser utilizada (2 a 2,5% de cloro ativo), onde deverá aguardar 20 minutos.

A maioria dos microrganismos morre durante o cozimento. Por isso, os alimentos devem ser submetidos à temperatura que garantam o

Quadro 1 – Temperatura de alimentos perecíveis.

Hortifrúti	Até 10ºC
Frios e laticínios	Até 8ºC
Carnes, aves, peixes	Até 4ºC
Congelados	Até –18ºC
Pratos prontos conservados quentes	Mínimo 65ºC

cozimento completo no seu interior (74ºC) – no interior da peça. Um lembrete importante, é proibido o consumo ou preparo de alimentos com ovos crus; para garantir seu completo cozimento, cozinhá-lo por 10 minutos após a ebulição da água, quando frito a gema deve estar completamente dura.

As saladas e produtos conservados a frio devem permanecer em balcões sob temperatura de até 10ºC. Os balcões térmicos devem ser abastecidos com água tratada e trocada diariamente, garantindo a temperatura no interior do alimento de 65ºC. Os produtos conservados a quente sob temperatura mínima de 65ºC devem ser consumidos no máximo em 12 horas.

O lixo deve ser mantido em recipiente limpo, revestido de saco plástico e sempre tampado para evitar moscas, baratas e ratos.

Alguns cuidados gerais são importantes: não é permitido varrer a seco, as paredes e pisos de todas as dependências devem ser revestidos de material liso, resistente, impermeável e de cor clara, é preciso atender à legislação do código sanitário estadual e municipal e o estabelecimento deve estar legalizado e sempre um representante técnico responsável pelo local (esse profissional deve ser nutricionista).

Mensalmente, deve ser encaminhado ao laboratório de análise microbiológica para verificar como está a questão de higiene ambiental e de processos. As amostras são armazenadas em sacos plásticos estéreis, em refrigerador por 72 horas.

Bibliografia Consultada

BOEGER MA. Gestão em Hotelaria Hospitalar. São Paulo: Atlas, 2003, p. 54-83.

EVANGELISTA J. Tecnologia de Alimentos. 6ª ed. São Paulo: Atheneu, 2003, p. 285-429.

LOBO A. Manual de Estrutura e Organização do Restaurante Comercial. 2ª ed. São Paulo: Atheneu, 2008, p. 5-22.

MOTA BEM. Perguntas e Respostas para Concursos. São Paulo: Atheneu, 2003, p. 56-66.

RIBEIRO S. Gestão e Procedimentos para Atingir Qualidade. São Paulo: Varela, 2005, p. 23-7.

141 Quais os exames laboratoriais recomendados para os manipuladores de alimentos em um serviço de nutrição e dietética?

Fernanda Crosera Parreira

O controle de saúde dos manipuladores de alimentos deve seguir as diretrizes do Programa de Controle Médico de Saúde Ocupacional (PCMSO) e da norma regulamentadora vigente. O Regulamento Técnico de Boas Práticas para Serviços de Alimentação, aprovado pela Resolução – RDC nº 216, de 15 de setembro de 2004, abrange os procedimentos que devem ser adotados nos serviços de alimentação, a fim de garantir as condições higienicossanitárias do alimento preparado.

De acordo com o PCMSO:

- na admissão e no acompanhamento periódico: coprocultura e coproparasitológico;
- semestralmente: para quem manipula e distribui os alimentos;
- anualmente: quem manipula alimentos totalmente embalados.

Anualmente:

- micológico de unhas;
- VDRL;
- hepatite A;
- hemograma.

Os Atestados de Saúde Ocupacional (ASOs) com indicação da realização dos exames laboratoriais de coprocultura e coproparasitológico ou cópia destes, com os resultados, devem permanecer no local de trabalho.

Bibliografia Consultada

Resolução RDC nº 216, 15 de setembro de 2004.

PORTARIA 2619/11 – SMS. Publicada em DOC 06/12/2011, p. 23.

142 Qual a importância da interação entre a CCIH e o serviço de lavanderia hospitalar?

Nédia Maria Hallage

As roupas utilizadas nos hospitais ou em serviços de assistência à saúde são, na maioria das vezes, reutilizadas, o que apresenta uma relação custo-benefício favorável, mas seu reprocessamento deve ser criterioso para que se garanta segurança no atendimento dos pacientes. Apesar de terem grande quantidade de bactérias (10^6 a 10^8 bactérias por $100cm^2$ de tecido), apresentam grau diferente de risco na transmissão de agentes infecciosos, que depende da sua utilização.

Os principais microrganismos encontrados na roupa hospitalar são os bacilos gram-negativos e estafilococos; a presença de vírus (HVB, HVC e HIV) depende da presença e quantidade de matéria orgânica no tecido. A roupa utilizada na cama de paciente internado com doença clínica representa um risco mínimo na transmissão de microrganismos, é considerada artigo não crítico e deve ser submetida à limpeza (remoção da sujidade). A roupa utilizada em pacientes com lesões na pele apresenta risco maior de transmissão de agentes infecciosos, sendo considerada artigo semicrítico e deve ser desinfetada (remoção de bactérias na sua forma vegetativa).

Finalmente, a roupa utilizada durante procedimento cirúrgico apresenta alto risco na transmissão infecciosa, é classificada como artigo crítico e deve ser esterilizada (remoção de todas as formas vegetativas e esporuladas das bactérias). Toda a roupa dispensada da lavanderia para o hospital encontra-se desinfetada, pois o sistema de distribuição da roupa não diferencia as unidades clínicas das cirúrgicas, não precisa estar estéril, pois a esterilização será realizada na central de material esterilizado do centro cirúrgico.

A lavanderia hospitalar é um dos principais serviços de apoio no atendimento dos pacientes, responsável pelo reprocessamento das roupas e sua distribuição em perfeitas condições de higiene e conservação, contribuindo para minimizar o risco de aquisição das infecções. Atualmente, muitos hospitais e serviços de saúde contratam empresas especializadas no cuidado com a roupa, permitindo a dedicação de seu recurso humano e de sua área física à vocação principal de cuidar diretamente dos pacientes. O SCIH, em conjunto com a administração do hospital, deve realizar uma visita técnica na empresa antes da sua contratação para averiguar as condições de trabalho em relação à sua área física e ao processo operacional, para validar a parceria técnica e comercial.

A sensação de bem-estar e confiança, quando se utiliza a roupa hospitalar, será o resultado do bom desempenho do pessoal da lavanderia no cumprimento de seu principal objetivo: transformar a roupa suja e contaminada em roupa limpa e desinfetada, na quantidade necessária, em um tempo adequado e com segurança dos seus funcionários.

É importante observar que, além de higienizar, a lavagem também deve ser realizada de forma a garantir a manutenção das características físicas das roupas e ainda assegurar a eliminação de substâncias irritantes ou alergênicas, incluindo sabões, amaciantes, desinfetantes e removedores de manchas utilizados durante o processo.

A equipe de trabalho da lavanderia, em conjunto com o SCIH, deve ser responsável pela elaboração e revisão constante das normas e rotinas de boas práticas para garantir segurança e o bom funcionamento do serviço prestado.

A necessidade da troca diária da roupa nos leitos onde ela é classificada como artigo não crítico é discutível. Essa periodicidade pode e deve ser revista baseada no risco ínfimo de transmissão de infecção, no desgaste da roupa e na proteção ao meio ambiente, devido à consequente diminuição do consumo e destino final de agentes químicos.

Bibliografia Consultada

ANVISA. Processamento de roupas de serviços de saúde: Prevenção e Controle de Riscos, 2007.

MINISTÉRIO DA SAÚDE. Manual de Lavanderia Hospitalar, 1986.

MARQUES CS; ARAÚJO CC; BRANCO ES. A importância da lavanderia no controle de infecção em um hospital de pequeno porte. Revista de Administração Hospitalar e Inovação em Saúde jul/dez 2011.

143 É recomendado um processamento de roupas diferenciado para portadores de doenças infectocontagiosas?

Nédia Maria Hallage

O reprocessamento da roupa começa fora da lavanderia quando o funcionário da enfermagem retira a roupa suja da unidade de internação do paciente, por meio de sacos de *hamper* e acondiciona-os no expurgo do setor. O funcionário da lavanderia retira os sacos de *hamper* do expurgo e transporta-os em carros fechados com tampa. A roupa dá entrada na lavanderia pela área suja. Nesse setor será pesada, separada em relação à matéria-prima e sujidade e colocada na máquina de barreira para sua lavagem e descontaminação. É retirada, ao final do processo, na área limpa, onde será secada, passada e revisada para validação do seu estado de conservação e, se necessário, encaminhada para o setor de costura onde será consertada, respeitando diretrizes técnicas que, por exemplo, determinam que os campos utilizados em cirurgia ou em procedimentos invasivos não podem ser cerzidos ou remendados.

As roupas são armazenadas na rouparia até sua distribuição para as diversas unidades do hospital. O transporte de roupa limpa também deverá ser realizado em carros fechados com tampa. Não deve haver cruzamento da roupa suja com a limpa em nenhuma das fases do reprocessamento, inclusive durante o transporte.

O mesmo processo é realizado para a roupa utilizada em toda e qualquer unidade de internação, não havendo diferenciação para a roupa utilizada em portadores de agentes transmissíveis. Inclusive, não há necessidade de identificação externa do saco de *hamper* que transporta a roupa das unidades de isolamentos, pois toda roupa será reprocessada de acordo com os princípios da precaução padrão que considera que "qualquer paciente pode, independente da presença de manifestação clínica, ser portador de agente transmissível e, portanto, fonte desse microrganismo para outros pacientes através da transmissão direta ou de fômites".

O reprocessamento diferenciado da roupa em pacientes com doenças infecciosas causa uma falsa sensação de segurança, pois não garante que a roupa proveniente de outros doentes não esteja contaminada com agentes transmissíveis.

Bibliografia Consultada

ANVISA. Processamento de roupas de serviços de saúde: Prevenção e Controle de Riscos, 2007.

MARQUES CS; ARAÚJO CC; BRANCO ES. A importância da lavanderia no controle de infecção em um hospital de pequeno porte. Revista de Administração Hospitalar e Inovação em Saúde jul/dez 2011.

MINISTÉRIO DA SAÚDE. Manual de Lavanderia Hospitalar, 1986.

144 Quais os equipamentos de proteção individual indicados para os profissionais que trabalham na lavanderia hospitalar?

Nédia Maria Hallage

A área física e o fluxo da roupa da lavanderia respeitam as etapas para seu reprocessamento. A figura 1 apresenta o fluxo operacional da roupa no setor. Verifica-se que, após sua coleta no hospital, a roupa entra na lavanderia pela área onde será realizada sua separação, pesagem, identificação e lavagem. Esta é a área onde o risco de transmissão de agentes patogênicos presentes na roupa é maior para o profissional e é chamada de área suja.

Na área limpa, será complementado o processo de higienização e conservação da roupa antes da sua distribuição para os diferentes setores do hospital. As duas áreas devem ser separadas por uma barreira de contaminação, estrutura física que acopla as lavadoras de barreira que possuem duas aberturas, uma voltada para a área suja, onde são colocadas as roupas sujas, e outra voltada para a área limpa, onde serão retiradas as roupas já lavadas para seu acabamento. Essa barreira impede o cruzamento da roupa suja com a limpa e deve sempre ser evitado.

Os funcionários devem ser exclusivos de cada área em cada jornada de trabalho e não podem circular nas diferentes áreas sem que sejam submetidos à higiene corporal, sendo imperativo que cada área tenha local para a higiene de seus funcionários. A estrutura física definida para uma lavanderia hospitalar está orientada na RDC 50 e depende do porte e complexidade do hospital.

Reforçando que os funcionários que executam as atividades na área suja apresentam maior risco de aquisição de infecção, esses devem ser orientados a realizar o manuseio da roupa de maneira a não promover a formação de aerossóis, portanto devem manipular a roupa cuidadosamente, não promovendo sua agitação no ambiente. Esses funcioná-

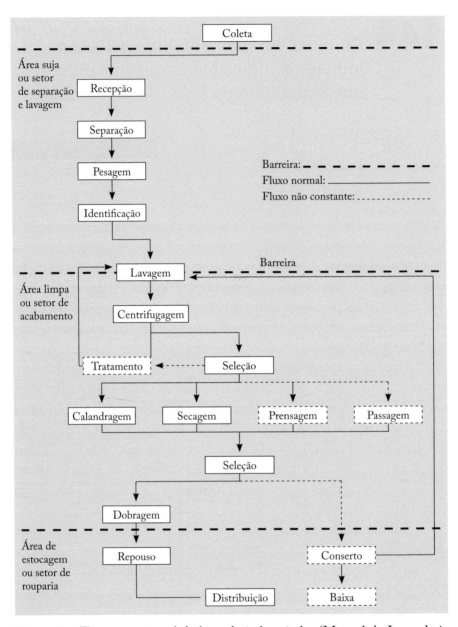

Figura 1 – Fluxo operacional da lavanderia hospitalar (Manual de Lavanderia Hospitalar, Ministério da Saúde, Brasil, 1986).

rios devem utilizar equipamentos de proteção individual (EPI) para evitar o menor contato de partículas contaminadas com sua pele e mucosas. Assim, orienta-se a utilização de avental de mangas compridas, luvas de borracha grossas e longas, botas de cano longo, óculos, gorro e máscara que deve cobrir nariz e boca. O avental, preferencialmente, deve ser impermeabilizado ou acrescentar avental de plástico sobre o de pano. Protetores auditivos devem ser oferecidos aos funcionários de todos os setores devido ao intenso ruído que ocorre na lavanderia, mas não apresenta aspectos de risco biológico.

Os riscos de acidente ocupacional na lavanderia não estão relacionados somente com a atividade desenvolvida no setor, mas também com o descarte de dispositivos perfurocortantes entre a roupa da unidade de internação. É bastante frequente que junto com a roupa cheguem artigos de diferentes características. O SCIH, em conjunto com o Serviço Especializado em Engenharia de Segurança e em Medicina do Trabalho (SESMT), deve ser informado sobre essa situação e promover ações que evitem ou impeçam sua ocorrência. As medidas educativas são fundamentais para a conscientização dos profissionais que atuam no setor assistencial para garantir a segurança do profissional que trabalha na área suja da lavanderia. Em 1997, em um hospital geral de São Paulo, o SCIH promoveu, durante três meses, a exposição de todos os materiais encaminhados inadequadamente para a lavanderia junto com a roupa a ser reprocessada. A exposição teve que ser suspensa, pois alguns artigos de uso permanente começaram a escassear nas unidades de internação.

Além do uso de EPIS, a segurança do profissional da lavanderia deve ser garantida por meio da criação e desenvolvimento de programa de vacinação para os funcionários, programa educativo para orientar e estimular a higienização das mãos, programa de controle de acidentes com material perfurocortante, além de programa para prevenção de riscos ergonômicos, acústicos e térmicos. Todo acidente ocupacional deve ser notificado para o SESMT e SCIH para o estabelecimento das ações trabalhistas e epidemiológicas, quando o acidente apresentar risco biológico.

Bibliografia Consultada

ANVISA. Processamento de roupas de serviços de saúde: Prevenção e Controle de Riscos, 2007.

MARQUES CS; ARAÚJO CC; BRANCO ES. A importância da lavanderia no controle de infecção em um hospital de pequeno porte. Revista de Administração Hospitalar e Inovação em Saúde jul/dez 2011.

MINISTÉRIO DA SAÚDE. Manual de Lavanderia Hospitalar, 1986.

145 Qual a importância da interação entre a CCIH e o serviço de farmácia hospitalar?

Raquel Queiroz de Araújo

A participação do farmacêutico na comissão de controle de infecção hospitalar (CCIH) tem uma importância não só administrativa, mais principalmente clínica, onde o farmacêutico atua aconselhando na seleção e no uso apropriado de antissépticos, desinfetantes e esterilizantes, além da parceria com a comissão de farmácia e terapêutica (CFT) na seleção dos antimicrobianos.

Em nossa experiência profissional conseguimos uma integração que vai desde a seleção dos antimicrobianos para o hospital, até a participação em discussões clínicas e administrativas que envolvem a utilização de antimicrobianos, antissépticos, desinfetantes e esterilizantes.

Com relação à educação continuada, os alunos de farmácia hospitalar e clínica do hospital participam de aulas, discussões clínicas e visitas à beira de leito.

Com esta interação conseguimos o mais importante: uma terapêutica adequada e uso racional de antimicrobianos no âmbito hospitalar.

Bibliografia Consultada

ARAÚJO RQ; GUIMARÃES T. O farmacêutico na comissão de controle de infecção hospitalar In: Storpirtis S et al. Farmácia Clínica e Atenção Farmacêutica. Rio de Janeiro: Guanabara Koogan, 2008, p. 211-20.

AMERICAN SOCIETY OF HEALTH-SYSTEM PHARMACISTS. Statement on the pharmacist's role in infection control. Am J Health-Syst Pharm Bethesda 1998;55(16):1724-26.

146 Qual a importância da farmácia de fracionamento de medicamentos dentro de uma instituição hospitalar?

Raquel Queiroz de Araújo

Como já sabemos, a farmácia é parte importante no esforço do controle de antimicrobianos e, dentro das atividades executadas por essa, estão o fracionamento e a manipulação de antimicrobianos nos hospitais, geralmente realizados pela seção de farmacotécnica.

Precisamos ter uma área adequada dentro da legislação vigente para manipularmos os antimicrobianos injetáveis, em dose única, prontos para administração.

Os antimicrobianos a serem manipulados devem ser pesquisados quanto a estabilidade, diluente adequado, compatibilidades, armazenamento etc.

Depois que obtivermos as informações necessárias sobre cada medicamento, selecionamos com a enfermaria "piloto" a rotina que será instituída para entrega, devolução e problemas relacionados com a infusão.

Estes são alguns pontos que podemos discutir com a enfermagem e assim diminuir o tempo de trabalho desses profissionais para que eles possam se dedicar à assistência aos pacientes.

O fracionamento de medicamentos dentro de uma instituição hospitalar requer uma área adequada, como já dito, a aquisição de equipamentos e mão de obra especializada, além da manutenção e revisão periódicas conforme legislação sobre o assunto. É uma prática que trás muitos benefícios, entre eles a economia principalmente por diminuição do desperdício de medicamentos de alto custo, como os antimicrobianos.

Bibliografia Consultada

ANVISA. Resolução RDC Nº 33 de 19 de abril de 2000. Aprova o regulamento técnico sobre boas práticas de manipulação de medicamentos em farmácias e seus anexos. Diário Oficial da União. Brasília, DF, de 08 jan. 2001. Disponível em http://e-legis.bvs.br/leisref/public/showAct. php?id=15273&word. Acessado em maio 2012.

BRASIL. Ministério da Saúde. Coordenação de Controle de Infecção Hospitalar. Guia Básico para a Farmácia Hospitalar. Brasília, 1994.

BRASIL. Ministério da Saúde. Portaria 272, de 08 de abril de 1998. Aprova o regulamento técnico para fixar os requisitos mínimos exigidos para a terapia de nutrição parenteral, constante do texto anexo desta portaria. Diário Oficial da União, Brasília, DF, de 23 abril 1998.

FARMACOPEIA BRASILEIRA. 4a ed. São Paulo: Atheneu,1988-1996.

147 Quais as principais medidas de controle de infecção em unidades de hemodiálise?

Vinicius Ponzio da Silva

Infecção é a segunda causa de mortalidade em pacientes em terapia renal substitutiva. A infecção mais frequente nos pacientes submetidos à hemodiálise é a infecção da corrente sanguínea associada ao acesso vascular, sendo responsável por cerca de 50% das infecções nesses pacientes. A segunda infecção de grande importância é a do local de saída ou do túnel do cateter vascular para hemodiálise, já que em torno de 15-25% dos pacientes submetidos à hemodiálise crônica utilizam cateter como acesso vascular. Outras infecções frequentemente observadas nesse grupo de pacientes são as por vírus das hepatites B e C. Com base nisso, as principais medidas de controle de infecção no serviço de diálise, além da higienização das mãos, são o cuidado com o cateter vascular e a prevenção da transmissão das hepatites B e C.

Infecção do acesso vascular

- Priorizar a fístula arteriovenosa nativa como acesso vascular.
- Utilizar técnica asséptica para inserção do cateter e utilização de clorexidina como antisséptico.
- Educar os pacientes ou cuidadores sobre higiene pessoal e como reconhecer precocemente uma infecção.
- Realizar inspeção cuidadosa do sítio do acesso em cada sessão de hemodiálise.
- Treinamento dos profissionais da área de saúde.
- Designar profissionais da saúde para vigilância de infecção.
- Restringir a utilização do cateter para hemodiálise em emergências.
- Seguir medidas de precaução padrão na manipulação do acesso.
- Realizar troca de curativo em cada sessão de hemodiálise, se solto, úmido ou sujo.

- Curativo com solução antisséptica (preferível clorexidina).
- Pontas das linhas e lumens dos cateteres não devem permanecer abertos.
- Utilizar técnica asséptica para punção de fístulas ou enxertos.
- Uso de pomadas de PVPI ou bacitracina/garamicina/polimixina B ou curativo com clorexidina no local de saída do acesso vascular.

Infecção por hepatites B e C

- Utilizar luvas descartáveis ao manipular cada paciente ou equipamento.
- Itens da estação de diálise de um paciente devem, preferencialmente, ser descartáveis, utilizados em um único paciente ou sofrer desinfecção após o uso antes da utilização em outro paciente.
- Evitar medicamentos por via intravenosa (IV) de múltiplas doses.
- Medicamentos por via IV devem ser preparados em uma área limpa e distante das estações de diálise.
- Seguir segregação de pacientes dependendo da soropositividade, assim como seus materiais de reúso para desinfecção e armazenamento.
- Intensificar desinfecção dos ambientes, principalmente se contaminados com sangue.

Bibliografia Consultada

CAMARGO LFA et al. Emerging Infections. Washington: ASM Press, 2001.

CDC. Recommendations for presenting transmission of infections among chronic hemodialysis patients. MMWR 2001;50(RR-5):1-43.

CDC. Orientações sobre controle de infecção em hemodiálise. Disponível em: http://www.cdc.gov/dialysis/collaborative/interventions/index.html. Acessado em julho 2012.

148 Quais as infecções mais importantes relacionadas à água de unidades de hemodiálise?

Vinicius Ponzio da Silva

As principais infecções relacionadas à qualidade da água para diálise são as infecções bacterianas por agentes gram-negativos não fermentadores como *Pseudomonas* spp., *Acinetobacter* spp., *Stenotrophomonas maltophilia*, complexo *Burkholderia cepacia*, *Alcaligenes* spp., *Flavobacterium* spp. e *Achromobacter* spp. Enterobactérias, como *Enterobacter* spp. e *Serratia* spp. também são identificadas como agentes de infecção. Outros agentes de importância nesse cenário são: micobactérias e produtos de microrganismos como as microcistinas eliminadas pelas cianobactérias.

Bibliografia Consultada

CAMARGO LFA et al. Emerging Infections. Washington: ASM Press, 2001.

CDC. Recommendations for preventing transmission of infections among chronic hemodialysis patients. MMWR 2001;50(RR-5):1-43.

CDC. Orientações sobre controle de infecção em hemodiálise. Disponível em: http://www.cdc.gov/dialysis/collaborative/interventions/index.html. Acessado em junho 2012.

149 Quais fatores estão diretamente relacionados com a contaminação dos sistemas de hemodiálise?

Vinicius Ponzio da Silva

Quando se suspeita e se investiga infecções relacionadas a serviços de hemodiálise, inúmeras etapas do processo podem ser contaminadas e responsáveis pela infecção. Sequencialmente, temos que suspeitar das possíveis fontes:

- Contaminação da água que abastece o serviço de diálise.
- Contaminação do sistema hidráulico.
- Contaminação da água pré-tratamento.
- Contaminação do sistema de tratamento.
- Contaminação da água pós-tratamento, incluindo o reservatório de estocagem.
- Contaminação da máquina ou das vias que chegam ao paciente.
- Contaminação da solução de diálise.
- Reúso inadequado do dialisador e suas vias.
- Contaminação da água do reúso.
- Não desinfecção adequada dos conectores.
- Manipulação inadequada do acesso vascular.

Bibliografia Consultada

CAMARGO LFA et al. Emerging Infections. Washington: ASM Press, 2001.

CDC. Recommendations for preventing transmission of infections among chronic hemodialysis patients. MMWR 2001;50(RR-5):1-43.

CDC. Orientações sobre controle de infecção em hemodiálise. Disponível em: http://www.cdc.gov/dialysis/collaborative/interventions/index.html. Acessado em junho 2012.

XIV

Controle de Infecção e Ambiente Hospitalar

150 Quais produtos são utilizados para limpeza e desinfecção de superfícies dos serviços de saúde?

Silvana Torres

Os produtos utilizados para limpeza e desinfecção de superfícies hospitalares são os saneantes, os quais são classificados quanto ao risco.

Saneantes de risco 1

- Características – pH maior que 2,0 e menor que 11,5.
- Exemplos de produtos que fazem parte deste grupo: produtos de limpeza em geral e afins.
- Requisitos ANVISA – notificação do produto, ou seja, no rótulo do produto não haverá número de registro e sim a expressão "Produto Saneante Notificado na ANVISA" seguida do número do processo que originou a notificação.

Saneantes de risco 2

- Características – pH menor ou igual a 2,0 ou maior ou igual a 11,5.
- Exemplos de produtos que fazem parte deste grupo – os saneantes com atividade antimicrobiana etc. Por sua vez, os produtos saneantes com ação microbiana também são classificados em:
  Uso geral – para uso domiciliar e em ambientes públicos, destinados à desodorização, sanitização e desinfecção de pisos, paredes, mobiliários e outras superfícies, ambientes, sanitários e utensílios que não entrem em contato com alimentos.
  Uso hospitalar – são desinfetantes para superfícies fixas e artigos não críticos.
  Uso específico – são os destinados à desinfecção de lactários, água para consumo humano e sanitização/desinfecção de tecidos e roupas hospitalares.
- Requisitos ANVISA – registro do produto.

Tanto o registro como a notificação de produtos saneantes têm validade por cinco anos, podendo ser renovados, sendo que a legislação sanitária se aplica tanto para produtos nacionais como para importados.

Principais produtos utilizados para desinfecção de superfícies de serviços de saúde

- Alcoóis

  O álcool etílico e o isopropílico são os mais comuns em serviços de saúde, sendo o álcool etílico na concentração de 70% o mais utilizado.
- Compostos liberados de cloro ativo

  Cloro orgânico – exemplo, ácidos cloroisocianúrico (DCCA) e tricloroisocianúrico (TCCA). Concentração: desinfecção a 0,02% a 1,0%.

  Cloro inorgânico – exemplo, hipocloritos de sódio, cálcio e de lítio. Concentração: 1,9% a 6,0%.
- Compostos quaternários de amônio

  Tanto o princípio ativo como sua ação variam de acordo com a geração do quaternário: de primeira à quinta. Da mesma forma, sua concentração também pode variar de acordo com o fabricante e com sua geração.
- Monopersulfato de potássio

  Concentração: 1%.
- Ácido peracético.

  Concentração: 0,5%
- Biguanidas

  Concentração de uso da biguanida polimérica (PHMB): 1%.

Principais produtos utilizados para limpeza de superfícies em serviços de saúde

- Sabões.
- Detergentes.

É desejável que se leve em conta no momento da aquisição dos produtos os princípios da sustentabilidade, sendo que detergentes neutros e biodegradáveis contribuem para isto.

Concluindo, para selecionarmos tanto produtos para limpeza como para desinfecção é necessário o gerenciamento adequado desses saneantes. Para isso, o serviço de saúde deve seguir as seguintes etapas descritas passo a passo no Manual de Gerenciamento de Tecnologias em Serviços de Saúde: seleção/padronização, aquisição, recebimento, armazenamento, transporte, distribuição, uso, gerenciamento de riscos na pós-comercialização e gerenciamento de resíduos.

Bibliografia Consultada

BRASIL. Ministério da saúde. Lei nº 6.360, de 23 de setembro de 1976. Dispõe sobre a vigilância sanitária a que ficam sujeitos os medicamentos, as drogas, os insumos farmacêuticos e correlatos, cosméticos, saneantes e outros produtos e dá outras providências. Diário Oficial da União [da República Federativa do Brasil], Brasília, 24 set. 1976.

BRASIL. Ministério da Saúde. Agência Nacional de Vigilância Sanitária. Resolução RDC nº 184, de 22 de outubro de 2001. Altera a Resolução 336, de 30 de julho de 1999. Diário Oficial da União [da União da República Federativa do Brasil], Brasília, 23 de outubro de 2001. Resolução RDC/ANVISA nº 40, de 05 de junho de 2008.

BRASIL. Ministério da Saúde. Agência Nacional de Vigilância Sanitária. Resolução RDC nº 14, de 28 de fevereiro de 2007. Aprova o Regulamento Técnico para Produtos Saneantes com Ação Antimicrobiana harmonizado no âmbito do Mercosul através da Resolução GMC nº 50/06. Diário Oficial da União [da União da República Federativa do Brasil], Brasília, 05 mar. 2007.

BRASIL. Agência Nacional de Vigilância Sanitária. Segurança do paciente em serviços de saúde: limpeza e desinfecção de superfícies, Brasília, 2010.

BRASIL. Agência Nacional de Vigilância Sanitária. Guia de Gerenciamento de Tecnologias em Saúde. Resolução RDC nº 2, de 25 de janeiro de 2010.

151 Considerando que temos vários desinfetantes aprovados pela ANVISA, quantos devem ser padronizados em cada instituição? E o que deve ser considerado para padronização?

Silvana Torres

Embora muitos desinfetantes sejam autorizados pela ANVISA, o serviço de controle de infecção institucional deverá eleger o que mais atenda o seu perfil microbiológico.

Por exemplo, se em um hospital o perfil dominante é de *Klebsiella pneumoniae* resistente aos carbapenêmicos, de nada adianta optar por um desinfetante que não tenha ação diante desse microrganismo, caso contrário, você não terá opção no momento da utilização. Portanto, certifique-se que o desinfetante em questão tenha o laudo comprovatório de sua ação diante dass KPCs (ou de outro microrganismo que seja dominante no perfil).

Vencida essa etapa, temos que padronizar outro princípio ativo para situações que fogem da rotina, como por exemplo:

- Falta do produto no mercado.
- Demora na entrega.
- Más condições de transporte que inviabilizem a utilização.
- Mudança do perfil microbiológico institucional.
- Aparecimento de um novo agente.
- Surtos.
- Política institucional etc.

Por último, devem-se padronizar quais saneantes farão parte do carro funcional. Aqui cabe um alerta: quanto menos borrifadores com produtos químicos, melhor! O ideal é a padronização de no máximo dois produtos: um que promova a limpeza, e outro, a desinfecção, quando necessário!

A padronização limitada auxilia no controle, mesmo a distância, das misturas indesejáveis realizadas por muitos colaboradores dessa área!

Por fim, os borrifadores deverão estar devidamente rotulados com etiquetas impermeáveis, contendo nome do produto, concentração, data de validade, responsável pelo envase etc.

Além dos critérios descritos acima, outros fatores devem ser levados em conta no momento da escolha dos desinfetantes:

- Indicações de uso.
- Espectro de ação.
- Concentração.
- Local onde será utilizado: tipo de superfície, área etc.
- Frequência de uso.
- Compatibilidades e incompatibilidades.
- Técnica.
- Efeitos indesejáveis e cuidados etc.

É desejável que, após a escolha, o protocolo de utilização dos produtos esteja disponível para consulta no manual de normas e rotinas, tanto do Serviço de limpeza, como do serviço de controle das infecções da instituição.

Bibliografia Consultada

BRASIL. Agência Nacional de Vigilância Sanitária. Guia de Gerenciamento de Tecnologias em Saúde. Resolução RDC nº 2, de 25 de janeiro de 2010.

TORRES S; LISBOA TC. Gestão dos Serviços de Limpeza, Higiene e Lavanderia em Estabelecimentos de Saúde. 3ª ed. São Paulo: Sarvier, 2008.

152 Como realizar o controle da água utilizada no hospital, principalmente em unidades de hemodiálise, central de esterilização e centro cirúrgico?

Ivani Lucia Leme

A qualidade da água tratada utilizada para fins especiais e da água de abastecimento (potável) é orientada por legislações específicas da Agência Nacional de Vigilância Sanitária, Ministério da Saúde.

É obrigatória a limpeza e desinfecção dos reservatórios de água potável com periodicidade mínima semestral, assim como laudo físico-químico e microbiológico de amostras da água do reservatório pós-desinfecção, emitida por laboratório credenciado. A potabilidade é garantida pela presença de cloro no mínimo 0,2mg/L e no máximo 2,0mg/L em todos os pontos das redes de distribuição de água no serviço de saúde, entre outros parâmetros de controle.

O "Plano de Garantia da Qualidade da Água" do serviço de saúde deve informar a rota da água utilizada em suas dependências, desde a origem da água potável ("se o fornecimento é público, por poço tubular profundo ou outros meios alternativos, dependendo da região"), a localização do sistema de armazenamento e distribuição ("incluindo os cavaletes de entrada e reservatórios principais e secundários"), detalhar as ações de manutenção preventivas e corretivas (quando necessárias), tanto do sistema de abastecimento como um todo, como nas unidades especiais – hemodiálise, hemodinâmica, banco de leite, centrais de nutrição, de esterilização, central de reprocessamento de roupas, fisioterapia, laboratórios etc.

No centro cirúrgico deve-se dosar periodicamente a concentração de cloro na água da torneira dos lavatórios para higiene das mãos dos cirurgiões e equipe. A colocação de pré-filtros na entrada de água da máquina degelo, higienização e manutenção periódica do equipamento e normas para orientação da equipe no manuseio do gelo previnem riscos biológicos relacionados à veiculação hídrica.

Os procedimentos da unidade de hemodiálise e a preparação da instrumentação cirúrgica na Central de Desinfecção e Esterilização exigem água ultrapura, tratada por osmose reversa (adotar o padrão USP ou ISO 3696). A membrana de osmose é íon seletivo e filtra até 99,99% das impurezas da água. A pressão da água no equipamento de osmose pode causar rompimento ou danos à membrana, com perda de sua capacidade filtrante por saturação por produtos químicos e toxinas presentes na água de abastecimento. O excesso de íons cálcio, magnésio e ferro na água potável pode ser evitado com o uso de abrandadores específicos (resinas de troca iônica).

Os equipamentos para tratamento da água por osmose reversa devem ser instalados em sala especial com acesso restrito, isolamento acústico, ter reservatórios próprios para água potável e para a água tratada. A desinfecção mensal de todo o sistema de tratamento até o ponto mais distal do *looping* de distribuição de água na sala de procedimento hemodialítico é realizada por equipe de manutenção especializada. Os relatórios de manutenção e laudos são passíveis de fiscalização pelas autoridades sanitárias.

A coleta de água no sistema de distribuição para controle de riscos biológicos é realizada no mínimo em três pontos definidos pela legislação específica, a saber: pré-osmose (água potável), pós-osmose (água tratada) e ponto mais distal do *looping* de água tratada, coleta mensal. Sistemas de tratamento portáteis seguem essas mesmas regras de manutenção periódica (preventiva). No caso de não conformidade dos laudos físico-químicos e microbiológicos, é realizada desinfecção corretiva emergencial.

Para o controle de riscos químicos na água pós-osmose há *kits* comerciais que detectam traços de alguns dos produtos utilizados na rotina de desinfecção que também podem danificar as membranas de osmose e causar problemas clínicos no paciente em procedimento dialítico, como hemólise, hipotensão, mal-estar, convulsões, pirogenia, entre outros. O uso de ozônio como agente oxidante para desinfecção do sistema é uma alternativa viável, econômica, com menor tempo de desinfecção, mas sua eficiência é discutível em sistemas de distribuição de água tratada mais antigos.

O plano de contingência do serviço de saúde deve prever falhas no abastecimento de água potável. Como alerta, o gestor ambiental hospitalar deve redobrar sua atenção na manutenção dos sistemas de tratamento da água dentro do serviço de saúde nos períodos de calor excessivo ou estiagem prolongada. Essas condições climáticas favorecem a concentração de poluentes químicos, com consequente proliferação de algas e outros microrganismos nas represas, com liberação de microcistinas, endotoxinas e compostos odoríferos como 2-metilisoborneol e geosmina.

Bibliografia Consultada

BRASIL. Agência Nacional de Vigilância Sanitária. Processamento de roupas em serviços de saúde: prevenção e controle de riscos/Agência Nacional de Vigilância Sanitária. Brasília: Anvisa, 2009. Disponível em: http://www.anvisa.gov.br/servicosaude/manuais/processamento_roupas.pdf. Acessado em julho 2012.

PORTARIA nº 2.914, de 12 de dezembro de 2011. Diário Oficial Nº 239 – 14/12/11 – Seção 1, p. 39, Ministério da Saúde, Gabinete do Ministro. Dispõe sobre os procedimentos de controle e de vigilância da qualidade da água para consumo humano e seu padrão de potabilidade.

RESOLUÇÃO DA DIRETORIA COLEGIADA RDC/ANVISA nº 154 de 15 de junho 2004, republicada em 31 de maio de 2006. Regulamento Técnico.

RDC/ANVISA nº 50, de 21/02/2002. Regulamento Técnico. Capítulo 2, Unidade Funcional 4, Atividade 4.12. Disponível em: http://www.anvisa.gov.br/legis/resol/2002/50_02rdc.pdf. Acessado em julho 2012.

RESOLUÇÃO nº 33, de 3 de junho de 2008. Diário Oficial MS/SAS 13/03/2009. Dispõe sobre o regulamento técnico para planejamento, programação, elaboração, avaliação e aprovação dos Sistemas de Tratamento e Distribuição de Água para Hemodiálise no Sistema Nacional de Vigilância Sanitária. Disponível em: http://bvsms.saude.gov.br/bvs/saudelegis/sas/2009/prt0061_09_03_2009.html. Acessado em junho 2012.

153 O que deve ser levado em consideração na elaboração de um programa de gerenciamento de resíduos em serviços de saúde?

Ivani Lucia Leme

As ações de gestão de resíduos no Brasil, incluindo os resíduos produzidos nos serviços de saúde, passam por um período de revisão e adequação à nova Política Nacional de Resíduos Sólidos, sancionada em 2010, com ênfase na coleta seletiva, reciclagem, o manejo correto no descarte de produtos e equipamentos com potencial de contaminação ambiental e a cadeia da logística reversa – o resíduo do insumo adquirido deverá ser devolvido ao seu fabricante.

Nesse novo cenário, os serviços de saúde devem, prioritariamente, estabelecer metas de sustentabilidade e sua política ambiental institucional, nomeando formalmente um responsável técnico ou equipe para elaboração ou revisão de seu programa de gerenciamento de resíduos em serviço de saúde (PGRSS) já existente.

A periculosidade dos resíduos provenientes de serviços de saúde (RSS) enfatiza principalmente seus componentes químicos, radiativos, biológicos infectantes e perfurocortantes ou escarificantes, com necessidade de classificação e segregação específicas no local de geração desses resíduos, com acondicionamento, abrigo interno, transporte, tratamento e destino final diferenciado.

Na elaboração do PGRSS, deve-se levar em conta: 1. a necessidade de colaborador (es) capacitado(s) para compor equipe multiprofissional comprometida com a gestão desses resíduos e integrada às demais gestões do serviço de saúde; 2. esses colaboradores devem conhecer a fundo a legislação ambiental e sanitária sobre resíduos de saúde; 3. serem capazes de avaliar as ações necessárias em vários níveis, a partir da classificação e segregação corretas ao seu destino final; 4. desenvolver, acompanhar e documentar suas ações e a evolução de indicadores, assim como corrigir as ações de gestão, se necessário; 5. atualizar processos, discutir e rever metas institucionais; 6. conhecer as diferenças regionais de tecnologias de tratamento para resíduos químicos e infectantes disponíveis no município onde o serviço de saúde está situado; 7. avaliar alternativas sustentáveis na gestão dos resíduos comuns; 8. estabelecer parcerias para ações sustentáveis de gestão de resíduos recicláveis, compras verdes; 9. redigir e firmar contratos de compras de equipamentos, produtos, suprimentos e medicamentos já instituindo cláusulas prevendo a logística reversa dos resíduos gerados no estabelecimento; 10. divulgar as ações, compartilhando com outras instituições sua experiência, entre outros.

As condições atuais do sistema de gerenciamento de resíduos sólidos no Brasil não permitem ainda estatísticas precisas a respeito do número de geradores, nem da quantidade de resíduos de serviço de saúde gerada diariamente.

A legislação disponível sobre RSS engloba os resíduos gerados em todos os serviços relacionados ao atendimento à saúde humana ou animal, inclusive os serviços de assistência domiciliar e de trabalhos de campo; laboratórios analíticos de produtos para saúde; necrotérios, funerárias e serviços em que se realizem atividades de embalsamento; serviço de medicina legal; drogarias e farmácias; estabelecimentos de ensino de pesquisa na área de saúde; centros de controle de zoonoses; distribuidores de produtos farmacêuticos; importadores, distribuidores e produtores de materiais e controles para diagnóstico *in vitro*; unidades móveis de atendimento à saúde; serviços de acupuntura; serviços de tatuagem, entre outros similares.

A obrigatoriedade do PGRSS e sua fiscalização pelos órgãos de controle sanitário e ambiental (ANVISA e CONAMA) facilitarão a avaliação dos dados nacionais sobre esses resíduos, com consequente elaboração de novas políticas – normas provavelmente específicas para cada tipo de serviço de saúde.

Os RSS são um crescente desafio para o gestor ambiental hospitalar considerando que em algumas cidades brasileiras sequer existem sistemas para tratamento ou aterros sanitários ambientalmente sustentáveis.

Além da adequação de sua instituição às legislações vigentes, caberá ao gestor encontrar as soluções de gestão integrada e ambientalmente corretas em sua região, implantando e dando continuidade a processos de trabalho referentes a todos os grupos de resíduos em sua instituição, incluindo a reciclagem e o reúso e participação em programas governamentais referentes a resíduos perigosos, como a substituição de equipamentos que usam mercúrio por similares.

Bibliografia Consultada

ABNT – ASSOCIAÇÃO BRASILEIRA DE NORMAS TÉCNICAS. NBR 12810: Coleta de Resíduos de Serviços de Saúde: Procedimentos. São Paulo, 1993d.

BRASIL, MINISTÉRIO DA SAÚDE – ANVISA. Resolução da Diretoria Colegiada – RDC Nº 306, de 15 de julho 2004. Dispõe sobre o Regulamento Técnico para o gerenciamento de resíduos de serviços de saúde. Disponível em http://www.anvisa.org.br. Acessado em 26 de agosto 2004.

LEI Nº 12.305, DE 2 DE AGOSTO DE 2010. Institui a Política Nacional de Resíduos Sólidos; altera a Lei nº 9.605, de 12 de fevereiro 1998; e dá outras providências.

NBR 13853. Coletores para resíduos de serviços de saúde perfurantes ou cortantes – Requisitos e métodos de ensaio. São Paulo, 1997.

NBR 7500. Símbolos de riscos e manuseio para o transporte e armazenagem de materiais: Simbologia. São Paulo, set/1987b.

NBR 9190. Sacos Plásticos para Acondicionamento de Lixo: Classificação. São Paulo, 1985.

PEREIRA AL; PEREIRA SR. A cadeia de logística reversa de resíduos de serviços de saúde dos hospitais públicos de Minas Gerais: análise a partir dos conceitos da nova Política Nacional de Resíduos Sólidos Urbanos. Desenvolvimento e Meio Ambiente. UFPR 2011;24:185-99.

XV

BIOESTATÍSTICA NO CONTROLE DE INFECÇÃO

154 Qual o papel da estatística em programas de controle de infecção relacionada à assistência à saúde?

Ana Amélia Benedito Silva

A estatística é essencial para o pensamento científico. Algumas inferências (generalizações) não poderiam ser formuladas sem o recurso da estatística, inclusive na epidemiologia, ciência que estuda quantitativamente o comportamento das doenças em uma determinada comunidade onde se situam as investigações de infecção hospitalar. Por exemplo, a estatística pode auxiliar um pesquisador que pretende determinar a incidência de infecção de sítio cirúrgico e comparar sua frequência durante a internação e após a alta. Para tanto, ele precisa planejar o experimento, determinando o hospital em que será feita a investigação, o período da investigação, o número de sujeitos que será observado, o tipo de cirurgia e utilizar ferramentas estatísticas adequadas para determinar a incidência de infecção pós-cirurgia e a frequência durante a internação e após a alta.

As pesquisas na área de saúde envolvem, em geral, a coleta de uma grande quantidade de dados. Inicialmente, esses encontram-se sob a forma de dados brutos, ou seja, na forma que vieram do campo ou do laboratório sem nenhuma manipulação.

Por exemplo, suponhamos o estudo de Guimarães et al., que teve como objetivo investigar as mortes associadas à infecção hospitalar ocorridas no Hospital Estadual Sumaré (HES), em 2007 e 2008, bem como variáveis possivelmente relacionadas aos óbitos. Foram coletadas as seguintes variáveis de prontuários médicos e relatórios da Comissão de Óbitos: sexo, idade, data da última internação, causas e tempo de internação, local no hospital, data e horário do óbito, procedimentos e intervenções durante a internação, confirmação etiológica e registro de colonização por microrganismo multirresistente da(s) infecção(ções) hospitalar(es).

Para que esses dados pudessem ser utilizados, eles precisaram ser organizados, resumidos e analisados para que seu significado pudesse ser transmitido. Esta é a função da estatística.

A estatística descritiva é utilizada para descrever o formato, a tendência central e a variabilidade da distribuição de um conjunto de dados, incluindo a construção de tabelas e gráficos. A partir destes gráficos, pode-se identificar o tipo de distribuição, pelo seu formato. Dessa forma, há distribuições retangulares, triangulares, alongadas para a direita, alongadas para a esquerda, além das com formato de sino (curva de Gauss). Os métodos gráficos são mais adequados que os numéricos para a identificação de padrões. Já os métodos numéricos são mais precisos e objetivos. Na verdade, o melhor é usar ambos os métodos, pois na verdade eles se complementam.

Entretanto, os procedimentos descritivos não são suficientes para se generalizar para a população, a partir do comportamento observado em uma amostra. Daí a necessidade da estatística inferencial que envolve o processo de tomada de decisão, permitindo ao pesquisador estimar características de uma população a partir de uma amostra extraída daquela população. O sucesso desse processo exige que se estabeleçam algumas condições sobre a representatividade da amostra em relação à população a que pertence. Essas condições são baseadas na teoria das probabilidades, que permite ao pesquisador calcular o risco que ele assume ao chegar a determinada conclusão. É principalmente sobre a estatística inferencial que trataremos neste capítulo.

As técnicas estatísticas aplicadas em epidemiologia mais utilizadas em estudos observacionais são os estudos transversais, de caso controle e os de coorte. Nestes estudos são utilizadas medidas de prevalência, incidência, risco relativo, *odds ratio*, entre outras.

Na vigilância epidemiológica das infecções hospitalares, também é utilizada a metodologia estatística gráfica para monitorar possíveis tendências de ocorrência e identificar surtos de infecções. Esta metodologia consiste na confecção e análise estatística de diagramas de controle – gráficos que permitem comparar a incidência observada de um determinado evento com os limites máximo e mínimo da incidência esperada. A utilização dos diagramas de controle do nível endêmico das infecções hospitalares, tanto por avaliação global como sitioespecífica, possibilita identificar e distinguir das variações naturais nas taxas de ocorrência de infecção hospitalar aquelas de causas incomuns, como os surtos ou epidemias.

Bibliografia Consultada

ARANTES A et al. Uso de diagramas de controle na vigilância epidemiológica das infecções hospitalares. Rev Saúde Pública 2003;37(6):768-74.

BAPTISTA JR F. Estudos epidemiológicos: propósito, delineamento e classificação. Disponível em: http://mvpreventiva.com.br. Acessado em 29 julho 2012.

BENEDITO-SILVA AA; PIRES MLN. Métodos estatísticos aplicados à psicofarmacologia. In: Psicofarmacologia – Fundamentos Práticos. São Paulo: Guanabara Koogan, 2006.

GUIMARÃES AC et al. Óbitos associados à infecção hospitalar, ocorridos em um hospital geral de Sumaré. Rev Bras Enferm 2011:64(5):864-9.

PEREIRA MG. Epidemiologia: teoria e prática. Rio de Janeiro: Guanabara Koogan, 2006, p. 596.

155 Como desenhar um estudo de caso controle em uma investigação de surto hospitalar?

Ana Amélia Benedito Silva

O estudo de caso controle é epidemiológico observacional, longitudinal, geralmente retrospectivo, analítico. Nesse tipo de estudo, um grupo de indivíduos com certa doença, grupo caso, é comparado quanto à exposição a um ou mais fatores, a um grupo de indivíduos, semelhante ao grupo de casos, chamado de grupo controle (sem a doença). Para se desenhar um estudo de caso controle devem-se selecionar duas amostras de mesmo tamanho, uma formada por indivíduos com a doença e a outra com indivíduos, sob risco, sem a doença. Os grupos não precisam ser necessariamente representativos da população geral. Os casos podem ser um subgrupo de pessoas, desde que atendam aos critérios de elegibilidade previamente estabelecidos pelo pesquisador.

Em estudo sobre uma epidemia de diarreia em funcionários de um hospital, foi investigado o papel do cardápio tipo A nesta epidemia. Trinta e seis pessoas comeram no restaurante do hospital em determinado dia, sendo que 17 comeram (grupo caso) e 19 (grupo controle) não comeram cardápio tipo A. No grupo caso, 12 pessoas apresentaram diarreia, e no grupo controle, apenas 2.

Quadro 1 – Ocorrência de diarreia por exposição ao cardápio tipo A.

	Diarreia		Total
	Sim	Não	
Caso	12 (a)	5 (b)	17
Controle	2 (c)	17 (d)	19
Total	14	22	36

Nesse caso, a população de origem dos casos e dos controles é a que comeu no restaurante. Os controles devem representar a população de onde se originaram os casos, e não a população geral.

A medida de efeito, no estudo de caso controle, é a razão de *odds* (*odds ratio*) ou razão de produtos cruzados; a razão de *odds* é a probabilidade de um evento dividido pela probabilidade da ausência deste evento. Nesse tipo de estudo, apenas as prevalências das exposições podem ser estimadas.

A lógica do estudo de caso controle estabelece que se o fator de risco causa a doença em estudo, a probabilidade de exposição entre os casos será maior que entre os controles.

A fórmula para o cálculo dessa medida de efeito é:

$$OR = \frac{[(a/a + c) > (b/b + d)] = ad}{bc}$$

No exemplo da diarreia:

$$OR = 12 \times 17/2 \times 5 = 20,4$$

Onde na fórmula acima a probabilidade de ter diarreia com o cardápio tipo A é 20,4 vezes maior que sem o cardápio tipo A.

Os estudos de caso controle têm como vantagens: permitem testar hipóteses sobre novas doenças ou surtos não usuais, examinar um grande número de variáveis preditoras ou explicativas, podem ser rápidos e de baixo custo e estudar doenças tanto raras quanto comuns. Além disso, se forem de base populacional, permitem descrever a incidência e as características da doença.

Os estudos de caso controle têm como desvantagens: não há como se estimar risco ou incidência diretamente (estima-se apenas o *odds-ratio*); somente um efeito ou fator pode ser analisado por vez; são sensíveis a vieses de seleção da amostra e de informação, ou seja, medidas retrospectivas das variáveis preditoras ou explicativas.

Bibliografia Consultada

MACDONALD KL et al. Type A botulism from sauteed onions. JAMA 1985; 253:1275-8.

MENEZES AMB. Noções básicas de epidemiologia: epidemiologia das doenças respiratórias. Disponível em www.mp.to.gov\portal.

PEREIRA MG. Epidemiologia: teoria e prática. Rio de Janeiro: Guanabara Koogan, 2006, p. 596.

156 O que significa, como e quando realizar uma coorte de pacientes?

Ana Amélia Benedito Silva

O estudo de coorte é epidemiológico, em que um grupo de pessoas é acompanhado ao longo de um período para se observar a ocorrência de um desfecho. Por exemplo, uma coorte de nascimentos pode ser um grupo de pessoas que nasceram no mesmo ano e, a partir daí, são acompanhadas por um período para se avaliar um desfecho como a mortalidade infantil, as hospitalizações no primeiro ano de vida, a duração da amamentação, entre outros. Sendo a dimensão tempo a base do estudo de coorte, torna-se possível determinar a incidência de doenças.

No início do acompanhamento do estudo de coorte, os participantes devem estar livres da doença ou do desfecho sob estudo, segundo os critérios empíricos usados para medir a doença. O princípio lógico do estudo de coorte é a identificação de pessoas sadias, sua classificação em expostas e não expostas ao fator de risco e o acompanhamento destes dois grupos por um período suficientemente longo para que haja o aparecimento da doença. A análise do estudo será a comparação da incidência da doença em estudo entre os indivíduos expostos e os não expostos. Sendo a dimensão tempo a base do estudo de coorte, torna-se possível determinar a incidência de doenças. Esse tipo de coorte é a coorte prospectiva. A coorte histórica ou retrospectiva é quando a exposição é medida por meio de informações colhidas do passado, enquanto o desfecho é medido daquele momento em diante.

Os estudos de coorte são excelentes para avaliar várias exposições e doenças ao mesmo tempo; estão indicados para doenças frequentes e aquelas que levam à seleção dos mais saudáveis. Por outro lado, os estudos de coorte são bastante caros porque podem requerer longos períodos de acompanhamento, visto que a doença pode ocorrer após uma exposição prolongada. Os gastos de um estudo de coorte podem ser reduzidos utilizando-se, como parte dos procedimentos de acompanhamento, dados coletados de rotina sobre morbidade e mortalidade, tais como registros de doenças ou de óbito. É o caso da coorte de 121.700 enfermeiras casadas com idade entre 30 e 55 anos do estudo iniciado em 1976 nos EUA. A cada dois anos, questionários autoaplicáveis eram enviados para essas enfermeiras, que forneciam informações sobre comportamento saudável, história médica e reprodutiva.

A medida de efeito no estudo de coorte é a razão de taxa de incidência, comumente referida como risco relativo (RR).

O RR pode ser interpretado como "quantas vezes maior" é o risco entre os expostos comparados aos não expostos. Um risco relativo de 1,5 significa que o risco entre os expostos é 50% maior [(RR-1) × 100%] que entre os não expostos. Quando se estudam fatores de proteção, o RR será menor que 1.

Consideremos o estudo da ocorrência de infarto agudo de miocárdio da coorte de portadores de hipertensão. Por meio de um experimento duplo-cego, 263 sujeitos, sendo 114 hipertensos, foram acompanhados por quatro anos para detectar a eventual ocorrência de infarto.

Quadro 1 – Ocorrência de infarto em portadores de hipertensão.

Fator de risco (hipertensão)	Infarto		Total
	Sim	Não	
Presente	60 (a)	54 (b)	114
Ausente	28 (c)	121 (d)	149
Total	88	175	263

$$RR = \text{risco relativo} = [a/(a + b)]/[c/(c + d)]$$

$$RR = [60/(60 + 54)]/[28/(28 + 121)] = 2,8$$

Onde: a incidência relativa de infarto entre os hipertensos é quase 3 vezes maior que entre os não hipertensos.

Bibliografia Consultada

BEAGLEHOLE R et al. Epidemiologia Básica. 2ª edição atualizada. São Paulo: Livraria Santos Editora, 2003.

COLDITZ GA et al. Validation of questionnaire information on risk factors and disease outcomes in a prospective cohort study of women. Am J Epidemiol 1986;123:894-900.

PEREIRA MG. Epidemiologia: teoria e prática. Rio de Janeiro: Guanabara Koogan, 2006, p. 596.